厨房里的本草纲目

王绪前 编著

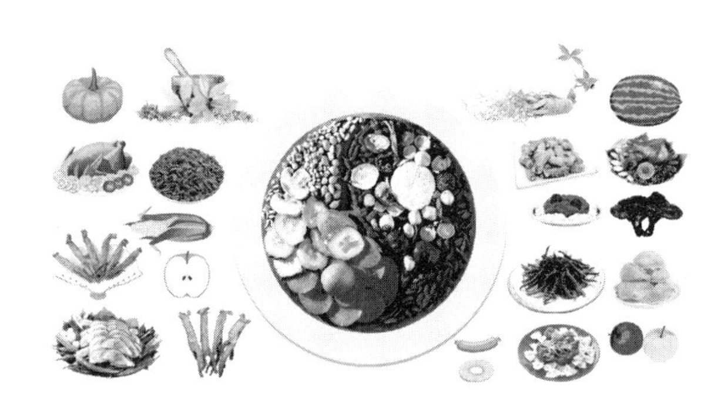

中国医药科技出版社

内容提要

《本草纲目》作为中国乃至世界上最伟大的中药宝典之一，蕴藏着无与伦比的健康财富，值得我们深入研究、挖掘。本书作者王绪前教授，在对中医食疗学、《本草纲目》多年深入研究的基础之上，搜集《本草纲目》有载且厨房中常见的食材，阐发食疗原理，开列经典验方，是对《本草纲目》这座宝库的一次积极、有益探索。本书内容深入浅出，文字通俗易懂，没有中医食疗专业知识的人，也可通过此书由浅入深地了解中医食疗学，并轻松地应用于实践，更好地保护自己及家人的身体健康。

图书在版编目（CIP）数据

厨房里的本草纲目 / 王绪前编著. -- 北京：中国医药科技出版社，2016.1

ISBN 978-7-5067-7789-6

Ⅰ.①厨…　Ⅱ.①王…　Ⅲ.①食物疗法　Ⅳ.①R247.1

中国版本图书馆CIP数据核字（2015）第208556号

责任编辑　白极

版式设计　书情文化

出版　中国医药科技出版社

地址　北京市海淀区文慧园北路甲22号

邮编　100082

电话　发行：010-62227427　邮购：010-62236938

网址　www.cmstp.com

规格　710×1000

印张　15.5

字数　275千字

版次　2016年1月第1版

印次　2016年1月第1次印刷

印刷　三河兴达印务有限公司

经销　全国各地新华书店

书号　ISBN 978-7-5067-7789-6

定价　39.80元

序言

PREFACE

吃，是生命的源泉；吃，是生命的保证，民以食为天是也，所谓“天”，即在“大”字上加一横，意为压倒一切。生命的延续离不开吃，怎样正确地吃，怎样合理地吃，吃出健康，吃出体魄，吃出营养，吃出长寿，是人们追求的目标。吃饱是要求，吃好是追求，吃对是目的。以药物来抗病，以食物来强身，防病治病，方保身体无恙。许多食品同时又是药品，对一些疾病有良好的预防和治疗效果，也就是药食同源、医食同源、医药同源。正确食用食物，并以食物来调养身体，则有益于身心健康，对于疾病的预防和治疗也有积极作用。吃对了食物是一种享受，是一种快乐，所以吃也是一种艺术，是一种文化，更是一门科学。

吃中包含有无穷的学问。如果不会吃，吃得不对，吃得不健康，就会引发疾病。食物方面的知识源远流长，取之不尽，用之不竭，它体现了人们对生活和生产的感受，是民众的丰富智慧所形成的。特别是民间关于食疗、药理的语言简练通俗、言简意赅，是富有实在意义的语言结晶，大多反映了人们在生活中的认识，且多为民间集体创造，广为口传，具有较强的说服力和感染力，人们可以从中吸取营养，受到有益启迪。

本书根据食物的作用和特点，结合生活中人们对于食物的认识，从养生的角度出发，采撷民间通俗语言，总结一些饮食谚语、俗语、俚语、格言，以实用、普及、推广为基准，采用喜闻乐见的语言表达方式总结吃、用、疗方面的经验，力求耳熟能诵，表述质朴，词语精炼，幽默生动，并力求内涵丰富，形象生动，朗朗上口，易记易懂，希冀使人们吃出健康来，又能有效地防治疾病。对于人们在日常饮食生活等方面总结出来的养生方法，如能熟记一些，并遵循其道，身体力行之，对身心健康必定大有裨益，对于指导生活、摄身防病有很好的帮助。在几千年的中华文明史中，民众一直重视培养良好的生活习惯，人们在同大自然作斗争的过程中越来越深切地认识到食物养生的神奇作用。用饮食养生，具有我们民族的特色，是中国文明的标志之一。若饮食有节，合理用膳，起居有时，欲望有度，即能保持健康。

本书按照食物分类的方法，结合《黄帝内经·素问·脏器法时论》“五谷为养，五果为助，五畜为益，五菜为充”的论述，分为五谷篇、果品篇、肉食篇、蔬菜篇、水产篇、调味造酿篇。

我从事中医临床，从事临床中药学、中医食疗学教学近四十年，其间涉猎了古今大量医药书籍，搜集了一些行之有效的单方、验方，有些是我多年来总结的经验方，读者可以根据书中所介绍的方法，对号入座。中医食疗学浩渺壮阔，中医养生博大精深，作者知识面有限，书中瑕疵难免，尚祈谅解。

王绪前

2015年10月

目录
CONTENTS

五谷篇

果品篇

肉食篇

蔬菜篇

水产篇

调味造酿篇

五谷篇

五谷杂粮 什么都尝 七八分饱 青春不老

多吃豆 能长寿

老人吃粥 多福多寿

粗粮杂粮营养全 既保身体又省钱

只吃精白面 贪图好吃不保健

玉米粮中宝 常吃健大脑

嚼把黑芝麻 活到百岁无白发

…… ……

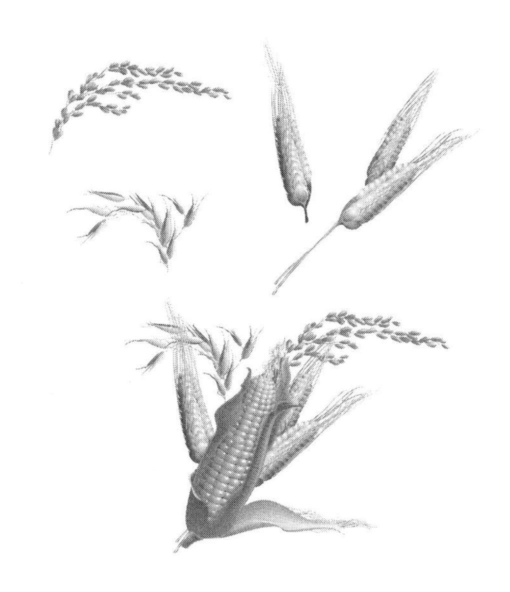

五谷杂粮　什么都尝　七八分饱　青春不老

李时珍说："《周官》有五谷、六谷、九谷之名，诗人有八谷、百谷之咏，谷之类可谓繁矣。《素问》云：五谷为养。麻、麦、稷、黍、豆，以配肝、心、脾、肺、肾。"（《本草纲目·卷22》）五谷泛指多种粮食。五谷并不是杂粮，五谷杂粮指的是五谷与杂粮。"五谷"之说出现于春秋、战国时期，《论语·微子篇》有"四体不勤，五谷不分"的说法，但对"五谷"的解释却有不同，一说是黍、稷、麦、菽、稻；一说是黍、稷、麦、菽、麻。这两种说法的主要区别在于稻、麻的有无，之所以出现分歧，是因为当时的作物并不止于五种——"百谷""六谷"和"九谷"等说法的存在就是一个明证——而各地的作物种类又存在差异所致。

因此，笼统地说来，五谷指的就是几种主要的粮食作物。在五谷里面，稻米和小麦由于口感好而通常被认为是细粮，而玉米、荞麦、燕麦、小米、高粱、豆类、薯类等其他粮食为粗粮。上述不作为主食者就是杂粮，如荞麦、燕麦等。

中医对于食物、药物在古代是不分的，统称为本草，而本草是有治疗作用的，所以食物也是有治疗作用的，同样具有药性。其特点和中药一样，具有寒温之性，辛甘酸苦咸五味。五谷为人类的主要食物，是人们赖以生存的必须物质。杂粮多具有减肥功能，清肠胃，加速有害物质代谢，还对多种疾病有预防功能。

人离不开粮食，精米细面吃刁了胃口的现代人，把目光投向了五谷杂粮，如玉米、小米、大麦等，它们的每一粒果实都是由一颗被层层包裹起来的种子构成，这一层层包裹着的种皮含有丰富的蛋白质、维生素和矿物质，胚芽则含有丰富的脂肪酸和蛋白质，因此，相对而言，杂粮比精制的米面更有营养。除此之外，五谷杂粮还具有医疗作用，补养五脏之真气，所以又有寓食于医、寓医于食的说法。

在摄取食物时，各种谷物类食物最好都要食用一点，因为每一种食物的营养成分是不一样的，食物食杂，有利于体内的营养成分均衡，维持身体平衡状态，尤其是通常所说的杂粮，更应适当摄取，因为"五谷杂粮，营养最强"；"五谷杂粮身体健，青菜萝卜保平安"。人吃五谷不仅能充饥果腹，保障人体营养的基本需求，而且许多粮食本身就是良药，对一些疾病有独特的疗效。中医向有"医食同源、药食同源"说，所谓"得谷者倡，失谷者亡"；"食五谷，治百病"，说的就是这个道理。

多吃豆　能长寿

豆的种类很多，通常生活中食用的豆类包括黄豆、黑豆、绿豆、赤豆、豌豆、蚕豆、扁豆、云豆等。李时珍说："大豆有黑、白、黄、褐、青、斑数色：黑者名乌豆，可入药，及充食，作豉；黄者可作腐，榨油，造酱；余但可作腐及炒食而已。"（《本草纲目·卷24·大豆》）

豆类除含有淀粉、脂肪、B族维生素及多种矿物质外，还对人体内脏器官有不同的滋补作用与疗效。豆类食品的营养丰富，多吃豆有利于人体健康，有"宁可一日无肉，不可一日无豆"的说法，明确揭示了豆类食品在平衡膳食中的重要性绝不亚于肉类，同时绿豆、赤小豆、豌豆、黑豆、刀豆、扁豆还被用作中药。所谓"五谷宜为养，失豆则不良"，"宁可无肉，不可无豆"，可见豆类食物在食物中具有重要意义。

黄豆：其营养价值高，这是人所共知的。李时珍说："大豆有黑、青、黄、白、斑数色，惟黑者入药，而黄、白豆炒食作腐，造酱笮油，盛为时用，不可不知别其性味也。"（本草纲目·卷24·黄大豆）具有宽中下气，利大肠，消水胀肿毒的作用。

黑豆：李时珍说："惟黑豆属水，性寒，为肾之谷，入肾功多，故能治水消胀下气，制风热而活血解毒，所谓同气相求也。"（《本草纲目·卷24·黑豆》）中医认为色黑入肾，从外形上看，黑大豆似肾之状，若肾虚或肾气不足，多食黑大豆是有益处的。黑豆能使肌肤白嫩。几种大豆中，以黑大豆营养最丰富，蛋白质含量最高，更有利于长筋骨、悦颜色、乌须发、宁心、延年益寿。黑豆补肾强身解毒，特别适合肾虚者食用。中药中有味何首乌，生用具有通大便作用，如果将生何首乌与黑大豆同煮后，何首乌就由泻药成了补药，用于肝肾不足、须发早白、腰膝酸软等。黑大豆富含铁质，而且容易被人体吸收，非常适宜于缺铁性贫血的人食用；又富含磷，对脑神经也有益，适合神经衰弱的人食用。

绿豆：这是一味良好的解暑之药，也能解多种毒。李时珍说："绿豆肉平皮寒，解金石、砒霜、草木一切诸毒，宜连皮生研水服。按《夷坚志》云：有人服附子酒多，头肿如斗、唇裂血流。急求绿豆、黑豆各数合嚼食，并煎汤饮之，乃解也。"（《本草纲目·卷24·绿豆》）

赤豆：这是一味解毒又能瘦身之物。李时珍说："赤小豆小而色赤，心之谷也。其性下行，通乎小肠，能入阴分，治有形之病。故行津液，利小便，消胀除肿止吐，而治下痢肠澼，解酒病，除寒热痈肿，排脓散血，而通乳汁，下胞衣产难，皆病之有形者。久服则降令太过，津血渗泄，所以令人肌瘦身重也。”传统将其作为瘦身药物和食物。

蚕豆：具有强壮身体的作用，可以当作主食食用，亦可将未成熟的蚕豆当作蔬菜食用，味道很鲜美，稍老的青蚕豆可以剥皮后炒食。蚕豆的嫩果是春末夏初的淡补蔬菜，无论炒、煮或者作其他荤素的配菜，作汤菜，都具有翠绿清香、软嫩鲜美的风格，是营养极其丰富的菜肴。蚕豆有增强记忆力的健脑作用，并能促进人体骨骼的生长发育。蚕豆中的蛋白质含量丰富，且不含胆固醇，可以提高食品营养价值，预防心血管疾病。其所含维生素C 可以延缓动脉硬化，而皮中的膳食纤维有降低胆固醇、促进肠蠕动的作用。蚕豆中含有大量蛋白质，其含量在豆类食品中仅次于大豆，所含氨基酸种类较为齐全，特别是赖氨酸含量丰富，所以说蚕豆具有壮筋骨的作用。但蚕豆不宜多吃，吃多了令人腹胀。

豌豆：干豌豆的营养价值和干蚕豆相似，但豌豆更好吃，而青豌豆却比青蚕豆的营养价值高得多，蛋白质含量丰富，有人体所必需的各种氨基酸。体内若维生素B_1缺乏，容易引起焦虑，而豌豆中即含有丰富的维生素B_1，故可用于治疗焦虑症。豌豆中含有能分解胆固醇的卵磷脂，所以胆固醇高的人食用有好处。豌豆还可用以治糖尿病、尿频、遗精、妇人白带过多和泻痢。豌豆富含人体所需的各种营养物质，尤其是含有优质蛋白质，可以提高机体的抗病能力和康复能力。豌豆中富含胡萝卜素，食用后可防止人体致癌物质的合成，从而减少癌细胞的形成，降低人体癌症的发病率。豌豆甘缓壅滞，不易消化，食多后壅遏气机，导致腹胀，尤其是屁多，以干豌豆为甚，故豌豆不宜多食。谚云“豌豆粒粒圆，放屁臭连连”。

扁豆：具有很好的健脾作用。李时珍说：“硬壳白扁豆，其子充实，白而微黄，其气腥香，其性温平，得乎中和，脾之谷也。入太阴气分，通利三焦，能化清降浊，故专治中宫之病，消暑除湿而解毒也。其软壳及黑鹊色者，其性微凉，但可供食，亦调脾胃。”扁豆作为“脾之谷”，具有很好的健脾祛湿作用。

芸豆：是营养丰富的食品，能增强人体抗病能力。芸豆不宜生食，夹生芸豆也不宜吃，芸豆必须煮透才能食用。芸豆含有一种毒蛋白，必须在高温下才能被破坏，所以食用芸豆必须煮熟煮透，消除其毒性，否则会引起中毒。多吃芸豆易造成胀肚。

许多优质粉丝是用豌豆等豆类淀粉制成的，在加工时往往会加入明矾，经常食用会使体内的铝增加，影响健康，这是要注意的。

老人吃粥　多福多寿

粥，一般以五谷杂粮为原料，合水熬制而成。谷类多含有蛋白质、脂肪、糖类、多种维生素和矿物盐等营养物质，经慢火久熬之后。质地糜烂稀软，甘淡适口，很容易被消化吸收，是一种理想而方便的食品。药粥在祖国医学中，具有独特的地位。李时珍说："粥字象米在釜中相属之形。《释名》云：煮米为糜，使糜烂也。粥浊于糜，育育然也。厚曰饘，薄曰酏。"（《本草纲目·卷25》）

宋代大文豪陆游写的食粥诗："世人个个说长年，不悟长年在眼前，我得宛邱平易法，只将食粥致神仙。"是说粥能益人，老年尤宜。足见诗人深知食粥之妙。据宋代张耒的《粥记》所云：每晨起，食粥一大碗，空腹胃虚，谷气便作，所补不细，又极柔腻，与肠胃相得，最为饮食之良。

粥，水谷相融，补益脾胃，柔软滑腻，益精强志，调和五脏，止烦止渴，极易消化，对于儿童、老年、体弱者或产妇、病人来说，是非常好的食品。历代养生学家都非常重视粥对养生保健的作用，古人对粥的评价是：可省事，味道全，润津液，利肠胃，助消化，多食无害。尤其是李时珍对粥的评价很高，在《本草纲目》中就记载不少粥养的方子，医家以熬粥防治各种疾病及延年益寿。老年人吃点粥有益于身心健康。谚云"吃千吃万，不如吃粥吃饭"；"饮酒一槲，不如饱食一粥"；"宁吃顿顿稀，不让一顿饥"。

粥疗，能养生长寿、祛病延年，又简便易行、行之有效。"老人吃粥，多福多寿"，是有科学根据的，人老则气衰，消化功能与吸收能力也减弱，老人在咀嚼上较困难，胃肠分泌也减弱，尤其是帮助消化的各种消化液也减少了，胃的蠕动也变慢了，因此，在三餐之中，选择一些滋补强壮的药粥食用，不但能提高吃的兴致，还可增强抵抗力。

老年之人，皆厌药而喜于食，经常选用具有补益作用的诸如山药、莲子之类的中药与米谷同食，可以使人健康长寿。若老年疾患，先以食治，食治不显，然后药治。民间有"稀粥烂饭将养"的说法，即是指粥的营养作用。喝粥治病，早已成为人们祛病延年的一种饮食疗法，所以有"只将食粥致神仙"的说法。

粥油是煮粥时反复煮沸而浮于上面的那层浓稠的液体，也称米油。当米熬粥后，很大一部分营养进入汤中，其中以浮于上面的米油营养最为丰富，乃是米粥的精华，其滋补作用最强，不亚于滋补的人参，所以又有"小粥喝出大营养，粥油保健赛参汤"的说法。米汤，是治疗虚证的食疗佳品。清代王士雄所著食养食疗专著《随息居饮食谱》就十分推崇米汤的补养功效，认为浓稠的米汤可以代替人参汤，用以治疗虚证。

《本草纲目·卷25》中记载了很多种粥，如小麦粥“止消渴烦热。”糯米、秫米、黍米粥“益气，治脾胃虚寒，泄痢吐逆，小儿痘疮白色。”粳米、籼米、粟米、粱米粥“利小便，止烦渴，养脾胃”，赤小豆粥利小便，消水肿脚气，辟邪疠。绿豆粥解热毒，止烦渴。御米粥治反胃，利大肠。薏苡仁粥除湿热，利肠胃。莲子粉粥健脾胃，止泄痢。芡实粉粥固精气，明耳目。菱实粉粥益肠胃，解内热。栗子粥补肾气，益腰脚。薯蓣粥补肾精，固肠胃。芋粥宽肠胃，令人不饥。百合粉粥润肺调中。萝卜粥消食利膈。胡萝卜粥宽中下气。马齿苋粥治痹消肿。油菜粥调中下气。莙荙菜粥健胃益脾。波蔆菜粥和中润燥。荠菜粥明目利肝。芹菜粥去伏热，利大小肠。芥菜粥豁痰辟恶。葵菜粥润燥宽肠。韭菜粥温中暖下。葱豉粥发汗解肌。茯苓粉粥清上实下。松子仁粥润心肺，调大肠。酸枣仁粥治烦热，益胆气。枸杞子粥补精血，益肾气。薤白粥治老人冷利。生姜粥温中辟恶。花椒粥辟瘴御寒。茴香粥和胃治疝。胡椒粥茱萸粥辣米粥并治心腹疼痛。麻子粥胡麻粥郁李仁粥并润肠治痹。苏子粥下气利膈。竹叶汤粥止渴清心。猪肾粥羊肾粥鹿肾粥并补肾虚诸疾。羊肝粥鸡肝粥并补肝虚，明目。羊汁粥鸡汁粥并治劳损。鸭汁粥鲤鱼汁粥并消水肿。牛乳粥补虚羸。酥蜜粥养心肺。鹿角胶入粥食，助元阳，治诸虚。炒面入粥食，止白痢。烧盐入粥食，止血痢。

总之，粥疗粥养对于身体极为有利。

粗粮杂粮营养全 既保身体又省钱

粗粮是相对平时吃的精米、小米、白面等细粮而言的。粗粮中含有丰富微量元素和多种维生素，可以促进新陈代谢，增强体质，延缓衰老，所含粗纤维能促进肠道蠕动，将各种有害的物质通过消化道排出体外，也有利于通便。粗粮中的高纤维饮食能阻碍蛋白质、脂肪、糖类三大营养的吸收，减少肥胖，有效防癌——因营养物质过剩也是癌症的促发因素。植物纤维的防癌道理在于“荡涤肠道”的作用。但粗粮含纤维素多，口感差，人们往往不太喜欢吃。为了健康，为了身体，应多吃粗粮，粗粮能提高人体免疫功能，帮助人们消除沮丧烦躁的情绪，使人充满活力。此外，糙米有利于预防心血管疾病和贫血症，对于糖尿病患者和肥胖者特别有益，因为其中的淀粉物质被粗纤维组织所包裹，人体消化吸收速度较慢，因而能很好地控制血糖；同时，糙米中的微量元素有利于提高胰岛素的敏感性。

对于粗粮，既要吃，又不宜吃多，因为过食粗粮也有坏处。吃粗粮要注意的是：

1．应及时多喝水，粗粮中的纤维素需要有充足的水分做后盾，才能保障肠道的正常工作。一般多吃1倍纤维素，就要多喝1倍水。

2．应循序渐进吃粗粮，突然增加或减少粗粮的进食量，会引起肠道不良反应。

3．宜搭配荤菜吃粗粮，当每天制做食物时，除了顾及口味嗜好，还应该考虑膳食平衡，所以有“粗茶淡饭，吃成壮汉”；“精粮合口味，粗粮润肠胃”的说法。

吃粗粮也要以新鲜者为好，一方面新鲜粗粮营养物质含量较丰富，另一方面新鲜粗粮不易被黄曲霉素所污染。久置的粗粮易霉变，不但不能防癌，其中的黄曲霉素还有可能诱发肝癌。

杂粮通常指的是除了五谷以外的粮食，如燕麦、荞麦、赤豆、绿豆等。

细粮吃起来口感好，耐吃，所以人们多喜欢吃细粮、精粮，但过食细粮有害处。细粮中含有大量可被人体吸收的淀粉，而淀粉与白糖、红糖、冰糖、蜂蜜、巧克力一样，是高热量食物，容易使人肥胖，容易使人得糖尿病。细粮所含人体必需的蛋白质、维生素等营养成分少。多吃细粮会减少唾液的分泌，因此会出现食欲淡薄，容易使人精神不稳定而爱哭闹，易冲动，睡眠差，注意力不集中。细粮大量消耗人体中的钙，因为细粮主要成分是淀粉，而淀粉为酸性物质，它会中和体内的碱性物质钙。体内缺钙会影响孩子的生长发育。多吃细粮还容易使人患各种化脓性疾病，如痤疮、疖肿、扁桃体炎以及龋齿、动脉硬化症、心肌梗死、脑血栓等。

一些营养保健价值特别高的米，如糙米、黑米、胚芽米等，虽说有益健康，但每天吃百分之百的糙米饭，口感上会觉得不适，难以长期坚持。因此，在煮饭的时候不妨用部分粗粮和细粮混合，口感就会好些，比较容易接受。所以细粮粗粮搭配食用，才利于身体健康。

小麦

专家提示

1. 养心安神：用于妇人脏躁，精神不安，悲伤欲哭。
2. 除热止渴：用于烦热消渴、口干。
3. 健脾益肾：用于肠胃不固的慢性泄泻，老年人肾气不足之小便淋涩。

只吃精白面 贪图好吃不保健

小麦作为药用，是将整粒入药，不磨粉，如汉代张仲景的甘麦大枣汤（甘草、小麦、大枣）就用其治疗脏躁病。常吃小麦还可增强记忆、养心安神。脾胃虚弱者，宜将浮小麦、怀山药捣碎煮成糊，加白糖食之。新麦性热，陈麦和平。李时珍说："陈者煎汤饮，止虚汗。烧存性，油调，涂诸疮汤火伤灼。"

小麦多制作成面食食用，但不宜食用过于精细的面粉，因为麦粒外层的表皮、糊粉层和胚中含有丰富的蛋白质、脂肪、维生素及多种矿物质，而麦粒的内部胚乳部分，主要是淀粉，其他营养成分甚少。加工精细，营养价值降低，久食会导致食欲不振，四肢无力，皮肤干燥。

在吃面时，不能只吃面，不喝汤，要将面、面汤一起食用，这是因为在面汤中含有大量人体所需的营养成分。有"吃面多喝汤，免得开药方"的说法。

民间有"麦吃陈，米吃新"的说法。中医认为新收的小麦性温，而陈小麦性凉，就是说陈小麦更有益于人体健康。面粉与大米搭配着吃最好。进食全麦可以降低血液循环中的雌激素的含量，从而达到预防乳腺癌的目的。小麦粉还有很好的嫩肤、除皱、祛斑的功效，比如长期接触面粉的人，手上皮

食疗方

1．烦热，消渴口干：小麦60g，水煮成稀粥，食用，或煎汤代茶饮。

2．咽喉肿痛：白面以醋调，涂于喉部外面。

3．脏躁症（神志不宁，烦躁不安，喜悲伤欲哭，情绪抑郁）：小麦50g、大枣20g、甘草6g，水煎服。

4．小儿口腔炎：将小麦面烧灰后和冰片一起研成细末外用。

5．乳痈：将小麦研末，做成饼，外用于肿胀的乳房上。

6．疖肿：小麦面、白酒调成糊状，外敷于患处。

7．止虚汗：将陈小麦煎汤饮。

肤就不松弛，娇嫩柔软。小麦具有养心气的作用，也能够除烦、止渴、收汗、利溲、止血。

麦麸是小麦加工后脱下的麸皮，以往被视为不值钱的“废物”，但现在发现，麦麸含有丰富的维生素B_1和蛋白质，能治疗糖尿病、高胆固醇血症、血脂过高、肠憩室炎、便秘、肥胖症、龋齿、脚气病、末梢神经炎、痔疮等。

麸皮可预防肠癌的发生。其抗癌的原因在于它含有丰富的纤维素。纤维素是一种不溶性纤维，在消化道内可吸水形成很大的体积，从而能稀释肠道内的多种致癌物质，促进排便，所以减少了致癌物和肠道接触的机会。因此，应提倡多吃些麦麸类食物或全麦食品。粮食加工不必单纯追求外观的精白和入口的润滑柔软，而应更多重视其营养保健价值。要知道，只吃精米和白面，贪图好吃不保健。

小麦颗粒在水中上浮水面的瘪粒称浮小麦，是

8．烧烫伤：将小麦炒炭，用麻油调敷。

9．小便不利，水肿：小麦50g，通草10g，水煎饮服。

10．疮疡：小麦炒炭，为末，油调敷。

11．白癜风、癣：用小麦摊石上，烧铁物压出油，搽之甚效。

12．虚汗盗汗：浮小麦文武火炒，为末。每次服10g，米饮送服，日3服。或煎汤代茶饮。也可以以猪嘴唇煮熟切片，蘸食。

13．产后虚汗：小麦麸、牡蛎等分，为末。以猪肉汁调服10g，日2服。

14．气胀痛：用醋拌麸皮炒热，袋盛熨之。

15．灭诸瘢痕：春夏用大麦麸，秋冬用小麦麸，筛粉和酥敷。

16小便尿血：面麸炒香，以肥猪肉蘸食之。

17．热渴，胸闷：温水调面，饮。

18．盗汗：麦面作丸，空腹食之。

19．内损吐血：面略炒，以藕节汁，调服，每次10g。

20．吐血：小麦面水调服。

21．泄痢不固：白面炒焦黄，每日空腹温水送服1～2匙。

22．金疮血出不止：用生面干敷。

23．走路多，脚底成泡：水调生面涂之。

24．折伤瘀损：白面、栀子仁同捣，以水调，敷之即散。

25．火燎成疮：炒面，入栀子仁末，和油敷之。

26．白秃头疮：白面、豆豉和研，醋调敷。

27．小儿口疮：粉面5g，芒硝7g，以此比例，水调，涂足心，男左女右。

28．一切疔肿：面和腊猪脂敷。

未成熟的颖果，中医认为能治自汗盗汗、虚劳潮热等，可与大枣、龙眼肉，加水煮熟，连汤饮下即可。

小麦容易生虫，李时珍告诉一个方法，说："收麦以蚕沙和之，辟蠹。或云：立秋前以苍耳锉碎同晒收，亦不蛀。秋后则虫已生矣。"

玉米	专家提示	1. 调中开胃：用于胃纳不佳，消化不良，饮食减少或腹泻。 2. 利尿通淋：用于水肿及淋证。现亦用于尿路结石，慢性肾炎水肿，并有降脂作用。

玉米粮中宝 常吃健大脑

玉米因其籽粒如珠，色泽如玉，故名。又名苞谷、棒子、玉蜀黍，有些地区以它作主食。《本草纲目·卷23》以玉蜀黍为正名。玉米是粗粮中的保健佳品，对人体的健康颇为有利。玉米产量高，种植很普及，营养较丰富，有糯玉米和不糯的玉米。将玉米磨成粉，制成蒸熟的窝窝头，反过来看很像鸟窝，故名。李时珍认为能"温中，涩肠胃，止霍乱"，"调中开胃"。

玉米的营养价值低于其他谷物，蛋白质含量也低，将其与大米、豆类、面食混合食用，能大大提高营养价值。新鲜玉米口味浓香，且含有丰富的维生素E、维生素A、赖氨酸和纤维素。维生素E 有延缓人体衰老，防止脑功能衰退引起的痴呆，减轻动脉粥样硬化等作用。维生素A，对防治老年常见的干眼症、皮肤干燥症及白内障等有一定的辅助治疗作用。研究发现，新鲜玉米还能抑制肿瘤细胞的生长，对治疗癌症有一定的辅助作用。

鲜玉米中的纤维素含量高于精米面，具有吸水膨胀的特性，可刺激胃肠蠕动，促进排便，减少胃肠病的发生，减少肠癌的发病率，能防治便秘和痔疮。新鲜玉米有一定的韧性，吃时需要用力嚼碎，对牙齿和面部肌肉起一定的"锻炼"作用。另外，反复咀嚼能促进唾液分泌，有利于食物的消化。

玉米所含的脂肪主要是不饱和脂肪酸，为高血压病患者的优质食品，能抗血管硬化，降低血胆固醇，防治高血压病、冠心病，延缓细胞衰老、脑功能衰退。

玉米疗疾患，好处说不完，如甜玉米是一种营养丰富、口感良好的新型玉米，集中了水果和谷物的优质特性，具有甜、黏、嫩、香的特点，煮熟后可以作为果品样食物食用。

研究认为玉米中含有一种长寿因子，具有恢复青春、延缓衰老的功能。玉米中含有的谷氨酸有一定健脑功能。所以有“黄金玉米粮中宝，养血防癌健大脑”；“黄金作物老玉米，营养保健令人喜”的说法。

食疗方

小便淋沥沙石，痛不可忍：用根叶煎汤频饮。

巧煮玉米，将嫩玉米剥下的皮垫在锅底，再把玉米放在上面加水煮，煮熟的玉米味道香甜可口。玉米水不仅有玉米的香味，也具有利尿消炎、预防尿路感染的功效。夏季是泌尿系统感染的高发季节，在煮玉米时最好留些玉米须，留两层青皮，味道和药效都会更好，谚语云“吃玉米时先去皮，丢掉营养太可惜”。所以人们评价“玉米抗癌软血管，降压降醇降血脂”。

玉米须是长在玉米上的须状物，玉米上浆时即可采收。其药源广泛，易收易得，不失为一味价廉物美的良药，能利尿、利胆、降压。玉米须煎水代茶可治胆囊炎、胆石症、膀胱炎、尿道炎、慢性肾炎、糖尿病、高血压病，但作用较弱，也正因为如此，故可以大剂量使用。在治疗慢性肾炎方面，对改善肾功能，消退或减轻浮肿，消除尿蛋白作用好，连续服用无毒性、副作用。对肾病综合征，用玉米须洗净煎服，效果不错。将鲜玉米须30g，白茅根30g，先煮20分钟后去渣，加入薏苡仁50g，大米50g，煮成粥食用，可清热除湿，利尿退肿。

玉米须具有减肥作用，既可以单用，也可以配伍应用，其作用较平和，淡而无味，病人容易接受。若减肥，可取玉米须30g，开水冲泡代茶饮，常饮效果好，无副作用。如果夏季吃玉米，可以将玉米与玉米须一起煮，饮用此汤水，有泻热的作用，可去体内的湿热之气。治疗肥胖病，作者有一验方，用玉米须、生山楂等煎水饮服有效（参见山楂条）。

芝麻

专家提示

1. 补益肝肾：用于肝肾不足之须发早白，病后体虚，虚风眩晕，头晕耳鸣，贫血萎黄。
2. 润燥滑肠：用于肝肾亏虚，津液不足之肠燥便秘。

嚼把黑芝麻 活到百岁无白发

芝麻分为黑芝麻、白芝麻，黑芝麻又名胡麻、胡麻仁、黑脂麻。李时珍说：“胡麻取油以白者为胜，服食以黑者为良”，故食用以白芝麻为好，药用以黑芝麻为好。黑芝麻补益肝肾作用好，尤能乌须黑发，中药处方中胡麻仁用的就是黑芝麻。在使用时可以将黑芝麻做成丸剂服用，或者将其浸酒外用。

李时珍在《本草纲目·卷22·胡麻·白油麻》中有一段论述：“古以胡麻为仙药，而近世罕用，或者未必有此神验，但久服有益而已耶，刘、阮入天台，遇仙女，食胡麻饭。亦以胡麻同米做饭，为仙家食品焉尔。”也就是说，黑芝麻为养生妙品。

黑芝麻可治疗因肝肾精血不足所致的眩晕、须发早白、脱发、腰膝酸软、四肢乏力、步履艰难、五脏虚损、皮燥发枯、肠燥便秘等病症，在乌发养颜方面的功效，更是有口皆碑。对身体虚弱、早衰而导致的脱发效果最好，对药物性脱发、某些疾病引起的脱发也有一定疗效，所以又有“黑色芝麻养黑发”的说法。

《本草易读》一书中曾提到：黑芝麻，白发令黑，九蒸晒、枣肉丸服。是说把黑芝麻，蒸过之后再晒，反复九次，再连同黑枣肉混合成药丸状服用，可令白发变黑。中医认为头发的营养来源于

食疗方

1．除一切痼疾，身面光泽不饥，白发返黑，齿落更生，行及奔马，久服长生：用黑芝麻淘净甑蒸，日干，再蒸，如此九度，炒香为末，每次5g，日3服。

2．腰脚疼痛：新黑芝麻熬香杵末。日服15g。

3．手脚酸痛微肿：用黑脂麻熬研，泡酒，浸1宿。随意饮。

4．肢肿作痛：生胡麻捣涂。

牙齿痛肿：胡麻煎水含漱，吐。

5．小儿软疖：油麻炒焦，乘热嚼烂敷。

6．头面诸疮：脂麻生嚼敷。

7．小儿瘰疬：脂麻、连翘等分，为末，频频食之。

血，如果头发变白或易于脱落，可因肝血不足，肾气虚弱所致，治疗方法是补肝血、补肾气，应首选黑芝麻。

黑芝麻还有护肤美肤的作用，可以使皮肤由干燥、粗糙变得柔嫩、细致、光滑。对于慢性神经炎、末梢神经麻痹也有疗效。维生素E含量居植物性食品前列，而维生素E 能推迟细胞衰老，起到抗衰老作用。其含有的脂肪大多为不饱和脂肪酸，有延年益寿的作用。

民谚讲芝麻开花节节高，这是讲芝麻的生长特点，芝麻开花是逐渐向上的。芝麻的营养作用也像其开花的特点，尤其是黑芝麻，具有极佳的保健美容作用。

一般素食者应多吃黑芝麻，而脑力工作者更应多吃黑芝麻。

黑芝麻所含有的卵磷脂是胆汁中的成分之一，如果胆汁中的胆固醇过高及与胆汁中的胆酸、卵磷脂的比例失调，均会沉积而形成胆结石，卵磷脂可以分解、降低胆固醇，防止胆结石的形成。凡胆结石患者，常吃黑芝麻可以预防和治疗胆结石，同时还有健脑益智的作用。

8. 疔肿恶疮：胡麻烧灰、针砂等分，为末。醋和敷。

9. 痔疮风肿作痛：胡麻子煎汤洗，即消。

10. 坐板疮疥：生脂麻嚼敷。

11. 阴痒生疮：胡麻嚼烂敷。

12. 乳疮肿痛：用脂麻炒焦，研末，油调涂。

13. 妇人乳少：脂麻炒研，入盐少许，食。

14. 汤火伤灼：胡麻生研如泥，涂。

15. 诸虫咬伤：油麻研烂敷。

16. 痈疮不愈合：乌麻炒黑，捣烂敷。

17. 小便尿血：胡麻绞汁，顿热服。

赤小豆

专家提示

1. 健脾利水：用于水肿，脚气，腹胀，腹泻。
2. 解毒消肿：用于疮痈肿毒，痄腮等症。
3. 通乳：用于产后乳汁少，或乳房胀痛。产妇若要催乳时，将赤小豆煮汤食用。

赤豆瘦身利脏腑 祛毒又能补

赤小豆因皮层红色而命名，又有赤豆、赤小豆之分。赤豆当食物，赤小豆当药物。故古代本草只载赤小豆，但因赤小豆产量低，现已将二者混用，作用大致相同。

赤小豆作为药用，早在汉代张仲景的《伤寒论》中就有应用的方子。赤小豆含有丰富的促进利尿作用的钾、纤维，可将胆固醇、盐分等对身体不必要的成分排出体外，故云其利水消肿；将其捣烂外用可以治疗疮肿等病证，故被认为具有解毒的作用。

用赤小豆排毒，在《本草纲目·卷24》中有如下记载："《朱氏集验方》云：宋仁宗在东宫时，患痄腮，命道士赞宁治之。取小豆七十粒为末，傅之而愈。中贵人任承亮后患恶疮近死，尚书郎傅永授以药立愈。叩其方，赤小豆也。予苦胁疽，既至五脏，医以药治之甚验。承亮曰：得非赤小豆耶？医谢曰：某用此活三十口，愿勿复言。有僧发背如烂瓜，邻家乳婢用此治之如神。此药治一切痈疽疮疥及赤肿，不拘善恶，但水调涂之，无不愈者。但其性黏，干则难揭，入苎根末即不粘，此法尤佳。"

这段话的意思是说，宋仁宗患了痄腮（类似于腮腺炎），道士赞宁用赤小豆70粒研成粉末，外敷就愈了。中贵人（皇帝近臣或太监）任承亮患恶疮快死了，尚书傅永用赤小豆就治疗好了。有一僧人背部疮疡溃烂也用赤小豆治愈。赤小豆可以治疗痈疽疮疥，用的方法是将赤小豆研末，用水调后外敷，略加苎麻根后就容易揭下来。

《本草纲目》在记载赤小豆时，几次提到"久食瘦人""令人肌瘦"，因此是肥胖人减肥的良好食品。这与赤小豆利尿消肿有关。

赤小豆有消肿作用，主要用于身体下部的水肿，将其煮粥吃效果就很好，所以有"欲得

食疗方

1．一切痈疽疮毒，如乳腺炎，湿疹，腮腺炎，丹毒：赤小豆不拘量，研末，水调敷，亦可用鸡蛋清，蜂蜜或醋等调敷患处。干则换药。

2．肾炎、浮肿，营养不良性水肿：赤小豆煮极烂，服赤小豆，不拘量。或用赤小豆100g，冬瓜500g，同煮熟食用。

3．肾炎，营养不良性水肿：赤小豆120g，白茅根250g，加水煮至水干，去茅根，食豆。

4．脚气、水肿腹胀：赤小豆煮水服，不拘量。

水气肿胀：赤小豆煮极烂，食。

5．热毒下血或因食热物发动：赤小豆末，水送服。

6．肠痔有血：赤小豆用醋煮熟，日干，再浸酒，为末，酒送服3g，日3服。

7．重舌，鹅口疮：赤小豆末，醋和涂之。

8．牙齿疼痛：红豆末，擦牙吐涎，及吹鼻中。

9．饮酒过度，呕逆：赤小豆煮汁，徐徐饮之。

10．乳汁不通：赤小豆煮汁饮之。

水肿消，赤豆煮粥好”的说法。南宋医家陈自明《妇人良方》云：“予妇食素，产后七日，乳脉不行，服药无效。偶得赤小豆一升，煮粥食之，当夜遂行。”可见用赤小豆煮粥吃有很好的通乳作用。

11．妇人吹奶：赤小豆酒研，温服，以渣敷。

12．痈疽初作：赤小豆末，水和涂之，毒即消散，频用有效。

13．痈毒：赤小豆末，鸡蛋清调涂敷。

14．风瘙瘾疹：赤小豆、荆芥穗等分，为末，鸡蛋清调涂。

荞麦 燕麦

专家提示

荞麦

1. 健脾除湿：用于湿热泻痢，妇女白带过多。
2. 消积下气：用于肠胃积滞，腹痛胀满等证。
3. 益肝和胃：用于肝胃不和所致的食少纳差，大便不畅等。
4. 补虚止汗：用于虚热汗出。

燕麦

1. 益肝和胃：用于肝胃不和所致的食少纳差，大便不畅等。
2. 补虚止汗：用于虚热汗出。

荞麦、燕麦有三降降糖降脂降血压

现代人由于生活水准提高，患有三高（高血压病、高脂血症、高血糖）的人越来越多，荞麦、燕麦可以降血压，降血脂，降血糖。

先说荞麦，其具有健脾除湿、消积下气的作用，含有丰富的纤维素。《本草纲目·卷22》载有荞麦。

荞麦植物因茎秆比较柔弱而翘然，将其磨成粉如面粉，故名。其生长特点是“立秋荞麦白露花，寒露荞麦收到家”，即十八天下地，十八天开花，十八天结实，十八天收获到家。其易种易收，但因口感不太好，故种植不是很多。荞麦有甜荞、苦荞之分，食用为甜荞麦，而苦荞麦李时珍认为有毒。一般麦子不怕火烧天，荞麦不怕雨连绵。三伏有雨，好种荞麦。李时珍说：“降气宽肠，磨积滞，消热肿风痛，除白浊白带，脾积泄泻。以沙糖水调炒面二钱服，治痢疾。炒焦，热水冲服，治绞肠沙痛。”

荞麦能降低血脂、胆固醇，其所含维生素B族高于小麦，并为一般谷物所罕见，老年人可食。出汗是一种常见的现象，但若出黄汗者，目前的治疗效果不是很理想，而食用荞麦却有效果。

李时珍说：“荞麦最降气宽肠，故能炼肠胃滓滞，而治浊带泄利腹痛上气之疾，气盛有湿热者宜之。若脾胃虚寒人食之，则大脱元气而落须眉，非所宜矣。”从功效来说，李时珍认为“充饥滑肠。”从中医对其的认识来看，荞麦主治肠胃积滞病证。李时珍并引用杨起《简便方》的经验介绍：“肚腹微微作痛，出即泻，泻亦不多，日夜数行者，用荞麦面一味作饭，连食三四次即愈。予壮年患此两月，瘦怯尤甚。用消食化气药俱不效，一僧授此而愈，转用皆效，此可征其炼积滞之功矣。”因此凡是因气滞泻痢腹痛，可食荞麦。

荞麦不宜多食，多食令人昏眩，也容易导致消化不良。极少数人可能对荞麦过敏，出现对光敏感症（荞麦病），表现为耳、鼻炎症，眼结膜炎、咽炎、支气管炎以及肠道、尿道刺激症状。荞麦从其营养作用来看，较豆类食物要差一些。

枕头最好的填充物莫过于荞麦壳，荞麦壳枕头也是最传统的养生保健枕头，具有透气性好、防潮、软硬适中、冬暖夏凉、不易破碎、无异味、不易霉变及虫蛀等特点，能起到醒脑、清热祛火、明目、改善睡眠、缓解偏头疼及颈肩肌肉酸的作用。

再说燕麦，其具有益肝和胃、补虚止汗的作用。燕麦为野麦，因燕雀所食，故名。《本草纲目·卷22》以雀麦为正名。

燕麦的营养价值高，优于大米、小米、白面、高粱粉、米粉等。含有丰富的纤维，容易被人体吸收，含热量低。食燕麦后耐饥、通便，排除毒素而

食疗方

1．头痛：将荞麦、蔓荆子等分研末，以烧酒调敷。

2．疮毒，疖肿，丹毒，乳痈和无名肿毒：鲜荞麦叶60g，水煎服，每日1剂；或荞麦面炒黄，用米醋调成糊状，涂于患处，早晚更换。

3．发热：燕麦60g，水煎，或煮粥食。

4．盗汗：以燕麦、猪瘦肉炖食。

5．男子白浊、赤白带下：荞麦炒焦为末，鸡蛋清和丸。每服10g，盐汤送下，日3服。

6．痈疽发背，一切肿毒：荞麦面、硫黄各等量，为末，作饼，敷。痛则令不痛，不痛则令痛，即愈。

7．疮头黑凹：荞麦面煮食之，即发起。

8．痘疮溃烂：用荞麦粉频频傅之。

9．汤火伤灼：用荞麦面炒黄研末，水和敷。

10．头风畏冷：荞麦粉二升，水调作二饼，更互合头上，微汗即愈。

养颜，有减肥效果。也含有丰富的亚油酸，因而对动脉硬化、脂肪肝、冠心病、高血压病、糖尿病、便秘有较好的疗效。每天食用燕麦或燕麦片适量，具有防治上述疾病的作用。

燕麦制品能抑制老年斑的形成，且能延缓细胞衰老，含有褪黑素，能去掉黑斑，使皮肤白腻，保持皮肤弹性，具有极佳的美容功效。现在盛行的麦片就是用燕麦制成的。而燕麦粥可调整性腺功能，增强人的体质。

燕麦含糖量低，可以调节血糖及胰岛素，是糖尿病患者不可缺少的食物，还可促进胆固醇的代谢和改变其在人体内的分布，对高血压病、高脂血症等病都有一定的预防和治疗作用，也可以降低罹患心脏病的危险。

为了健康，多吃荞麦、燕麦。

11．头风风眼：荞麦作钱大饼，贴眼四角，以米大艾炷灸之。

12．绞肠沙痛：荞麦面一撮炒，水烹服。

绿豆

专家提示

1. 清热解毒：用于疮疡肿毒、药物中毒以及食物中毒等。
2. 解暑利尿：用于痱子、丹毒痈肿、皮炎、肠炎；热病、暑热所致的烦渴、尿赤、泻痢等症。

三伏喝碗绿豆汤 头顶烈日身无恙

古代文献记载，绿豆可解多种毒，如药毒、食毒、酒毒、野菌毒、砒霜毒、金石毒、草木毒、疸毒、热毒。若煤气中毒也可用绿豆解，一般是将绿豆熬成汤饮用或灌服。尤其是治疗疮肿病证更多用绿豆。用绿豆解毒，最好连皮用。绿豆载《本草纲目·卷24》。李时珍说：“绿豆肉平皮寒，解金石、砒霜、草木一切诸毒，宜连皮生研水服。按《夷坚志》云：有人服附子酒多，头肿如斗、唇裂血流。急求绿豆、黑豆各数合嚼食，并煎汤饮之，乃解也。”

食疗方

1．暑热烦渴：绿豆煎汤饮服。

2．湿疹、皮炎流水：将绿豆磨成粉，加少许冰片，扑患处。

3．疖肿，局部红肿热痛：绿豆粉、赤小豆粉等量，用醋调成糊状，敷患处。

夏季炎热，饮1杯绿豆汤，有一种神清气爽、暑热全消、心旷神怡的感觉。热天吃绿豆非常有益，因为此时人们出汗多，消耗大，皮肤容易生疮疖、长痱子，患皮炎、湿疹等，饮用绿豆汤，有明显的止痒消肿作用，所以绿豆是家庭常备的夏季清暑饮料，为解暑要品。

中国人在农历端午节、中秋节时有吃绿豆糕的习俗，古人称五月为恶月、百毒月，起因源于天气渐渐炎热，蚊虫滋生。绿豆属于凉性食物，能清热解毒，不含脂肪，属于健康食品。按中医的认识来看，就是用其解毒。但从传统的解毒概念来看，绿豆并不解补药药性，所以服用中药补药并不忌用绿豆及绿豆制品。故又有“绿豆清火解毒妙”的说法。

明代李时珍称绿豆“为食中要物，以水浸湿生白芽，又为菜中佳品。牛马之食亦多赖之。真济世之良谷也”。故又有“夏天一碗绿豆汤，解毒去暑赛仙方”；“三伏绿豆汤，暴晒身无恙”；“三伏不离绿豆汤，头顶火盆身无恙”；“芝麻绿豆糕，吃了不长疱”等说法。

4．痱子：绿豆、荷叶、白糖同煮汤饮用。

5．痘疮，痈毒初起：用绿豆、赤小豆、黑大豆各等量，甘草节少许，以水煮极熟。任意食豆饮汁。或为末，醋调涂。

6．丹毒肿痛：绿豆15g，大黄10g，以此比例为末，用生薄荷汁入蜜调涂。

7．消渴饮水：绿豆煮汁，并作粥食。

8．霍乱吐利：绿豆粉、白糖各等量，水调服。

9．解烧酒毒：绿豆粉荡皮，多食之即解。

10．解诸药毒：用绿豆粉调水服。

11．杖疮疼痛：绿豆粉炒研，以鸡蛋清和涂之，妙。

12．一切肿毒初起：用绿豆粉炒黄黑色，猪牙皂荚一两，为末，用米醋调敷之。皮破者油调。

黄豆

专家提示

1. 补益脾气：用于脾虚食少，乏力消瘦，腹胀羸瘦，消化不良及血虚萎黄。
2. 清热解毒：疔疮肿毒，盐卤中毒等症。

要想能长寿 天天吃黄豆

黄豆在古时称“菽”，我国栽培较早，以东北产区的质量为好，其籽大、粒饱满，富含油脂，被称为植物肉。食用经过醋泡过的黄豆，可以防治便秘、高血压病、冠心病、脑血栓、动脉硬化、肥胖病、糖尿病、肝炎、缺铁性贫血等。黄大豆嫩时呈绿色，称为毛豆，当蔬菜食用。现认为食用黄豆可保护细胞呼吸，使胃黏膜上皮细胞不易受损伤，并增强代谢，与甘草、抗癌物质同用，能提高抗癌药物疗效，减少抗癌药物的副作用。故有“金豆银豆不如黄豆”；“要长寿常吃豆”；“小鱼大豆，令从长寿”之说。《本草纲目·卷24》记载“宽中下气，利大肠，消水胀肿毒。”

常吃黄豆能减少瘢痕和色素沉着，使皮肤光洁。尤其是面部长有诸如蝴蝶斑、黄褐斑的人食用黄豆有一定作用，达到美容作用。黄豆中所含的脂肪成分能促进胡萝卜或南瓜等所含的维生素A 的吸收，将其一起烹调，则有利于营养的吸收。

黄豆既可以作为谷物类食用，同时更多的是将其做成黄豆制品，以菜肴的形式食用，如黄豆芽、豆腐、豆腐干、豆腐皮、豆腐脑、油豆腐、豆棍、豆豉、腐竹、千张、素鸡、大豆发酵品、植物蛋白制品、各种素食制品、豆油等等。一些吃素的人主要就是食用黄豆制品，其品种多种多样，故有“黄豆是个怪，七十二样菜”的说法，此七十二是个虚数，表示多的意思。常吃黄豆容易引起腹胀、屁多，但黄豆制品无此弊端。

黄豆的出油率非常高，是重要食用油，其所含的磷可改善脑神经功能，适宜于老人、小儿、神经衰弱者经常食用。有“常吃大豆养心脑”；“吃肉不如吃

食疗方

1．体虚少食，乏力肢肿：熟食或磨豆浆饮用，亦可与花生炒熟研末，加白糖混合均匀，每次嚼服30～60g。

2．疖肿疔疮：黄豆适量，放水中浸软，加白矾少许共捣烂如泥，外敷患处。

3．黄水疮、脓包疮：黄豆炒焦研末，以植物油调，涂患处。日2次。

黄豆”之说。黄豆一次性不能多吃，李时珍说：“多食，壅气生痰动嗽，令人身重，发面黄疮疥。”

天天喝豆浆 长寿又健康

将黄豆制成豆浆，具有保健强身的作用。豆浆为黄豆经加工而成，是将大豆粉碎后取其中水溶性成分，经离心过滤除去其中不溶物而得到的产品。豆浆是一种老幼皆宜、价廉质优的液态营养品，所含的铁元素、水溶性维生素丰富，蛋白质含量虽不如牛奶高，但在人体内的吸收率很高，因此有人称豆浆为“植物牛奶”、“植物肉”。在豆浆中还含有大量人体必需的赖氨酸、色氨酸等。

食疗方

1．体虚少食，乏力肢肿：饮用豆浆。

2．贫血，面色萎黄，夜盲，营养不良：黄豆100g煮至皮裂豆熟时，加入猪肝100g，煮熟分3次服食，连服3周。

中医学早就肯定了豆浆的保健作用，认为豆浆性质平和，具有补虚润燥、清肺化痰的功效。用于肺燥咳嗽、虚劳咳嗽、痰多症、痰火哮喘、便秘、淋浊，现亦用于消化道出血。

豆浆宜现煮现喝，不宜用保温瓶盛放，豆浆在保温瓶中易变质。此外，喝豆浆不能放红糖或蜂蜜，以免引起不良反应。

要注意的是忌饮生豆浆，生豆浆加热时，时常有一种假煮沸现象，看到泡沫上涌就误以为已经煮沸，其实这是豆浆中的豆皂素受热膨胀形成气泡造成的上冒现象，并非沸腾，并没有煮熟，要捞去泡沫，再加热直至真正沸腾以后没有豆腥气了才能饮用，所以有“豆浆不煮熟，喝了会中毒”和“豆浆营养虽然好，冒泡还差三分熟”的说法。没有熟的豆浆对人体是有害的，会导致蛋白质代谢障碍，并对胃肠道产生刺激，引起中毒症状。如果饮用豆浆后出现头痛、呼吸受阻等症状，须赶快就医。

豆浆对女性的保健作用独特，好处明显高于男性，常喝豆浆可养颜。中老年女性喝豆浆对身体健康、延缓衰老有益，有调节女性内分泌系统的功能，并能改善心态和身体素质。

粟米

专家提示

1. 健脾和胃：用于脾胃虚弱，反胃吐食，胃热消渴，口干。
2. 补益虚损：用于素体虚衰或产后体虚。
3. 清退虚热：用于阴虚内热病，低热症。

小米健脾退虚热 补益虚损又安眠

粟有继续的意思，粟米为谷之续，故有此名。古代也称“禾”、“稷”、“谷”，北方人也将其称为粟谷，去壳后称小米，因米粒很小之故。又因其为黄色，有黄粟米之说。是我国北方的主粮之一。李时珍解释说“粘者为秫，不粘者为粟”。（注：《辞海》、《新华字典》均解释“秫”为黏高粱）

小米是一年生草本植物，性喜温暖，适应性强。农谚“只有青山干死竹，未见地里旱死粟”，说明小米的抗旱能力超群，在我国南北干旱地区、贫瘠山区都有种植。小米的品种很多，按米粒的性质可分为糯性小米和粳性小米两类；按谷壳的颜色可分为黄色、白色、褐色等多种，其中红色、灰色者多为糯性，白色、黄色、褐色、青色者多为粳性。一般来说，谷壳色浅者皮薄，出米率高，米质好；而谷壳色深者皮厚，出米率低，米质差。

粟米营养价值很高，为我国传统的主食，其味香，甜润，易于消化，尤其是适于婴幼儿食用，对小儿的生长发育大有益处。有人说，“精”字，左边是小米的米，右边是青菜的青。常吃小米与青菜，就有精神。小米还具有防治消化不良、反胃、呕吐、调节睡眠的作用。粟米载于《本草纲目·卷23》，李时珍说粟米“治反胃热痢。煮粥食，益丹田，补虚损，开肠胃。”

食疗方

1．胃弱或消化不良引起之失眠：小米15g，制半夏6g，水煎服。

2．胃热消渴：以陈粟米做饭食用，或煮粥食。

3．脾虚泄泻、消化不良：粟米、山药共研细末，煮糊加白糖适量哺喂之。

4．鼻衄不止：粟米粉，水煮服。

5．婴孩初生七日，助谷神以导达肠胃：研粟米煮粥如饴。每日哺少许。

6．孩子赤丹：嚼粟米傅之。

7．汤火灼伤：粟米炒焦投水，澄取汁，煎稠如糖。频敷，能止痛，灭瘢痕。另一方用半生半炒粟米，研末，酒调敷。

在过去的中药书中将稻谷的芽称为谷芽，但现在将稻谷芽称为稻芽，而将粟谷发芽者称为谷芽。一般南方人讲的谷指的是稻谷，即大米，而北方人讲的谷则是粟谷，即小米。粟在中国北方俗称谷子，南方则称稻为谷子。谷子地里的杂草样子非常像谷子，尤其幼苗时期，叫作“莠”，成语“良莠不齐”则是由此产生。

李时珍说：“粟之味咸淡，气寒下渗，肾之谷也，肾病宜食之。虚热消渴泄利，皆肾病也。渗利小便，所以泄肾邪也。降胃火，故脾胃之病宜食之。”治肾病主要取其退虚热，治脾胃病主要取其和胃健脾之功。所以根据李时珍的认识，粟米具有补益脾胃、补肾的作用。中国最早的酒也是用小米酿造的。小米也能解除口臭，减少口中的细菌滋生。

将小米煮粥时，上面会浮一层细腻的黏稠物，形如油膏，俗称米油，有“代参汤”之美称，最有营养。妇女在生育后，有用小米加红糖来调养身体的传统。小米熬粥吃是健康食品。可单独煮熬，亦可添加大枣、山药、红豆、莲子、百合等，达到滋补作用的同时，还可促进消化，预防便秘。俗语说，“小米营养赛大米”；“小米油可代参汤”，经常食用小米可以起到控制体重、减肥、降低血糖和血脂等作用。现在被称为第七营养素的纤维素，粟米中含量高。《本草纲目》说：“按罗天益《宝鉴》云：粳、粟米粥，气薄味淡……所以淡渗下行，利小便。韩懋《医通》云，一人病淋，素不服药，予令以专啖粟米粥，绝去他味。旬余减，月余痊。”（见《本草纲目·卷25·粥》）说明粟米粥补益作用好。小米粥对改善情绪和提高睡眠质量有重要作用。失眠患者以小米粥适量加入少许糖来食疗，效果更好。

另有一种黑小米，营养丰富，补虚作用更佳，能健脾胃、清虚热、安神。中医学认为，用新黑小米熬的粥是产妇和病人的理想食物，有促进食欲、补脾养胃、滋养肾气、补虚损之作用。用黑小米、红枣煮粥，对产后体虚者有辅助疗效。用黑小米15g，和制半夏10g 水煎服，可辅助治疗因消化不良引起的失眠。所以“小米镇静又安眠，健脾养胃作用全”。

粳米

专家提示

补中益气：用于脾胃虚弱之证，如身体虚弱可以其煮粥、蒸饭食用。

白米头子吃成猴子 高粱谷子吃成胖子

五谷通常指的是稻、禾（小米）、稷（高粱）、麦、菽（豆），而稻为“五谷之首”，是我国的主要粮食作物。在众多的滋补食品中，人们常吃的粳米恰恰是最简单、最好的补品。《黄帝内经》中有五谷为养之说，五谷之中，最重要的当是粳米。每日食用，百吃不厌，是天下第一补人之物。

粳米俗称大米，由稻脱壳而成。稻米去壳后为糙米，是在稻谷加工时，仅仅脱去壳，而保留住胚芽和大部分的米糠层的米粒。颜色略显棕黄，不适口，糙米含有大量的维生素B、E，可以防治多种疾病，富含纤维素，能协助消化器官排出废料，给人以饱腹感，又不增加热量，有利于减肥。能减少高血压病、心脏病、癌症的发生，维持人体的血糖水平。对面部黑斑、皱纹、痤疮也有效果。精米是糙米过碾去皮，仅留谷体而已，越是上等白米，谷皮、谷膜、谷胚丢失得越多，维生素损失可达到90%，而米浸泡过久、淘米次数过多，也会损失许多水溶性维生素和矿物质，如用力搓洗，损失的营养成分会更多，不仅损失部分维生素，而且损失部分蛋白质。长期吃精米易致维生素B 族缺乏，营养成分低，引起脚气病。有“白米头子吃多了就瘦如猴子”的说法。《本草纲目·卷22》记载粳米：益气，止烦，止渴，止泄。温中，和胃气，长肌肉。

食疗方

1．咳嗽：柿饼50g，粳米50g，同入锅内，加水，文火烧至沸腾，米花粥稠即可。

2．咯血：将百合研粉50g，粳米100g，加冰糖适量煮粥，早晚食用。

3．食欲不振：将粳米炒焦，煮食。

4．霍乱吐泻，烦渴欲绝：粳米研粉，入水研汁，和淡竹沥，顿服。

5．赤痢热躁：粳米水研取汁，入瓶中，蜡纸封口，沉井底1夜，早晨服。

6．自汗不止：粳米粉绢包，频频扑之。

7．卒心气痛：粳米二升，水六升，煮六七沸服。

8．疮疡：频嚼白米，涂之。

9．疔肿：粳米白粉熬黑，和蜜敷。

补中，壮筋骨，益肠胃。合芡实作粥食，益精强志，聪耳明目。通血脉，和五脏，好颜色。常食干粳饭，令人不噎。

高粱的营养价值与玉米相似，口感也有相似之处。宋代医家苏颂云：“诸粱比之它谷，最益脾胃。”高粱最大的特点是能益脾。我国南方一般不将高粱作为主要粮食食用，但食用高粱却有益于健康，有“高粱谷子吃成胖子”之说。

在食用方面，人们也常将大米磨成米粉做成米糕食用，尤其是在重阳节有吃米糕的习俗。东汉时期的方士费长房对他的弟子桓景说：“九月九日你们家有大灾难，如果用红色的囊袋盛茱萸，挂在臂上，登高山饮菊花酒，就可以免祸。”桓景到那天就率领全家老小到山上避难去了，等到晚上回来的时候，发现家里的鸡犬全都死了。从此人们每到九月九日就去登高避邪，于是沿袭成俗，遂成重阳佳节。

住在平原的百姓苦于无山可登，无高可攀，就仿制米粉糕点，再在糕点上面插上一面彩色小三角旗，借以表示登高（糕）避灾之意，高有高寿之意，人们认为登高可以长寿。在有的地方，人们于重阳节插茱萸以防恶浊邪气，并饮菊花酒，吃重阳糕。

米粥营养丰富，又容易消化，便于吸收，能补中益气，健脾养胃，益精强志，调和五脏，止烦、止渴。大米煮粥时，上面有一层浓滑的稀黏之物，为粥油，是补益精品，对老年人、体虚者最宜。古人对粥的评价是：可省事，味道全，润津液、利肠胃、助消化，多食无害。

医药学家常以米粥作为配合药疗的调养珍品，食用米粥，是最简便的食养之法。北宋文人张耒，对米粥养人的体会很深，认为每日清晨吃米粥是进食补养的第一妙诀。《本草纲目·卷25·粥》引张耒《粥记》云：“每晨起，食粥一大碗，空腹胃虚，谷气便作，所补不细，又极柔腻，与肠胃相得，最为饮食之良。妙齐和尚说：山中僧，每将旦一粥，甚系利害。如不食，则终日觉脏腑燥涸。盖粥能畅胃气，生津液也。大抵养生求安乐，亦无深远难知之事，不过寝食之间尔。故作此劝人每日食粥，勿大笑也。”所以消化力薄弱的人最宜食粥。北宋文豪苏东坡，也经常食用米粥以调补，他的体验是夜晚吃粥更妙，他说：“粥既快美，粥后一觉，妙不可言也。”诗坛寿翁陆游，享年八十有六，他深受米粥补养之益，从中悟出吃粥养生是延年益寿最简便有效的妙法。他专门写了一首《食粥》诗，大力赞颂：“世人个个学长年，不悟长年在目前，我得宛丘平易法，只将食粥致神仙。”粳米做成粥更易于消化吸收，但制作米粥时千万不要放碱，因为米是人体维生素B_1的重要来源，碱能破坏米中的维生素B_1，会导致维生素B_1缺乏，出现“脚气病”。

粥油大能补虚，老幼咸宜，病后产后体弱之人尤为适合，清代《本草纲目拾遗》云：“其力能实毛窍，最肥人，用大锅能煮五升米以上者，其油良……滋阴长力，肥五脏百窍。”

米汤，是治疗虚症的食疗佳品，清代王士雄《随息居饮食谱》就十分推崇米汤的补养功效，认为浓稠的米汤可以代替人参汤，用以治疗虚证。

入药一般认为以陈旧者为佳，称仓谷米、陈仓米，其作用偏于健胃补脾，止渴除烦，固肠止泻。

薏苡仁

专家提示

1. 健脾止泻：用于脾虚食少纳差，脚气，泄泻。
2. 利水渗湿：用于小便不利，水肿，淋浊。
3. 清热排脓：用于肺痈，咳唾脓痰，肠痈，现用于肺部脓痈，阑尾炎。
4. 祛湿除痹：用于风湿痹痛，四肢拘挛，肌肉麻木，尤其是对于肌肉酸胀麻木疼痛或湿热所致的拘急多用。

现用于风湿性关节炎，亦用其治疗扁平疣，肠炎，肾炎等。可抗肿瘤。

薏苡仁 营养好 嫩肤美容建功劳

薏苡仁既作食用，也作药用，我国现存最早的本草书《神农本草经》将其列为上品，并认为其“久服，轻身益气”，可用治脾虚食少纳差，小便不利，水肿，脚气，泄泻，淋证，肺痈，咳唾脓痰，肠痈，风湿痹痛，四肢拘挛等。

据《后汉书·马援传》载：“初，援在交趾，常饵薏苡实，用能轻身省欲，以胜瘴气。南方薏苡实大，援欲以为种，军还，载之一车。时人以为南土珍怪，权贵皆望之。援时方有宠，故莫以闻。及卒后，有上书谮之者，以为前所载还，皆明珠文犀。”

这段记载是说，东汉时，马援（公元41年）被任命为伏波将军，率领将士开赴交趾（我国南方）讨伐叛乱，全军将士来到该地，因天气湿热，许多将士生起病来，先是手足麻木，周身乏力，食欲不振，继而下肢浮肿，延及全身，因这种病从下肢开始，称为脚气病。不得已，马援只得命令部队安营扎寨，进行休整。正当马援全军被疾病困扰，不知所措时，当地居民告知以薏苡仁治之，马援大喜，立即传令全军将士服食当地盛产的薏苡仁，果然将士服食不久，疫情就得到了控制，恢复了健康，士气大振，很快平定了叛乱。伏波将军凯旋时，便带回了一车薏苡仁回中原，以供日后为更多的人解除痛苦。

马援活着的时候，那些人谁也不敢轻举妄动。后来，马援去世，有人上书，详细叙述马援当初将一车珍宝从交趾运到京城的种种情形。汉光武帝勃然大怒，把封马援为新息侯的大印都追收回去了，使马援蒙受不白之冤。马援部将据理力辩，直到后来才昭雪。因为当年马援有功于国，仁慈于民，后人为纪念这位英勇善战、秉公廉洁的战将，直到今天，人们还用“薏苡明珠”来形容蒙冤被谤。

薏苡仁具有良好的抗病毒作用，不少肿瘤也与病毒有关，实践证明，薏苡仁对胃癌、宫颈癌有一定防治作用。将薏苡仁、野菱（带壳碾开）煮后食用，可抑制癌细胞进一步发展，并能破坏癌细胞。据研究，其有效成分为薏苡仁酯。现代医学认为薏苡仁对癌细胞有明显抑制作用，其脂肪油能使血清钙、血糖量下降，并有解热、镇静、镇痛作用。薏苡仁载于《本草纲目·卷23》。李时珍说：“健脾益胃，补肺清热，去风胜湿。炊饭食，治冷气。煎饮，利小便热淋。”现将薏苡仁作为健脾祛湿的主药。

薏苡仁具有养颜和美容功效，作者有一首经验方，命名为薏苡仁消痤汤：薏苡仁30g、板蓝根10g、香附10g、木贼10g、桑叶15g、菊花15g、荆芥10g、防风10g、牡丹皮12g、赤芍药12g、金银花15g、连翘15g，水煎服。

此方可以治疗面部的扁平疣、痤疮、蝴蝶斑，也用于皮肤粗糙、雀斑、疙瘩等病证。

食疗方

1．水肿，脚气：薏苡仁、赤小豆不拘量，煮粥食用。

2．治冷气：用薏苡仁舂熟，炊为饭食。或煮粥亦好。

3．治久风湿痹，补正气，利肠胃，消水肿，除胸中邪气，治筋脉拘挛：薏苡仁为末，同粳米煮粥，日日食之，良。

4．水肿喘急：用郁李仁研，以水滤汁，煮薏苡仁饭，食之，每日2次。

5．沙石热淋，痛不可忍：薏苡仁，子、叶、根皆可用，水煎热饮，夏月冷饮，以通为度。

6．消渴饮水：薏苡仁煮粥饮，并煮粥食之。

7．肺痿咳唾脓血：薏苡仁水煎，酒少许，服。

8．痈疽不溃：薏苡仁吞之。

9．孕中有痈：薏苡仁煮汁，频频饮之。

果品篇

天时虽热　不可食凉 瓜果虽美　不可多食

五果为助

多吃瓜果菜　预防多种癌

桃饱人　杏伤人　李树底下埋死人

五谷加大枣　胜过灵芝草

若要皮肤好　粥里加红枣

经常吃山楂　降脂减肥又降压

……　……

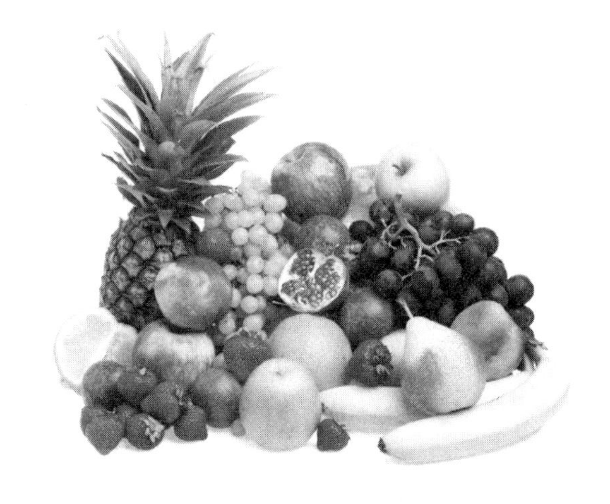

天时虽热　不可食凉
瓜果虽美　不可多食

李时珍说："木实曰果，草实曰蓏。熟则可食，干则可脯。丰俭可以济时，疾苦可以备药。辅助粒食，以养民生。故《素问》云：五果为助。"夏天是吃瓜果的最佳季节，因天气炎热，人们有时为了降温，不顾自身的身体状况，图一时之快，大量饮用冰水、凉水，食冷饮冷食，这是不可取的，因为当体内受热以后，突然进食大量冷物，会导致体内的热冰伏于内，而呈内热外寒。大量运动后感到非常热，此时也不能进食冷物，尤其是年轻人很喜欢如此。年纪轻轻倒也无所谓，但一旦上了年纪以后，这些年轻时留下的病根就会算总账，导致诸如胃寒冷痛、风湿痹痛、经期腹痛等等，所以天气虽热，不可食凉。

瓜果好吃，这是人人皆知的，但是食用瓜果也要有所节制，不能随心所欲，尤其是某些寒性瓜果，如西瓜、梨子等，一次性千万不能食用过多，因为这样很容易损伤脾胃，导致体内积寒。又如具有收敛作用的柿子，当空腹食用过多，极易导致消化不良。"瓜果虽美，不可多食"，是前人留下的经验教训，应该吸取。

食用瓜果，切记要掌握好量与度。

1．不宜一次性多吃：大量食用果品使体内维生素积蓄过多，进而产生草酸，草酸随人体汗液排出时，会使皮肤变得粗糙，还可发生过敏性皮炎。如吃菠萝过多致菠萝病，吃荔枝过多致荔枝病，多吃橘子会使口腔、牙齿发炎，俗称上火，小儿吃橘子过多，会引起皮肤发黄，即橘黄病，小儿吃桑椹过多可导致头晕、鼻出血、上火等。

2．不宜空腹吃：酸性强的果品如橘子、山楂、柠檬等空腹吃会刺激胃黏膜。柿子、西红柿含有可溶性收敛剂，极易与胃酸凝成硬块，堵塞胃的出口而发生腹痛。

3．不宜与海味、牛奶同吃：果品中某些含酸性的成分，如葡萄、石榴、柿子、橘子、山楂等果品中的鞣酸遇海鲜、牛奶中的蛋白质会凝聚成不易消化的物质，可引起呕吐、腹胀、腹痛，并影响营养吸收。

4．不宜连皮吃：当前使用农药很普遍，喷在果实上的农药大都残留在果皮上，果皮上的农药残留量比果肉高得多。同时，果皮上常附有细菌和病毒，同样难以用水洗去。

5．不宜连核、子吞下：坚硬的核可能划伤消化道黏膜，杏子、苹果、梨核仁含有氰苷，经水解能产生氢氰酸，对呼吸中枢和血管运动中枢有毒害作用，可使人产生恶心呕吐、头晕、头痛、呼吸急促、心律失常等，也有报道因吃西瓜连子吞下而造成肠梗阻者。

6．不宜睡前吃：有一种观点，即早上吃水果是金，中午吃是银，晚上吃是铜，意思是说，早上吃则其中的维生素、养分容易被吸收，而晚上吃则差些。睡前吃果品会加重胃肠负担，妨碍消化，有些太寒凉的果品会影响健康。

7．不宜吃霉斑果品：表面上长有绿、灰、黑斑点者，是被霉菌污染所致，人吃后可使人发生急性或慢性中毒，对肝脏和中枢神经会造成损害，霉菌毒素还可致癌。

8．不宜吃腐烂果品：果品腐烂多为霉菌感染造成的，这些霉菌所产生的大量毒素不仅腐烂的部位有，还可以从腐烂部位通过果汁渗透到未腐烂的部位，人吃了这种未烂部分果品，同样会造成危害。谚云“吃了省钱瓜，害了绞肠痧”。

此外有些果品单独食用对人体无害，但如果配合其他食物食用，可能会对人体产生极大的危害，如柿子中的单宁会和螃蟹中的蛋白质发生凝固沉淀，使蛋白质不宜消化，且都属寒性食物，影响胃肠功能，出现恶心、呕吐、腹痛、腹泻等。

吃色素较深的水果一般不宜和十字花科蔬菜如萝卜、荠菜同吃，据认为可引起非缺碘性甲状腺肿的发生。

李时珍《本草纲目・卷33》记载：“诸果有毒：凡果未成核者，食之令人发痈疖及寒热。凡果落地有恶虫缘过者，食之令人患九漏。凡果双仁者，有毒杀人。凡瓜双蒂者，有毒杀人。沉水者，杀人。凡果忽有异常者，根下必有毒蛇，食之杀人。”

五果为助

《内经》有五果为助之说，五果指的是桃子、李子、杏子、栗子、枣子，现泛指各种果品，包括水果、干果。

果品的种类极多，五颜六色，形态各异，味道多种多样，每一种果品均有其自身的特点。由于我国南北地理位置的差异，既有热带果品，又有寒带果品，各种果品均适当品尝一些，也是人生的一种享受。

果品能佐助五谷的营养，使摄取的营养更加平衡，有利于身体的正常发育，达到补养的作用。在食用时，不要偏重于单一果品，这样营养才能均衡，利于身心健康，所以又有“遍尝百果能成仙”的说法。中国古代对于“仙”的解释，并不一定是指神仙，此处所谓成仙，主要还是指能延缓衰老，少生疾病，没有忧郁。同时也是告诉人们，食用果品种类要多，保证体内的需求，自然就达到了仙的境界。

一般来讲，大多数水果所含的碳水化合物多是葡萄糖、果糖和蔗糖一类的单糖和二糖，因此吃水果时，总会感觉甜。葡萄糖、果糖和蔗糖，在人进食之后，便能很快被吸收入血，好处是吃后吸收得快，供给能量较及时。坏处是如果吃含糖量过多的果品，就容易造成血液中血糖浓度急剧上升，胰岛素分泌增多，使血糖浓度较快下降，由于血糖波动，会使人精神不稳定，感到不舒适，如头晕脑胀、精神不集中、疲劳等。

有些水果还含有一些蔬菜没有的药用成分。但水果虽好，不能代替蔬菜。在日常生活中，不少人认为只要每天吃足够的水果，就能满足人体所需的蔬菜中的营养物质，其实这是个误区。

吃瓜果时，除了草莓等无皮果品以外，多应去掉外皮，这是因为瓜果的外皮可能寄生有对于人体有害的寄生虫以及细菌、病毒等，或者果皮外面喷洒了农药，留有残留物，会对身体产生伤害。尤其是吃了不洁果品以后更会导致诸如腹痛、腹泻等病症，因此需要去掉果皮的果品，一定要去皮，如苹果、梨子等，若无皮可去者则一定要清洗干净，如草莓、枸杞等。所以“吃瓜果，要去皮，吃了不会坏肚皮”。另外食用瓜果要有针对性，如寒性体质之人不宜食用寒性瓜果，脾胃虚寒者就不宜食梨子，否则也会“坏肚皮”。

多吃瓜果菜 预防多种癌

蔬菜、水果含有人体必需的多种营养成分，从食用的角度来看，较之肉食之类的食物更有益于健康，如果品、蔬菜类食物富含纤维素，能促进肠蠕动，有利于排空肠道的毒素，而肠道毒素是引起癌症的重要原因之一。并且有些果品本身就具有抗癌作用，如猕猴桃。

就吃果品来说，有“春吃樱桃杏李，夏吃白桃鸭梨，秋吃核桃板栗，冬吃苹果柑橘”的说法。这是根据各种果品收获的季节总结出的。

春天多吃樱桃、桃子、杏子、李子。樱桃有春果第一枝之说，为上市最早的果品，其实当草莓传入中国以后，樱桃就不能算第一枝了。民间有“桃三杏四李五”之说。夏天可以食用桃子、梨子，因为此期间正是这些果品上市之际。核桃、板栗一般在秋季成熟，而冬季又以苹果、柑橘为多，其间可以选用。

过去由于果品的保管受条件所限，交通不是很方便，要按照季节来食用不同的果品，但随着科学技术的发展，交通便利，人们已经能在不同的季节吃到反季节的果品了。不过从食用的有效价值来说，还是以吃时令果品为好，反季节的食物吃多了并不利于健康。

桃饱人　杏伤人　李树底下埋死人

桃、杏、李都是我国常见而又深受人们喜爱的水果。

桃在我国自古以来就受到人们的青睐，被认为是仙家的果实，吃了可以长寿，称之为仙桃、寿果，并作为福寿吉祥的象征，但一次性不能多吃，吃多容易使人饱胀。中医认为桃是发物，生痈疖。李时珍说：“生桃多食，令人膨胀及生痈疖，有损无益。”《随息居饮食谱》：“多食生热，发痈疮、疟、痢、虫疳诸患。”

杏子甘甜，但其中的杏仁含有苦杏仁苷及脂肪油，杏仁中的苦杏仁苷经酶或酸水解后，释放出微量氢氰酸和苯甲酸，氢氰酸有毒，其主要作用于呼吸中枢，可产生镇咳作用，这是杏仁可以治病的道理，然而过多的氢氰酸与组织细胞中含铁呼吸酶结合，可阻止呼吸酶输送氧气，使体内组织细胞缺氧窒息，如吃得过多，氢氰酸可以影响延髓中枢，导致呼吸中枢抑制，呼吸麻痹，严重者可致死亡。氢氰酸有两个特点，一是经加热煮后很容易挥发掉，二是用水浸泡便会溶于水中，所以将杏仁加工成果脯，在水中浸泡数次后再吃就安全有益了。

食用苦杏仁出现头晕、头痛、无力、轻度恶心或呕吐、腹痛腹泻或神志不清等症，说明发生了中毒。中毒轻者可用杏树皮或杏树根煎汤服用。《本草纲目·卷29》记载“多食，生痰热，昏精神。产妇尤忌之。”

李子的营养稍逊于桃。在食用方面，李时珍告诉人们：“李味酸，其苦涩者不可食，不沉水者有毒，不可食。”清代有位叫章穆的人，写了一本书，叫《调疾饮食辨》，对李子颇有微词，云“李

食疗方

1．哮喘：桃仁、杏仁、白胡椒各6g，生糯米10粒，上药共为细末，用鸡蛋清调匀，外敷双脚心和双手心。

2．咳嗽、气喘、胸膈痞满：桃仁去皮尖15g，研汁，加粳米200g，煮粥食。

3．食欲不振：鲜李子、葡萄干各适量，饭前嚼食。

4．疮疖肿痛：酸李1～2个，去核捣烂，敷患处，每日1次。

5．口干口渴：杏脯食。

6．血崩不止，诸药不效：甜杏仁上黄皮，烧存性，为末，每服10g，空腹热酒送服。

7．五痔下血：杏仁去皮尖，同米煮粥食之。

8．阴疮烂痛：杏仁烧黑研成膏，时时敷。

9．身面疣目：杏仁烧黑研膏，擦破，日日涂。

味既不佳，性又难化，因脾生虫，作胀损人，较桃尤甚”，甚至说为“果中极劣之物”。因此在历代医家评价中，其地位并不高，并非十分完美的果实，而味酸过甚是不受人们喜爱的主要原因。李子多食会生痰、助湿，还容易引起体内结石。若李子不沉水者有毒，若不慎购有发涩、发苦，属于还未成熟的李子，则不可进食。过食李子可引起心烦发热、潮热多汗等症状。并不可与雀肉、蜂蜜同食，反之则可损人五脏，严重者同样可致人死亡。

上述几种水果利弊共存，当择其利而食之，适量而可。

10．面上鼾疱：杏仁去皮，捣和鸡蛋清，夜涂之，旦以暖酒洗去。

11．卒得咳嗽：桃仁着器中密封，蒸熟日干，绢袋盛，浸酒中，七日可饮。

12．卒然心痛：桃仁去皮尖，研烂，服。

13产后血闭：桃仁去皮尖，藕1块，水煎服。

14．阴痒：桃仁杵烂，绵裹塞之。

15．小儿聤耳：桃仁炒研绵裹，日日塞之。

16．唇干裂痛：桃仁捣，和猪脂敷。

大枣

专家提示

1. 补益脾胃：用于脾胃气虚所致饮食减少，倦怠乏力，久泻。
2. 养血安神：用于血虚萎黄，神志不安，无故悲伤，坐卧不安，心烦不寐，神志恍惚，贫血，血小板减少性紫癜。
3. 缓和药性：用于缓解峻烈药物的毒副作用，使正气不受伤，并能调和各药的寒热偏性。
4. 大枣与生姜同用，可以助胃气发汗，又可防出汗多伤营，还能调补脾胃。升发脾胃升腾之气，增加食欲，促进药力吸收，提高滋补力。

五谷加大枣 胜过灵芝草

李时珍认为枣为脾之果，脾病最宜食之。古人认为大曰枣，所以习称大枣；小曰棘，棘即酸枣。

《幽明录》有这样一故事：太原王仲德年少时遭乱，绝粒三日，忽有人扶其头呼云：可起，啖枣。见一小儿长四尺，即隐，乃有一囊干枣在前，啖之小有气力，便起。此虽传说，但大枣有奇特的治疗作用却是不可忽视的。

枣虽有益于脾胃，但却不利于牙齿。宋代圆悟禅师《碧岩录》第三卷第三十节载：“若是知有底人，细嚼来咽；若是不知有底人，一似浑囵吞个枣。”

元代《湛渊静语》载有一个囫囵吞枣的笑语故事。客有曰：“梨益齿而损脾，枣益脾而损齿。”一呆弟子思久之，曰：“我食梨则嚼而不咽，不能伤我之脾，我食枣则吞而不嚼，不能伤我之齿。”押者曰：“你真是混沌吞却一个枣也”，遂绝倒。意思是说，有人讲：“吃梨者有益牙齿但有害于脾胃，吃枣有益于脾胃但有害于牙齿。”在场的有一个呆子，自作聪明地说：“那么吃梨时只嚼不咽，吃枣时只咽不嚼，这样不就既有益脾胃又有益于牙齿吗？”取笑的人因而说：“你真是囫囵吞枣呀！”他这样一说，在场的人都大笑不止。这个笑话反映了大枣补脾作用好。

《本草纲目》记载：入药须用青州（今山东一带）及晋地所产者为良。以色黄、皮薄、纹细、饱满、肉厚、形大、核小、油润、味甜者为佳。大枣虽是营养丰富的滋补果品，可自它作为药用以来，还可以用来缓解其他药物的毒性，历来医家在应用剧毒药物时，也常以大枣来解毒，如汉代张仲景用大枣以解毒药，应用毒性中药甘遂、大戟、芫花就以大枣解其毒，配葶苈子以除其峻。《本草纲目·卷29》枣·附方中载一谚语：“一个乌梅二个枣，七枚杏仁一处捣，男酒女醋齐送下，不害心痛直到老。”此方现在用来治疗胃痛、心痛均有效。李时珍说：“《素问》言枣为脾之果，脾病宜食之。谓治病和药，枣为脾经血分药也。若无故频食，则生虫损齿，贻害多矣。”所以脾病宜食大枣，但不能多吃。

食疗方

1. 食欲不振，消化不良：干枣去核，慢火焙干，为末，每次10g，每日3次。

2. 寒性胃痛，口淡，多涎沫，胃寒呕吐：取新鲜生姜数块，每块切成两半，挖空中心，纳入红枣1枚合好，放炭火上煨生姜至焦黑后取红枣食用。

3. 气血亏虚，疲乏无力：大枣20g，糯米30g，加适量白糖煮粥食用。亦可以大枣10枚，蒸软去核后，加人参3g，同蒸至烂熟，捣匀为丸，分1～2次服用。

4. 体虚消瘦：鲜枣20枚，每晚1次食用，久服见效。

5. 调和胃气：干枣去核，烘干为末，入少许生姜末，开水送服。

6. 口干咽痛，喜唾：大枣20枚，乌梅10枚，杏仁5枚，捣入蜜为丸，服。

大枣尤以维生素C 含量最高，有“活维生素”之称。含糖量也很高，维生素P 的含量居百果之冠。有关大枣，民间赋予它许多美丽的传说。民间还有把枣子作为吉祥物，为家族兴旺的象征。当男女新婚时，女子要吃枣子，意即早生贵子。子似枣，多而繁，甜而美。逢年过节、婚典、祝寿等喜庆场合少不了它。在日常生活中，它既是食品，又是强身健体的滋补品，经常吃枣对健康大有裨益，能使许多疾病尽快康复，还可起到延年益寿的作用。

若要皮肤好 粥里加红枣

大枣具有十分显著的抗过敏效应，对某些顽固性的过敏性疾患，可用酒浸大枣，酒枣同食的方法试治。大枣对皮肤、心脑血管疾病、过敏性疾病有特殊作用，也具有美容作用，现代医学研究发现，大枣的确具有延缓皮肤衰老的作用。如果皮肤不好，不妨多吃一些大枣。

大枣能保护肝脏，可以增强肌力和增加体重，急慢性肝炎、肝硬化患者，血清转氨酶活力较高的人均可以食用。大枣能健全人体毛细血管，对高血压病和心血管疾病患者大有裨益。

近年发现大枣具有较强的抗癌作用，能抑制癌细胞的增殖，可能会成为一种有前途的抗癌药。肿瘤患者在应用其他抗肿瘤措施治疗的同时，可以每日服大枣数个或吃一些由大枣制成的食品，既有抗肿瘤作用，又有益气养血、增强体质，缓解放疗、化疗的副作用，“常吃大枣，抗癌防老”。《本草纲目》中就有用大枣治疗反胃呕吐（相当于现今所称的胃癌）的记

食疗方

1．血虚心悸，思虑过度，烦躁不安：红枣20～40g，羊心1只，洗净切块，加适量水炖汤，同食盐调味食用。

2．过敏性紫癜，病后体虚：红枣10～30g，兔肉150～200g，以砂锅煮，隔水蒸熟，调味服用。

3．各种贫血疾患：常食红枣，取其补养作用。

4．血虚心悸，阴虚盗汗，肾虚腰痛，须发早白，脾虚水肿：大枣50g，桂圆肉15g，乌豆50g，加水1500ml 煮至1000ml，分早晚两次服用。

5．耳聋、鼻塞，不闻音声、香臭：大枣15枚，去皮核，蓖麻子300枚，去皮，和捣。绵裹塞耳、鼻，日1次。先治耳，后治鼻。

6．诸疮，久坏不愈者：枣，煎水频洗。

7．妇人脏燥，悲伤欲哭，象若神灵，数欠者：大枣10枚，小麦50g，甘草20g，水煎服之。

8．烦闷不眠：大枣14枚，葱白7茎，水煎服。

载：大枣一枚去核，用斑蝥一只去头翅，入大枣内，煨熟去蝥，空腹食之，以白开水下良。此方以大枣配有毒的斑蝥，一方面取大枣补益脾胃、益气养血之功，另一方面可以缓解毒药峻猛酷烈之性而缓缓发生效力，减少毒药对胃肠道的刺激。要说明的是，斑蝥有大毒，使用时要谨慎。

山楂	专家提示	1. 消食化积：用于肉食积滞，胃脘饱满胀痛，腹胀，泄泻，小儿疳积。本品能健运脾胃而助消化，且尤善消除油腻肉食积滞。 2. 活血化瘀：用于血瘀经闭，痛经，产后恶露不尽，腹痛，疝气痛等症。

经常吃山楂降脂减肥又降压

山楂入药，历史悠久，《尔雅》中就有记载，名“杭”（qiú球）。历代本草书籍中均认为山楂是消食导滞、治疗进食肉类油腻之物引起消化不良的佳品。李时珍说：“古方罕用，故《唐本》虽有赤瓜，后人不知即此也。自丹溪朱氏始著山楂之功，而后遂为要药。”朱丹溪是金元时代人，所以根据李时珍所云，山楂自金元以后被广为应用。

《本草纲目·卷30》载山楂。李时珍说：“化饮食，消内积癥瘕，痰饮痞满吞酸，滞血痛胀。”山楂是重要的消食药，尤其是对消除油腻肉积有特别的效果。当食用油腻过多而引起消化不良时，就可用鲜山楂或干品煮水喝，有“肉食致积滞，山楂不可少”的说法。

山楂调经作用很好，我有一首经验方，治疗痛经、闭经、月经不调，效果特佳，命名为香附调经汤：香附12g，郁金12g，当归15g，白芍15g，川芎10g，佛手15g，玫瑰花12g，山楂15g，延胡索15g，乌药10g，枳实10g，木香6g，水煎服。若读者患有这方面的疾患，可以选用。

据说南宋绍熙年间，宋光宗最宠爱的妃子病了，面黄肌瘦，不思饮食，御医用了许多贵重药品都不见效，于是宋光宗张榜求医，一位江湖郎中揭榜。郎中为妃子诊脉后说，只要将山楂与红糖煎熬，每饭前吃些，半月后病准会好。贵妃按此法服用后，果然不久病就愈了。这就是后来的冰糖山楂葫芦，酸脆香甜。

李时珍说："凡脾弱食物不克化，胸腹酸刺胀闷者，于每食后嚼二三枚，绝佳。但不可多用，恐反克伐也。按《物类相感志》言，煮老鸡、硬肉，入山楂数颗即易烂，则其消肉积之功，益可推矣。珍邻家一小儿，因食积黄肿，腹胀如鼓，偶往羊杋树下，取食之至饱，归而大吐痰水，其病遂愈。"李时珍的论述及见解是非常正确的。这是讲用山楂与不易炖烂的老鸡、老牛肉等同用，就能促使其快速炖烂，在家庭中烹调鸡等食物能时就可以选用此法。

在降脂方面，山楂对心血管功能具有调节作用，能改善心肌营养血流，增强心肌收缩力，减慢心率，降低心肌耗氧量，扩张小动脉，改善血管粥样病变，因而在心血管防治方面有重要意义。山楂的降脂作用是消除脂质，对老年人心脏病及二尖瓣狭窄的症状也有治疗作用。

在减肥方面，山楂入胃后能增强酶的作用，促进胃液分泌，增加胃内酵素的作用，从而促进肉食的消化。当食物油腻过多而引起消化不良时，山楂即可消积导滞，达到减肥的作用。作者经过多年的临床实践，总结了一首减肥的方子，效果良好，命名为山楂瘦身汤：

玉米须30g，生山楂15g，决明子15g，茯苓皮15g，冬瓜皮30g，生首乌40g，橘络15g，荷叶50g，莱菔子15g，茵陈15g，薏苡仁30g，大腹皮15g，虎杖15g，泽泻10g。水煎服。也可以将上述药物做成丸药，坚持应用就能达到效果。

在减肥方面，还可以将山楂和荷叶泡水代茶饮。谚语云健脾助消化，山楂煮粥顶呱呱，这是讲将山楂煮粥食用也能达到减肥作用。

在降压方面，山楂因能扩张冠状动脉，中医所说能活血化瘀，促进瘀血的消散，进而达到降压的作用。近代名医张锡纯认为：山楂是化瘀血之要药。"其化瘀之力，更能蠲除肠中瘀滞，下痢脓血，且兼入气分以开气郁痰结，疗心腹疼痛。若以甘药佐之，化瘀血而不伤新血，开郁气而不伤正气。"山楂的这一作用，除了能降压外，尤对因瘀血所致月经不通，单用山楂煎水服就有效验。张锡

食疗方

1．食肉不消：山楂12g，水煎食之，并饮其汁。

2．消化不良：生山楂、炒麦芽各10g，水煎服。

3．疝气：山楂、茴香炒各等量，为末，糊丸，每服10g，空腹，温开水送下。

4．老人腰痛、腿痛：山楂、鹿茸炙，等分为末，蜜丸，每服3g，日2服。

5．痘疹，疹出不快：干山楂为末，服。

纯喜用山楂煎剂冲蔗糖治疗青春期闭经、痛经，并说“屡试屡验”。根据现在的认识，山楂能使子宫收缩，可使宫腔血块易于排出，故有止痛的作用。

北山楂果实较大，气香，味酸，多切片入药；以个大、皮红、肉厚者为佳；主要是健胃消积。南山楂果实较小，气微，味酸涩，多原粒入药；以个大、色红、质坚者为佳；主要用治泻利证。无论南北山楂均以核小肉厚者为佳。“焦三仙”（焦神曲、焦麦芽、焦山楂）同用则效果更好。

山楂不可用铁锅熬煮，因果酸溶解铁锅中的铁后，生成低铁化合物，吃后易引起中毒，故忌用铁器。

木瓜

专家提示

1. 舒筋活络：用于风湿痹痛，筋脉拘挛，脚气肿痛，为治疗风湿顽痹、筋脉拘挛的要药。
2. 除湿和中：用于吐泻转筋。对湿阻中焦、升降失常所致呕吐、泄泻、腹痛转筋效果好。
3. 消食：用于消化不良。

梨子百损一益 木瓜百益一损

木瓜不是瓜，是果，其果实形如小瓜，熟时外皮黄色或黄绿色，味酸可食，质坚硬，口嚼有木渣感，故有木瓜之名。《本草纲目·卷30》载之。李时珍引“《埤雅》云：俗言梨百损一益，楙百益一损。”此处的“楙”即木瓜。宋代陶谷撰《清异录·百果门》谓：“木瓜性益下部，若脚膝筋骨有疾者必用焉，故号为铁脚梨。”由于形状有点像梨、所以有海棠梨、铁脚梨之称。

木瓜一般在春季夏初开花，秋季结果，其小者若拳，大者如瓜，果皮光亮鲜黄，大、中、小花纹相同，如云如斑，煞是好看。成熟后散发出一种特殊的浓郁气味，嚼之酸而糯。是集观赏、药用、食用三者

食疗方

1．小腿转筋：木瓜1～2枚，以陈黄酒煎，每晚睡前温饮1小杯，连饮即愈。

2．风痰入络，筋急挛痛：鲜木瓜30g，水煎去渣，冲入红糖、黄酒，每日早晚各服1次。

3．扭挫伤：宣木瓜烤熟，捣烂趁温敷于患处，1日2次。

兼备的著名花卉果品。

木瓜有“百益果王”之称，其中所含的齐墩果酸是一种具有护肝降酶、抗炎抑菌、降低血脂等功效的化合物。木瓜具有阻止人体致癌物质亚硝胺合成的功能。其维生素C的含量高，也有“果中珍品”之称。

根据现在的认识，多吃木瓜可令人保持青春，延年益寿，估计与其内含蛋白分解酵素有关，有助于分解蛋白质和淀粉，对消化系统大有裨益。木瓜肉色鲜红，含有大量的β－胡萝卜素，是一种天然的抗氧化剂，能有效对抗破坏身体细胞、使人体加速衰老的游离基，因此也有防癌的功效，所以木瓜又有万寿瓜、万寿果的封号。

“投我以木瓜，报之以琼琚”，此源于《诗经》。琼琚即玉佩。木瓜作为男女间忠贞不渝爱情的信物，赠木瓜以示爱情，而对方回赠琼琚，尤见盛情。古人把木瓜与琼琚等同视之，可见其高贵与典雅。木瓜果芳香馥郁，若将刚刚从树枝摘下来的成熟木瓜藏于大衣柜中、木箱底中，只要一开启，就有一般清香扑鼻而来。也有将它置于房中案几床头旁，既可供观赏玩味，又能吸嗅其馥香之味，沁人心脾，舒心健身。用木瓜汁擦在皮肤的溃疡处，可以使溃疡加速愈合。

4. 脚筋挛痛：木瓜数枚，以酒、水各半，煮烂捣膏，乘热贴于痛处，以帛裹之。冷即换，日3～5次。

5. 小儿洞痢：木瓜捣汁服之。

6. 霍乱转筋：木瓜浸酒服。不饮酒者，煎汤服。

7. 霍乱腹痛：木瓜、桑叶、枣肉，水煎服。《圣惠方》。

8. 发槁不泽：木瓜浸油梳头。

9. 痔疮：木瓜为末，以鳝鱼身上涎调，贴之，以纸护住。

木瓜有缓和胃肠平滑肌和四肢肌肉痉挛的功效，尤对腓肠肌作用明显。以其煎汤洗发，可增加头发的光泽，宋代《太平圣惠方》中记载，用木瓜浸油梳头，可治“发枯不泽”。明代吴昆《医方考·卷5》“脚气门”载：“顾安中，广德人，久患脚气，筋急腿肿，行履不得，因至湖州附船。船中先有一袋物，为腿疼痛，遂将腿搁之袋上，微觉不痛，及筋宽而不急。乃问艄人：袋中何物？应曰：宣瓜。自此脚气顿愈。”这则医案就强调木瓜的祛风湿作用好。

《清异录·器具门》载：“段文昌微时，贫几不能自存。既贵，遂竭财奉身，晚年尤甚，以木瓜益脚膝，银棱木瓜胡様桶濯足，盖用木瓜树解合为桶也。”这是讲一个叫段文昌的人，最重木瓜，他为了长寿，晚年用木瓜树做桶洗足，以益脚膝。直到现在，中医认为木瓜的主要作用就是治疗脚膝肿痛。

我治疗腰椎间盘突出症，有一首验方，命名为杜仲强腰汤，效果良好：杜仲

15g、续断15g、当归15g、川芎10g、鸡血藤30g、牛膝15g、延胡索15g、徐长卿15g、五加皮15g、威灵仙15g、千年健15g、伸筋草30g、三七10g。若下肢痉挛加木瓜10g，水煎服。此方对于各种腰腿痛都有效，且不需辨证就可应用。

木瓜因其酸，对于牙齿不利，故云“百益一损”。梨子其实也是很好的养阴生津食物，只是对于虚寒体质者不宜多食。

中国最好的木瓜出于安徽宣城，宋代《图经本草》说：“木瓜处处有之，而宣城者为佳。”因此木瓜亦称宣木瓜。若作药材，以个大、皮皱、紫红色者为佳。

白果

专家提示

1. 敛肺平喘：用于肺虚咳喘之证。本品苦涩收敛，长于敛肺气，定喘嗽，为治疗虚喘常用食品及药品。
2. 收敛止带：用于肾气不固白带过多，遗尿，尿频，小便白浊。
3. 杀虫：外涂治疥癣、阴虱。

家有白果树 咳喘不用愁

白果树属银杏科植物，其果实形若小杏，种子除去淡黄色的外种皮后，为坚硬的种壳，色银白，故称白果。其可食部分为种仁。据历史记载，宋朝初年，把白果作为贡品，又因“白”字不吉利，故又名银杏。因其生长十分缓慢，祖辈栽树，到孙子方能收获果实，60年后才能大量结果，故又称“公孙树”。有“公公栽树，孙子吃果”的说法。亦有说古代中华民族的祖先轩辕氏姓公孙，而银杏树的树龄又极长，可以与中国有文字记载的历史相提并论，所以才有公孙树的名称。宋代人称鸭脚子，是因其叶似鸭脚，因以为名。白果树是树木中的老寿星，一般能活1000多年，不过随着科学的进步，白果结果已

食疗方

1．咳喘：白果30g，冰糖15g，水煮至种仁熟透，连渣服，每日1～2次。

2．体弱咳嗽，气喘多汗：每日食熟白果5枚左右，连吃5天。

3．寒嗽痰喘：白果7个煨熟，以熟艾作7丸，纸包煨香，去艾，吃。

不需几十年的时间了。

银杏树高寿，雄伟，挺拔，肃穆，壮丽，古雅别致，为国家保护树种。银杏树繁衍后代很特别，《本草纲目・卷30・银杏》载："一枝结子百十，状如楝实，经霜乃熟烂，去肉取核为果，其核两头尖。三棱为雄，二棱为雌，其仁嫩时绿色，久则黄。须雌雄同种，其树相望乃结核，或雌树临水亦可，或凿一孔，内雄木一块泥之亦结，阴阳相感之妙如此。其树耐久，肌理白腻。"故各地名山古刹、寺院庙宇和园林景区，一般多同时种植数棵银杏树以利结子，单植不能结果。

银杏种仁胚乳肉质，呈绿色。果种鲜嫩，生食熟食均可，生食味清香，肉脆，但内种皮难剥，吃多易中毒，因此生食很少，熟食较多，但一次性也不能食之过多，以防中毒。白果以粒大、壳色黄白、种仁饱满、断面色淡黄者为佳。李时珍说："能入肺经，益肺气，定喘嗽，缩小便。生捣能浣油腻，则其去痰浊之功，可类推矣。"

白果作为药用，最早收载于元代吴瑞的《日用本草》，有补虚扶弱、止咳平喘、收涩固精的作用。现主要用治哮喘、痰嗽、白带、白浊、遗精、小便频数、遗尿，但以治喘、治带下为多用。李时珍有一治带方，用白果、莲子、糯米各15g，胡椒4g，为末；以乌骨鸡1只，去肠，将药物装入鸡腹内，用瓦罐煮烂，空腹食，有补气固涩之力，颇有效果。中医认为，白果上敛肺气而平喘咳，下能祛湿浊而除痰湿。白果既有药用价值，又有经济价值，民谚云"家有三棵白果树，不愁娶不来好媳妇"。

4．哮喘痰嗽：银杏五个，麻黄二钱半，甘草炙二钱，水一钟半，煎八分，卧时服。

5．小便频数：白果14枚，七生七煨，食之。

6．小便白浊：生白果仁10枚，擂水饮，日1服。

7．肠风下血：银杏煨熟，出火气，食之，米饮下。

8．虫牙：生银杏，每食后嚼1～2个，良。

9．手足皴裂：生白果嚼烂，夜夜涂之。

10．鼻面酒齄：银杏、酒浮糟同嚼烂，夜涂旦洗。

11．头面癣疮：生白果仁切断，频擦取效。

12．下部疳疮：生白果杵，涂之。

13．阴虱作痒：白果仁嚼细，频擦。

白果树叶称银杏叶，亦供药用，是目前人们研究和开发的有前途的药物，可降低血清胆固醇、扩张冠状动脉、改善脑血管作用、促进血循环、抑制心脏缺血性损害和血栓形成，能解痉和抗过敏，对喘息性支气管炎有效。近年来用于治疗高血压病、冠心病、心绞痛、脑血管痉挛、血清胆固醇过高等症。银杏叶的保健功用日益受到重视，有抗菌、抗癌、抗病毒、抗衰老、抗缺氧、改善记忆、护肤和刺激毛发、抗辐射、治疗老年痴呆症和智力低下症的作用。也有直接将银杏叶晒干后泡水饮服者。

甘蔗

专家提示

1. 清热润燥：用于阴虚肺燥咳嗽，痰少，胃阴不足之呕吐，便秘。本品甘寒多汁，长于清润肺胃。
2. 生津止渴：用于夏季暑热伤阴之发热或津液不足之心烦，口渴，咽燥，干呕，小便不利，大便燥结。
3. 透疹：用于痘疹不出、毒盛胀满者，饮甘蔗汁可促使痘疹透发。
4. 清热解毒：甘蔗捣烂外敷治百毒诸疮，痈疽发背，还能解酒精中毒及河豚中毒。
5. 益气补脾：用于暑热大汗、心悸短气、精神恍惚或泻痢日久及中风失音等症，将甘蔗汁熬热服。

秋日甘蔗赛过参 甘甜爽口能补阴

李时珍说："蔗，脾之果也，其浆甘寒，能泻火热，《素问》所谓甘温除大热之意。"甘蔗的果汁非常丰富，占70%左右，其中含糖量占12%，亦有认为达17~18%者，甘蔗的糖分是由蔗糖、葡萄糖和果糖三种成分构成的，有营养心肌、清热解渴、消除疲劳和帮助消化等作用，比直接喝糖要强得多。《本草纲目·卷33》记载甘蔗利大小肠，消痰止渴，除心胸烦热，解酒毒，止呕哕反胃，宽胸膈。

中医认为甘蔗的主要作用是清热生津，用于治疗热病伤津、心烦口渴、反胃呕吐、咽喉肿痛、肺热咳嗽、大便秘结等病证，还能缓解酒精中毒。

食疗方

1．烦热口渴：甘蔗汁、西瓜汁混合饮服。

2．阴液不足，胃气上逆，反胃呕吐，或噎膈饮食不下：甘蔗250～500g，生姜15～30g，分别切碎，略捣绞汁，和匀服用，或煎热服。

3．发热口干，小便赤涩：取甘蔗去皮，嚼汁咽之。饮浆亦可。

甘蔗中铁的含量特别多，居水果前列。

甘蔗纤维多，在反复咀嚼时就像用牙刷刷牙一样，把残留在口腔及牙缝中的垢物一扫而净，从而能提高牙齿的自洁和抗龋能力。同时咀嚼甘蔗对牙齿和口腔肌肉也是一种很好的锻炼，对脸部有美容的作用。

食用甘蔗，下端者更甜一些，所以有“甘蔗蔸儿甜，重阳菇儿鲜”的说法。

食用甘蔗切勿过量，甘蔗含糖量多，过食易致高渗性昏迷，表现为头昏、烦躁、呕吐、四肢麻木、神志渐渐朦胧等。因此甘蔗味虽好，不易多食，尤其是嗜食甘蔗者，务必警惕。

4．反胃吐食，朝食暮吐，暮食朝吐，旋旋吐者：用甘蔗汁七份，生姜汁一份，和匀，日日细呷之。

5．干呕不息：蔗汁温服半升，日3次。入姜汁更佳。

6．小儿口疳：蔗皮烧研，掺之。

凡有霉味、酸味、酒糟味、发黄、生虫的甘蔗不能食用。霉变甘蔗易致中毒，主要是黄曲菌和寄生菌所产生的黄曲霉素在人体内作祟。人体摄入黄曲霉素后，其很快会进入血液组织中，引起神经、血管、肝脏等组织损害，干扰身体的免疫功能，出现神昏、谵语、抽搐及水、电解质紊乱等临床症状，尤以儿童为多见。黄曲霉素是一种耐热、经紫外线照射等不易破坏的化学物质，预防的关键是防霉、防毒，谨防病从口入。

甘蔗虽好，但由于其含糖量高，糖尿病患者以及胃寒、便泻、痰多等病人却不宜吃，以免加重病情。

桂圆

专家提示

1. 补益心脾：用于心脾两虚，疲乏无力，头昏，食少，羸瘦，健忘以及浮肿，泄泻。本品既不滋腻，又不壅气，为滋补良药和食品。
2. 养血安神：用于气血两虚，失眠健忘，惊悸怔忡。现常用于贫血，神经衰弱，产后身体虚弱，以思虑过度、劳伤心脾多用，单用即有效。

心虚气不足 桂圆煨米粥

桂果的果实成熟于阴历八月桂月之时，又因其果实极圆，故名桂圆，而状似龙眼，故又得龙眼之名。因食用时，弃壳去核而食肉，故又名龙眼肉。以片大、肉厚、质细软，色棕黄、半透明，味浓甜者为佳。以福建莆田产者最良，果实呈赤色或紫红色，有圆球形的果壳，果肉如绛丸大，内含果浆，果肉在鲜时是乳白色、半透明、饱含水分的肉质，色泽晶莹，鲜嫩爽口，味甜如蜜，果肉干后变成暗褐色，质柔韧，形状如荔枝，肉富于荔枝，滋补作用好，而且荔枝性温，易上火，龙眼则性质平和，具延寿作用。《本草纲目·卷31》载龙眼。李时珍认为具有“开胃益脾，补虚长智”的作用。

中医认为龙眼肉乃补血益心之佳果，益脾长寿长智之要药，主治因心脾虚损、气血不足所致心悸、失眠、多梦、健忘，是一味性质平和的滋补良药，单用就有效。年老体弱，大病之后，身体虚弱吃龙眼肉有非常好的作用。对病后体虚、脑力衰退以及产后均为调补佳品。李时珍说：“食品以荔枝为贵，而滋补则龙眼为良。盖荔枝性热，而龙眼性和平也。”古代医家认为，龙眼肉能益人智，“久服强魂聪明，轻身不老，通神明”、“补虚长智”。临床上有一首专治因思虑劳伤心脾的归脾汤（丸、膏），效果很好，其中即配伍有龙眼肉，所以“贫血气不足，粥加桂圆肉”。龙眼肉能抑制使人衰老的一种酶的活性，所以有“龙眼益脾能益智”的说法。

用桂圆熬米粥或鸡蛋桂圆汤，能补血养气，对体虚失眠健忘或因思虑过度引起的神经衰弱、失眠惊悸，或更年期妇女失眠、心烦、出汗，均有疗效。

龙眼肉具有乌发的作用，若取龙眼肉补气血可这样食用：取去壳龙眼500g，放入瓷碗中加白糖50g，盖好，置饭上面蒸，放凉，于下次蒸饭时再蒸，如此反复蒸，达100次，使色泽变黑，即可瓶装备用，服用时可稍加白糖，每次10g，每日1次。本品力胜人参、黄芪，俗称“代参膏”，用于气血亏虚、衰羸老弱患者，此方对产妇临盆，服之尤妙。这张方子源于清代王士雄《随息居饮食谱》。

桂圆对于消化不良、中满气壅、舌苔厚腻者不宜食用。

食疗方

1．思虑过度，劳伤心脾，健忘怔忡，虚烦不眠，自汗惊悸：龙眼肉、酸枣仁炒、黄芪炙、白术焙、茯神各50g，木香25g，炙甘草10g，姜3片，枣1枚，煎,温服。

石榴

专家提示

1. 生津止渴：用于津伤咽燥口渴，可生食，亦可绞汁食。
2. 涩肠止泻：用于久泻、久痢，妇女崩漏带下及脱肛、虫积，取陈石榴焙干，研末，每次10～12g，米汤调下，或连皮捣汁，或煎水服。
3. 润肺止咳：用于肺痨喘咳。

拜倒在石榴裙下

石榴花开，在绿叶的衬托下格外娇艳，鲜艳夺目，花色绚丽，果实油光闪亮，甘甜多汁，红若丹朱，好看极了。女子所穿裙子颜色常和石榴花相似，故形容男子追求女子称为“拜倒在石榴裙下”。

石榴的果实，红如玛瑙，亮如水晶，籽粒饱满，汁多味美，其味清甜可口，是人们喜爱的一种味鲜果品，可供鲜食，亦是加工清凉饮料的原料，前人形容为“雾壳作房珠作骨，水晶为粒玉为浆”。尤以安徽怀远县的石榴很著名，有“怀远石榴砀山梨，汴梁西瓜甜到皮”的说法。石榴分甜、酸两种，甜者，生津液，止烦渴，凡津液不足、口干咽燥、烦渴不休者，可为食疗果品。酸者，多作治病用，能止泻痢，用于久泻久痢及小儿疳积、虫积。《本草纲目·卷30》石榴。李时珍认为石榴“止泻痢，崩中带下。”

《齐民要术》云：凡植瘤者，须安僵石枯骨于根下，即花实繁茂。根据前人经验，种植石榴以其根周围培植腐肉枯骨则结实硕大，果甜。

民间有“向阳的石榴红似火，背阳的李子酸透心”的说法，这是讲石榴的生长环境。食用果品，阳光照耀，水分充足，食用价值就好些，而不见阳

食疗方

1．津伤咽燥口渴：石榴生食或捣汁饮。

2．声嘶、咽干：鲜石榴果1～2个，去皮，取种子慢慢嚼服，每日2～3次。

3．久泻、大便下血：酸石榴皮研末，每日早晨服6g，开水送下。

4．小便不禁：酸石榴烧存性，每服6g。

5．赤白痢下，腹痛，食不消化：醋榴皮炙黄为末，枣肉或粟米饭和，为丸，每空腹米饮服10g，日3服。

6．便血，面黄：石榴皮炙，研末。每服6g。

7．久痢久泻：陈石榴皮，酸者，焙研细末，每服6g，米饮下。

光的果品营养成分就差一些。从生长特点来说，还有“桃南杏北梨东西，石榴躲在树枝里”的说法。

石榴之功有“四止”，即止渴、止泻、止血、止带。石榴果大汁多，有养阴生津止渴之效。秋燥之时，阴虚内热之体，口干烦渴，或热病之后伤阴，舌红绛少苔者，常以石榴取籽饮汁，其味甘纯鲜美，止渴甚效。热病之后，胃阴不足、胃纳不佳者，可取鲜石榴籽，细嚼慢咽，既湿润咽喉，又滋养胃阴、止渴开胃，有“石榴疗渴解酒醉”的说法。

石榴皮治疗虚寒久咳、带下血崩、肠胃不适、绦虫病有很好的作用。近代名医张锡纯认为，酸石榴为治气虚不摄肺痨喘咳之要药。他的一位邻村张氏妇人，年四十，素患肺痨喘嗽，夜不能安枕数年，服诸药无效，一晚偶食酸石榴，觉夜间喘嗽稍轻，从此每晚服之，其嗽日减，一连服了3月，竟喘嗽不作矣。

石榴花有很好的止带作用，妇女黄白带下用白石榴花煎服有良好的效果。

8．脚肚生疮，初起如粟，搔之渐开，黄水浸淫，痒痛溃烂：酸榴皮煎汤冷定，日日外用。

芒果

专家提示

1. 养胃止呕：用于胃热口渴，呕吐，晕车晕船，眩晕。
2. 生津利尿：用于热病小便不利。

晕车晕船又呕吐 快吃芒果不用愁

我国栽培芒果始于唐代，《本草纲目·卷30》以“庵罗果”作为正名。

芒果甘酸适口而耐食，又多汁液，具有良好的养胃生津止渴作用。据《本草纲目拾遗》记载：“凡渡海者，食之不呕浪”，“能开胃气，故能止眩晕”。漂洋渡海者多事先购置，以备需用。嚼食芒果，或以芒果煎水饮均有效，被称为晕船佳果。

芒果色香味均佳，有人认为，芒果集菠萝、苹果、梨、桃、杏、木瓜等许多果味于一身，其甜如蜜。果肉似桃和菠萝，果色金黄如柿，但比柿好吃。其解渴利尿作用也很好，民间亦用其煎水代茶饮，来治疗慢性咽喉炎，声音嘶哑。营养价值很高，含丰富的维生素和糖分。

食疗方

1．口干舌燥：生吃芒果。

芒果中维生素A 的含量高，而维生素A对眼睛有好处，多吃芒果可以明目。芒果所含维生素C 也高，多吃一些芒果还可以增强人体的抵抗力。若胃部不舒适，经常有口渴、呕吐、晕船等，多吃芒果具有一定的治疗作用。

吃芒果要防止芒果性皮炎。有少部分人进食芒果后，会出现过敏。一般进食芒果后数小时至2～3天，口唇及周围皮肤出现红斑及散在针头样疱疹，继之在面额、双耳出现同样皮疹，部分患者躯干、四肢出现大片红斑，皱褶部位有密集或散在针头至绿豆大疱疹，奇痒，搔抓后可出现湿疹样改变，体畏寒，发热。此病为过敏性体质的一种过敏反应，停止进食芒果后，或抗过敏治疗后症状可很快消失，若皮疹广泛者，可酌情用糖皮质激素，会很快好转。

西瓜

专家提示

1. 清热解暑，生津止渴：用于暑热、温热病津伤烦渴、急性热病高热口渴、汗多、烦躁或饮酒过度等症。本品富含果汁，甘甜爽口，善解暑热，疗烦渴，素有“天生白虎汤”之称。可单用西瓜，每次200～500g。
2. 利尿除烦：用于心火上炎所致小便短赤、黄疸等症。西瓜能引心经之热从小肠、膀胱下泄，故有清心利尿之功。

夏日吃西瓜 药物不用抓

《本草纲目·卷33》记载：“按胡峤《陷虏记》言，峤征回纥，得此种归，名曰西瓜。则西瓜自五代时始入中国，今则南北皆有，而南方者味稍有不及，亦甜瓜之类也。”“纥”指的是现在的新疆。西瓜是经丝绸之路传入到新疆，又由新疆经甘肃传入中国内地的。谜语“身穿绿衣裳，满肚红汁水汪汪，生的儿子数不清，个个都是黑脸膛”，说的就是西瓜。西瓜以河南开封和山东德州产的品种较著名。农谚有“怀远石榴砀山梨，汴梁西瓜甜到皮”，汴梁就是河南开封的古名。

食疗方

1．咽炎：西瓜霜吹喉。

2．咽干喉痛：西瓜皮100g，水煎服。

西瓜素有“天生白虎汤”之誉，所谓白虎汤就是由石膏、知母、粳米、甘草组成，具有清大热的作用。也就是说西瓜也有清大热的作用。西瓜是夏季水果之王，消暑解渴之佳品，夏季最适宜吃西瓜，特别是在遭受炎炎烈日的炙烤之后，吃上几块清甜多汁的西瓜，会觉得暑气顿消，神清气爽。西瓜是所有瓜果中含果汁最丰富者，含水量高达96%以上，其清热作用很好，凡暑热口渴、汗多、心胸烦热者，吃西瓜尤妙。《本草纲目》记载能：消烦止渴，解暑热。疗喉痹。宽中下气，利小水，治血痢，解酒毒。含汁，治口疮。

饮新鲜西瓜汁可使人顿觉轻松，凉爽。西瓜富含营养，几乎包含人体所需的各种成分。暑热时节，病者或平常之人，皆可常服，达到清凉消暑、开胃口、助消化、止干渴、利小便、促代谢、滋身体、补营养的作用。

西瓜能治肾炎浮肿和高血压病，与其所含的糖、钾盐、酶分不开。适量的糖能利尿，适量的钾能消除肾脏炎症，而酶能把不溶性蛋白质转化为可溶性蛋白质，增加了肾炎病人的营养，同时，西瓜中的配糖体还有降低血压的作用，故肾炎、高血压病患者吃西瓜对治疗有好处。西瓜能清利湿热，故也适用于肝炎、胆囊炎、胆石证病人食用。有“热天吃西瓜，不用把药抓”；“西瓜清暑治口疮”的说法。

西瓜虽好，但属寒性食物，易伤脾胃，所以脾胃虚寒，患有慢性肠炎、胃炎及十二指肠溃疡等或大便稀溏的人最好少吃。正常人也不宜食用过量，否则会损伤脾胃而引发消化不良或腹泻。

西瓜可制西瓜霜，供药用。取大西瓜1个，在蒂上开1小孔，挖去瓤、子，装满芒硝，仍以蒂部盖上，悬挂于通风处，待其外果皮析出白霜，收取之，可用其治疗咽喉肿痛、口疮、牙痈，如现在所说的咽炎、扁桃体炎、口腔溃疡、牙龈肿痛等。也可不用芒硝改用大蒜，仍以蒂盖好，以纸泥封固，埋于糠中煨熟，取出研末，即为黑霜，可用治肾炎浮肿和肝硬化腹水。

西瓜皮还是美容佳品，用它轻擦面部可以增加皮肤的弹性和白净光洁。西瓜皮又名西瓜翠衣，能清热解暑、止渴利尿，可治暑热烦渴、小便短少、水肿、口舌生疮，其作用优于西瓜瓤，同时还可促进人体新陈代谢，减少胆固醇沉积，软化扩张血管。将西瓜皮研末外用，可治口疮。夏季若中暑引起疲倦乏力、头痛头昏等，用西瓜皮煎水饮服，具有解暑的作用。西瓜皮可做菜吃，夏秋季吃完西瓜后，将厚厚的西瓜皮洗净切片，切丝，配炒肉类和其他蔬菜。水焯后凉拌，可做泡菜、剁馅、腌渍等。

李子

专家提示

1. 清肝除热：用于肝虚有热，虚劳骨蒸，肝热者可以食用。
2. 生津止渴：用于胃阴不足，消渴喜饮，鲜吃或煎汤服。

李子止渴又生津 多食反而会伤身

李子和桃子均为蔷薇科植物，它们的外貌均美艳绝伦，故人们常用“艳如桃李”来形容女子的美。食用果品中，李、桃结子亦多，故用“桃李满天下”来形容门徒、学生众多，人才出众。

我国最早的一部医学书籍《素问》中有“李味属肝”之说。唐代大医学家孙思邈指出，肝病宜李，就是说患有肝病的人，适用于李子治疗，其味酸中带甜，清脆可口，不寒不热，有清肝之效，小孩和妇女尤其喜爱食用。有“肝病食李身无恙”的说法。《本草纲目·卷29》记载曝食，去痼热，调中，去骨节间劳热，肝病宜食之。

李子因其味酸，生津的作用很好，可以用于津伤口渴，并可促进消化酶和胃液的分泌，增加胃肠蠕动，对于胃酸缺乏者有益。但是在食用李子时，一次性不能食之过多。

李子的营养稍逊于桃。在食用方面，李时珍告诉人们：“李味酸，其苦涩者不可食，不沉水者有毒，不可食。”清代有位叫章穆的人，写了一本书，叫《调疾饮食辨》，对李子颇有微词，云“李味既不佳，性又难化，因脾生虫，作胀损人，较桃尤甚。”甚至说：“果中极劣之物，与桃、杏、糠头梨，均妇人、小儿之灾星厄运也。”因此在历代医食作用中，其地位并不高。

古代本草记载，李核仁可治脸上黑斑，其方法是，将李核仁去皮研细，以鸡蛋清和成糊状，临睡前涂于患处，次日晨以浆水洗去，连用5天左右。若被蝎、虫蜇伤疼痛，也可用李子仁嚼碎涂在痛楚之处，有很好的作用。

李子若多食损脾胃。清代王士雄所编《随息居饮食谱》：“多食生痰，助湿发疟痢，脾弱者尤忌之。”其味酸损齿。溃疡病日久，急慢性胃肠炎患者忌食。

食疗方

1．肝硬化腹水：李子鲜食。

2．保持容颜美丽：鲜李子250g，绞取汁液，和米酒等量兑匀，夏初服用，每次1小杯。

3．肝热津液不足，口干：李子100～120g，去核捣汁，加蜂蜜少许服。

体虚气弱者，不可多食。民间有“桃饱人，杏伤人，李树底下埋死人”的说法，故李子不能多吃，有苦涩味的李子不要吃。

杏子	专家提示	1. 生津止渴：用于口渴咽干。取鲜杏生食或曝干后食。凡津液不足、口干烦渴者宜食之。 2. 止咳定喘：用于伤风感冒所致的咳嗽、痰多、气喘，为咳喘病患者的辅助医疗果品。

誉满杏林 杏树是古代医药学家最喜爱的植物，它和医药的宿缘很深，许多医家以杏为号，以杏自喻，以杏为书名，以杏为室名，以杏为颂辞。中医向以“杏林”、“杏苑”作为自己的代名词。杏何以受到中医的青睐，文人的赞颂呢？原来与一则传说有关。据《神仙传·卷10·董奉》记载：

三国时期，庐山有位叫董奉的名医，字君异，其医术高明，医德高尚，为人善良，济世活人，普救大众，替人治病不取钱财，深受人们的赞颂。病人为了感谢董奉治病救人的医风，被治愈者即在董奉住宅周围种植杏树，重症者种5棵，轻症者种1棵，久而久之，董奉住宅周围杏树成林，蔚然成风，计有十万多棵。杏子成熟时董奉摘下卖掉，再买来米、药送给贫苦病人。

还有一段神奇的传说。一天，1只老虎张着大嘴来到董奉药店门前，众人连忙藏了起来，董奉也吓得把药店门关死，可老虎并无伤人之意，只是张着嘴不走。时间久了，董奉就隔着门缝观察起来，只见老虎喉中有一块骨头卡着，嘴不能闭，好像很痛

食疗方

1．肺燥咳嗽：苦杏仁6g，研成细末，雪梨1～2个，去皮心，将杏仁末放入其中，隔水炖半小时后服，或用杏干3个连核捣碎，水煎服，早晚各服1次。

2．肺寒咳嗽，痰稀泡多：苦杏仁10g，生姜6g，蜜枣5个，水煎服。

3．咳喘气急：杏仁、桃仁等分，研细，作蜜丸，每服5g，以生姜汤送下，日3次。

4．肺燥喘热，大肠秘，润五脏：杏仁去皮研细，捣稠汁服。

苦。董奉突发怜悯之心，冒着危险，先用1根棍子将老虎嘴撑着，用手从老虎口中取出了骨头。老虎为了报答董奉的救命之恩，便忠实地为他守护杏林，所以民间又有“虎守杏林”的美好传说。后人常以“杏林春暖”、“誉满杏林”来歌颂董奉高尚的医德，杏树也就成了中医的象征，“杏苑”成了中医的代名词。

杏子美，古人常用来形容美丽的眼睛，称“杏眼”，多对女子而言。古代帝王将相和才子佳人服饰也喜欢用杏的颜色，皇帝的服装乃杏黄色，是权力与威严的象征，军队中的杏黄旗是发号施令的指挥旗。

杏子味甘，自古至今备受人们的赞美。杏在麦收时节成熟，它迟于樱桃，早于桃李。杏的果实芳香味甜，丰满多汁，人人喜食。鲜杏以颗大，色黄白，色泽悦目，香气扑鼻，外形似桃，味甜者为佳。

我国是杏的故乡，以杏命名的地方很多，如江西庐山的杏林，山东曲阜的杏坛，安徽凤阳的杏山，河南汲县的杏园。唐代诗人杜牧诗“借问酒家何处有，牧童遥指杏花村”，杜牧诗中的杏花村，多认为在今安徽省。

杏子一般酸多于甘，生津止渴之功与梅相近，但可食之性较强。水果中含维生素A 最多的除芒果外，恐怕就是杏子了，所以对于维生素A 缺乏者可食杏子。但杏性偏热，不可多食，易致痈疮、膈热。多食还会动宿疾，生痰热。另外，李时珍说：“凡杏、桃诸花皆五出，若六出必双仁，为其反常，故有毒也。”故凡食用时，有双仁者不能食，判断是否为双仁，就以所开的花来甄别，5瓣者正常，6瓣者则有毒。

5．咳逆上气，不拘大人小儿：杏仁去皮尖，炒黄研膏，入蜜一升，杵熟，每食前含之，咽汁。

6．喘促，浮肿，小便淋沥：杏仁去皮尖熬研，和米煮粥，空腹吃。

7．偏风不遂，失音不语：生吞杏仁7枚，不去皮尖，逐日加。

8．卒不小便：杏仁去皮尖，炒黄研末，米饮送服。

9．身面疣目：杏仁烧黑研膏，擦破，日日涂。

10．面上鼾疱：杏仁去皮，捣，调鸡蛋清，夜涂之，旦以暖酒洗去。

11．小儿咽肿：杏仁炒黑，研烂含咽。

杏核中的籽仁，即是杏仁，乃咳喘要药。李时珍是说：“杏仁能散能降，故解肌散风、降气润燥、消积治伤损药中用之。治疮杀虫，用其毒也。”《本草纲目·卷29》引用宋代景焕撰《野人闲话》载：翰林辛士逊，在青城山道院中，梦黄姑谓曰：可服杏仁，令汝聪明，老而健壮，心力不倦。求其方，则用杏仁一味，每盥漱毕，以七枚纳口中，良久脱去皮，细嚼和津液顿咽，日日食之，一年必换血，令人轻健。此后，这位翰林如方服食，到老身体轻健，脑力敏捷。

中医用杏仁治疗咳喘由来已久，其特点是对于各种各样的病证均可以选用，包括寒热、虚实、内伤、外感等多种病证。

作者自立一首治疗咳喘之验方，命名为一二三四五六汤，效果极佳。其方组成：一味葶苈子15g，二陈汤（陈皮10g，法半夏12g，茯苓15g，炙甘草10g），三子养亲汤（莱菔子15g，白芥子10g，苏子10g），三拗汤（炙麻黄10g，杏仁12g，甘草6g），四君子汤（人参15g，白术12g，茯苓10g、甘草10g），五味异功散（前方加陈皮），六君子汤（前方再加半夏）。上方共12味药，煎水饮，此方对于各种各样的咳喘均有效果。若不懂中医者，只要照方用药就可以了。

杏仁有甜、苦之分，苦杏仁长于治咳喘实证，甜杏仁比苦杏仁大而扁，偏于滋润，多用于肺虚久咳或老年咳嗽。处方中单写杏仁，药房即配以苦杏仁。杏仁除止咳平喘外，还能润肠通便，用治肠燥便秘。另外还可润肤驻颜，因杏仁含有丰富的脂肪油和蛋白质，具有润泽肌肤、通利血络等较好的美容效果。《本草纲目》称其能“去头面诸风气毒皮疮”。相传，杨贵妃年幼时，脸色黝黑，皮肤粗糙，也不漂亮，她家院子里有棵杏树，每逢杏子黄熟时，贵妃百食不厌，到了及笄之年，贵妃竟出落得冰肌玉骨，貌美如花，因而被选入皇宫。

苦杏仁的毒性是甜杏仁的30倍，谚语云：桃饱人，李伤人，杏树底下埋死人。意即过多食用杏子会导致生命危险，因此食杏一次性不宜过多。

杏仁也可外用，杏仁捣膏调蜜是防治冬季皮肤皲裂的良药。杏仁捣碎调鸡蛋清可除面上疮疣。杏仁与瓜蒌仁同研，同蜜、糖调和，坚持擦手，能令手光润，冬不粗皱。

据1981年第10期的《半月谈》报道，在太平洋南部的岛国斐济，由320个岛屿组成的国度，100多万人口中，竟无人患癌病，据考察发现，该岛杏林遍地，杏子众多，当地人非常喜爱吃杏干。清代曹庭栋《养生随笔》中也有用杏仁去皮尖，水研滤汁，煮粥微加冰糖，用治大肠便血，效果亦佳。据分析，杏子有非凡的抗癌能力，可能与其所含苦杏仁苷有关。可见经常适量吃杏、杏干或杏仁，对人体是很有益的。

杏花妩媚多姿，引人入胜，古诗赞颂颇多，如宋代叶绍翁的《游园不值》诗句“春色满园关不住，一枝红杏出墙来”，宋祁有“绿杨烟外晓寒轻，红杏枝头春意闹”，诗句格调高雅，意境幽深。杏花乃中医之花，不仅美丽，也是一味中药，《本草纲目》记载，面部患了痤疮、蝴蝶斑，可取杏花、桃花各等分，用清水浸泡7日，以此水洗脸，有良好的效果。

枇杷

专家提示

1. 润肺止咳：用于肺热咳嗽，肺痿咳嗽，咯血及暑热声音嘶哑。
2. 生津止渴：用于胃热胃燥津伤口渴。
3. 和胃降逆止呕：用于胃气上逆之呕吐呃逆等症。

枇杷治咳病一治一个定

枇杷是原产我国的珍贵水果，其栽培的历史悠久，据说张骞出使西域，把西域琵琶带入了中国，人们发现枇杷叶片似琵琶，故有枇杷之名，枇杷古时也称芦橘。枇杷有白沙、红沙两大类，白沙是指果肉呈白色或黄色的枇杷。红沙枇杷质量次于白沙枇杷。我国最为有名的枇杷是洞庭东山的白沙。

枇杷生长的特点是秋天开花授粉，冬天孕育幼果，春天果实成长，夏天果实成熟，有“农历五月枇杷鲜”的说法。每年农历五月前后，枇杷成熟，色泽橙黄，肉质细腻，柔软多汁，甜酸适口，鲜美无比，食来味无穷，甘液胜琼浆，引得人们馋涎欲滴。是继春果第一枝樱桃上市之后抢先来到市上的鲜果品。

食疗方

1．烦渴、咽干，小便短赤：熟透鲜枇杷果250g，去皮核吃，早晚各1次。

2．咳嗽：枇杷核15g，捣烂，加生姜10g，水煎服，早晚各1次。

3．肺热咳嗽，咳逆呕吐：新鲜枇杷叶50g洗净，竹茹15g，陈皮6g，水煎，加蜂蜜调服。

中医认为，枇杷果主治肺胃有热者，润肺止咳作用好，用于咳嗽、吐血、燥咳等病。在家庭中，如果患有咳嗽者，就可以多吃枇杷。枇杷叶亦如此，能清肺下气，治咳嗽，止咳逆；清胃止呕，治呕吐，止呃逆。《本草纲目·卷30》记载能止渴下气，利肺气，止吐逆，主上焦热，润五脏。

若枇杷不熟者不宜食用，因伤脾胃。枇杷果虽然有较高的营养和药用价值，“若带生味酸，力能助肝伐脾，食之令人中满泄泻。”（《本经逢原》）故在食用时，应选择已熟的枇杷。“枇杷黄，医生忙”，是说当吃枇杷之时，生病的人也多了。

苹果

专家提示

1. 生津润肺：用于热病津伤、咽干口渴或肺燥干咳、盗汗等症。
2. 除烦解暑：用于热病心烦及夏季暑湿外感发热。
3. 开胃醒酒：用于病后胃纳不佳，或食后腹部胀气不舒及醉酒，无论是开胃或是醉酒，均可于饭后生食之，故对消化不良、气壅不通可消食顺气。
4. 益脾止泻：用于脾虚慢性腹泻。

一天一苹果 医生远离我

苹果外形美观，色泽诱人，芳香馥郁，质脆汁多，滋味甘润，削皮后晶莹细腻，食之令人神清气爽，满口生香，是营养丰富的大众化水果。坚持每天吃一个苹果，能促进身体健康，少生病，这是因为苹果所含有的营养成分多，每天吃一个就基本能够满足人体的需求。《本草纲目·卷30》以“柰”为正名。云补中焦诸不足气，和脾。治卒食饱气壅不通者，捣汁服。益心气，耐饥。生津止渴。

苹果中的纤维能使大便松软，有机酸能促进肠道蠕动，有利排便，从而减少大肠癌发生。苹果的表皮及果肉中有一种能抗氧化的化学混合物质，可减少和预防人体细胞氧化，从而预防细胞和组织因游离基引起的损害。此外，苹果中含有丰富的果胶，果胶能破坏致癌物质，可减少癌症的发生。因此有“一日一苹果，疾病绕道过”的说法。

多闻苹果的香味，可以解除忧郁感和压抑感。方法是将洗净的苹果放在枕头边上，睡觉时闻苹果的香味，第二天就会感到神清气爽，心情舒畅。苹果有预防和缓解疲劳的作用，这是因苹果中的钾能与体内过剩的钠结合，使之排出体外。

妇女妊娠反应者应吃苹果，不仅能补充热量、维生素等，还能调节水盐及电解质的平衡，防止频繁呕吐所致的酸中毒。

食疗方

1．胃阴不足，咽干口渴：鲜苹果切碎捣烂，取汁，熬成稠膏，加蜂蜜适量混匀，每次1汤匙，温开水送服。

2．口干舌燥，肺热咳嗽，气管炎，多痰，胸闷气塞：饭后食苹果1～2个。

常吃苹果降三高

苹果含果胶，而果胶是一种可溶性纤维素，能促进胃肠蠕动，并和胆固醇结合，帮助人体将其排出体外，达到降低胆固醇的目的，可以稀释胆汁，有预防胆结石的效果。所以有“苹果天天尝，不用找药房”的说法。

吃苹果为什么能降低血胆固醇？目前认为，一是苹果本身不含胆固醇；二是能促进胆固醇从胆汁中排除；三是苹果含有大量果胶，果胶能阻止肠内胆酸的重吸收，使胆固醇排出体外；四是苹果在肠道内分解出来的乙酸有利于胆固醇代谢；五是苹果含有丰富的维生素C、果糖、微量元素镁等，它们均有利于胆固醇的代谢。可见多吃苹果是十分有益的，尤其是血胆固醇增高者。

苹果能降低血压，苹果中的钾能与体内过剩的钠结合，并使之排出体外，所以当食入盐分过多时，可以吃苹果帮助排出，据此，高血压病患者食之有益。其所含钾能控制血压，而高血压病患者多吃苹果亦可减少高血压病和脑血栓的发生率。

苹果中的大量苹果酸，可使体内的脂肪分解，防止体胖。在饭前吃苹果，有饱胀感，因而达到减肥的目的。

食疗方

1．高血压病：每日吃苹果，每次200g，亦可将苹果洗净，挤汁，每次100ml，每日3次，10天1疗程。

2．多种疾病治疗期间及愈后作营养补助剂：鲜苹果1～2个，去皮吃，每天2～3次。

3．口干舌燥，肺热咳嗽，气管炎，多痰，胸闷气塞：饭后食苹果1～2个。

4．低血糖：鲜苹果2个，去皮吃，每天3次，连吃3天。

5．轻度醉酒：苹果鲜吃。

所以苹果具有降血脂、降血压、降体重的作用。

苹果可促进胃液的分泌，从而加强消化能力和调整肠胃功能。所含鞣质有收敛作用，果胶、维生素有吸收细菌和毒素的作用，可止泻；同时，有机酸有刺激肠道的作用，纤维素可促进肠道蠕动，通大便，治疗便秘。因此苹果有止泻和通便的双重作用，但以止泻为主。

苹果所含维生素C 可以滋养皮肤，使皮肤保持光润弹性，常吃苹果可使皮肤细嫩红润，是著名的美容水果。用苹果可以治疗湿疹，亦可削皮捣成泥，湿敷于病变部位。并能防止皮肤干燥、皲裂和瘙痒。

此外苹果能促使香蕉成熟，如果未成熟的青香蕉干涩不能入口，这时可拿一个苹果放入香蕉箱内，过几天，香蕉就成熟了，这是因为熟苹果能释放乙烯，乙烯可促使香蕉成熟。但贮存苹果时，一个熟透的苹果变成烂苹果，也可因为乙烯把1箱苹果都腐烂掉，宜加以注意。

松子

专家提示

1. 润肺止咳：用于肺阴不足燥咳或干咳无痰，咽干。
2. 补虚，润肠通便：用于年老体虚、羸瘦少气、体弱早衰、大便无力及妇女产后大便秘结。其滋润大肠通大便，缓泻而不伤正气，尤其适用于虚秘之人，可以和粳米煮粥食用。
3. 祛风通络：用于肌肤麻木不仁，关节疼痛。

松子煮粥能补养滋润心肺通大肠

松果俗称松塔，呈卵状长圆形，球果上被菱形果鳞，种子内有种仁，味道香美。松不畏严寒，在冰雪霜雹的冬日仍生机勃勃，苍翠青青，其品格高雅，受到人们的广泛称赞。

松子作为一种滋养强壮食品，最早多为道家食用。松子富含油脂，具有良好的润肠通便的作用，特别是老年人容易患肠燥便秘，经常吃松子有利于排便。实际上通便也就达到了排毒的作用。自古以来，松子被人们称为“长生果”，在《神仙传·卷7》有一则故事：

赵瞿者，上党人也。病癞历年，众治之，不愈，垂死，或云：“不及活流弃之。”后子孙转相注易，其家乃赍粮将之送置山穴中。瞿在穴中自怨不幸，昼夜悲叹涕泣。经月，有仙人经过穴，见而哀之，具问讯之，瞿知其异人，乃叩头自陈乞哀。于是仙人以一囊药赐之，教其服法。瞿服之，百许日，疮都愈，颜色丰悦，肌肤玉泽。仙人又过视之，瞿谢受更生活之恩，乞丐其方。仙人告：“此是松脂耳，此山中更多此物，汝炼服之，可以长生不死。”瞿乃归家，家人初谓之鬼也，甚惊愕。瞿遂长服松脂，身体转轻，气力百倍，登危越险，终日不极。年百七十岁，齿不堕，发不白。

这是讲一个叫赵瞿的人，得了麻风之类的病，家里人害怕传染，就把他送到

食疗方

1．小儿秃疮：松香1份，猪油2份熬，外搽，一日数次。

深山老林里。有一天，赵瞿遇见了一仙人，送给他松脂，并对他说："此物不但能治好你的病，而且还可以使你长生不老。"赵瞿遵照服之，病果然痊愈，于是弃林归家，容颜转少，肌肤光泽，行走如飞。活了一百七十，齿不落，发不白。

《列仙传》记载："偓佺（wò quán）者，槐山采药父也。好食松实，形体主毛，长数寸。两目更方，能飞行逐走马。以松子遗尧，尧不暇服也。松者，简松也。时人受服者，皆至二三百岁焉。"这也是讲松子具有延年益寿的作用。

松子有补脑强身的作用，能增加记忆力，有良好的抗老防衰的作用。因其富含油脂，又能补养阴血，若皮肤及毛发枯槁无光泽，吃松子有好处。松子含不饱和脂肪酸，有降低胆固醇、甘油三酯的作用，现亦有用其防治动脉硬化、高血压病、高脂血症、冠心病等心脑血管疾病。目前广泛认为其能抗老防衰。《本草纲目·卷34》记载：能安五脏，除热。久服，轻身不老延年。除胃中伏热，咽干消渴，风痹死肌。炼之令白。煎膏，生肌止痛，排脓抽风。除邪下气，润心肺，治耳聋。强筋骨，利耳目，治崩带。

炒熟的松子清香可口，营养丰富，是茶余饭后的消闲食品，更是食疗佳品，有"长寿果"之称，特别适合用脑过度人群食用。松子中所含的不饱和脂肪酸具有增强脑细胞代谢，维护脑细胞功能和神经功能的作用，可增强记忆力，对老年痴呆也有很好的预防作用。因为富含油脂，扶正补虚，适合体虚便秘者食用。

服用松子的方法古人也有讲究，《本草纲目·卷31·海松子》引《圣惠方》说："服松子法，七月取松实（过时即落难收也），去木皮，捣如膏收之，每日服鸡子大，酒调下，日三服。百日轻身，三百日（后）行五百里，绝谷，久服神仙。"此说虽有些夸张，但也道出了吃松子的妙处。炒熟的松子清香可口，营养丰富，如同瓜子一样，是消闲的好食品。但松子的壳坚硬，现多将松子做成开口松子，再调味制成各种不同味道，吃起来更是方便可口。松子富含高级油脂，能补血养液，使血气充足，阴液丰富。吃松子可使皮肤毛发自然柔软而光滑，鲜泽而富于弹性，故一般餐馆都有松子仁制作的菜肴。

松子是止咳良药，对于咳嗽者来说，吃松子也很有益。

清代名医王士雄在《随息居饮食谱》中云："海松子甘平润燥，补气充饥，养液息风，耐饥温胃，通肠辟秽下气，香身，最益老人。果中仙品，宜肴宜馅，服食所珍。"事实上适量长期服用松子，确有益处。这里所说的"果中仙品"，就强调松子可以延年益寿。将松子煮粥食用，更是药食俱优之物。

柑子

专家提示

1. 生津止渴，醒酒利尿：用于热病后津液不足之口渴、舌燥，或伤酒后烦渴等症。

2. 润肺健脾，化痰止咳：用于咳嗽痰多，咽喉不适，食欲不振，尤以热痰病症多用。

生津止咳吃甜柑 一年四季保平安

柑橘是一个庞大的家族，橘子、柑子、柚子、橙子、柠檬都是这个家族的成员。由于柑味最甜，所以命名为柑子。柑子果汁能清胃肠之热，凡烦热、口中干渴，或酒毒烦热、食少气逆、小便不利者，皆可食用。

现通常把果实直径大于5cm，果皮橙黄色，皮粗厚，顶部有嘴状突起的称为柑。李时珍说：“柑，南方果也……其树无异于橘，但刺少耳，柑皮比橘皮黄而稍厚，理稍粗而味不苦，橘可久留，柑易腐败。”柑子不宜保管。

食疗方

1．热病咽干烦渴或小便涩痛：鲜柑果3～4个，去皮，1次吃完。

2．解酒：鲜柑果2个，去皮，果肉榨汁，加开水1杯，拌匀服。

元末明初刘基在一篇题为“卖柑者言”的文章中，记述了这样一件事：

杭有卖果者，善藏柑，涉寒暑不溃。出之烨然，玉质而金色。置于市，贾十倍，人争鬻之。予贸得其一，剖之，如有烟扑口鼻，视其中，干若败絮。予怪而问之曰：“若所市于人者，将以实笾（biān）豆（笾豆，古代祭祀时盛祭品的器具）、奉祭祀、供宾客乎？将炫外以惑愚瞽（gǔ，瞎子）也？甚矣哉，为欺也！”卖者笑曰：“吾业是有年矣，吾赖是以食吾躯。吾售之，人取之，未尝有言，而独不足子所乎？世之为欺者不寡矣，而独我也乎？吾子未之思也。今夫佩虎符、坐皋比者，洸洸乎干城之具也，果能授孙吴之略耶？峨大冠、拖长绅者，昂昂乎庙堂之器也，果能建伊、皋之业耶？盗起而不知御，民困而不知救，吏奸而不知禁，法斁（dù，败坏）而不知理，坐縻廪粟而不知耻。观其坐高堂，骑大马，醉醇醴而饫饫（yù，饱食）肥鲜者，孰不巍巍乎可畏，赫赫乎可象也？又何往而不金玉其外，败絮其中也哉？今子是之不察，而以察吾柑！”予默默无以应。退而思其言，类东方生滑稽之流。岂其愤世疾邪者耶？而托于柑以讽耶？

这段话的意思是说：杭州有个卖柑者，善于保存柑子，冬夏不烂，拿来卖时，柑子的皮色和新鲜时一样，外表“玉质而金色”，但剖开一看，里面的柑肉却“干若败絮”。于是人们质问卖柑者为何以此蒙哄世人，卖柑者说：“金玉其外，败絮其中”是常见的事，为什么你只看到我卖的柑子，而看不到当官的外表似人，内在的腐败糜烂？这是借卖柑者以讽刺当时的社会。

橘子吃多了很容易上火，但柑子却无此副作用，并且橘子容易生痰，柑子无此副作用，故柑子更耐吃。柑皮性偏寒，而橘皮性温，两者不同，因此久病痰白，中医辨证属寒咳者，不宜用柑皮，而适用橘皮。目前将柑皮和橘皮混为一谈，是不妥的。柑皮也有醒酒作用，可用其泡水代茶饮。《本草纲目·卷30》记载柑子利肠胃中热毒，解丹石，止暴渴，利小便。

枸杞	专家提示	1. 滋补肝肾：用于肝肾阴虚、耳鸣如蝉、腰膝酸软、遗精、滑泄、消渴、房事衰弱、男子不育、女子不孕、盗汗等症。本品为滋补强壮之品，久服可坚筋骨，耐寒暑。 2. 养血明目：用于阴血不足头晕眼花、目眩目涩、视力减退、迎风流泪、早衰发白，长期服用还可益颜色，肥健人。

枸杞补肾好又能抗衰老

我国最著名的是宁夏中宁、中卫、灵武等地的枸杞，称西枸杞，以其粒大、肉厚、子少、色红、柔润五大特点名甲天下。甘肃的张掖（古称甘州）所产者称甘枸杞，李时珍云“以甘州者为绝品”；主产于河北的津枸杞也很好。

枸杞最早记载于《神农本草经》，被列为上品，并称“久服，轻身不老，耐寒暑”，此后历代均把枸杞作为滋补益寿之品介绍于世。

宋代翰林医官院编纂的《太平圣惠方·卷94·神仙服枸杞法》中，记述了一个服枸杞子的有趣故事。有一人往西河为使，路逢一女子，年可十五六，打一老人，年可八九十。其使者深怪之，问其女子曰：“此老人是何人？”女子曰：“我曾孙，打之何怪？此有良药不肯服食，致使年老不能行步，所以罚。”使者遂问女子：“今年几许？“女曰：“年三百七十二岁。”使者又问：“药复有几种，可得闻乎？”女云：“药惟一种，然有五名。”使者曰：“五名何也？”女子曰："春名天精，夏名枸杞，秋名地骨，冬名仙人杖，亦名西王母杖。以四时采服之，令人与天地齐寿。"使者曰："所采如何？"女子曰："……依次采服之，二百日内，身体光泽，皮肤如酥；三百日徐行及马，老者复少，久服延年，可为真人矣。"虽然这个故事具有明显的传奇色彩，故事中372岁的女子可能是虚构的，但枸杞子健身延年、抗衰老的作用却是不言而喻的。枸杞由用药到制酒，由辅食到养颜，免疫抗病，增强体质，经过历年来的医学验证，已是不争的事实。

《本草汇言》对枸杞的评价尤高，认为其兼有人参、黄芪、当归、熟地、肉桂、附子、知母、黄柏、黄芩、黄连、苍术、厚朴、羌活、独活、防风等药的特点。并认为："使气可充，血可补，阳可生，阴可长，火可降，风湿可去。"在中药中谈到补益作用，而能补益气血阴阳者唯此药为最。谚云"一年四季吃枸杞，可以与天地齐寿"，说的就是枸杞子延年益寿的功效。枸杞虽然具有很好的滋补和治疗作用，但作用平和，适合于体质虚弱、抵抗力差的人食用，而且，一定要长期坚持，每天吃一点，才能见效。而补益气血阴阳中，又尤以补血为要，其对造血功能有促进作用。枸杞也能坚筋骨、轻身不老、耐寒暑，所以，常被当作滋补调养和抗衰老的良药，按现在的说法，就是抗疲劳。枸杞子的药用价值，不但为医药学家所熟悉，而且为广大群众所了解。

枸杞子是古代养生学家十分重视的一味滋补强壮药，在很多延年益寿名方中，几乎都用到它。长寿之人多喜爱喝枸杞子酿制的补酒。此酒的制法是："枸杞子逐日摘红熟者，不拘多少，以无灰酒浸之，蜡纸封固，勿令泄气。两月足，取入沙盆中擂烂，滤取汁，同浸酒入银锅内，慢火熬之，不住手搅，恐粘住不匀。候成膏如

食疗方

1．头昏眼花，耳鸣遗精：枸杞子50g，粳米1000g，白糖适量，煮粥食用。

2．酒醉口渴、糖尿病消渴：将枸杞芽、芹菜、调味品适量炒熟食用。

3．虚劳，退虚热，轻身益气，令一切痈疽永不发：枸杞熬成膏饧，每早以酒送服2汤匙。

4．风虫牙痛：枸杞根白皮，煎醋漱之，亦可煎水饮。

5．口舌糜烂：柴胡、地骨皮各10g，水煎服。

6．妇人阴肿或生疮：枸杞根煎水，频洗。

7．痈疽恶疮，脓血不止：地骨皮不拘多少，煎汤洗。

8．足趾鸡眼作痛，作疮：地骨皮同红花研细敷。

9．劳伤衰弱：枸杞叶、粳米，煮粥食。

10．令皮肤光泽：枸杞叶煎汤洗澡。

饧，净瓶密收。每早温服二大匙，夜卧再服。百日身轻气壮，积年不辍，可以羽化也”（见《本草纲目・卷36・枸杞・金髓煎》）。当然“身轻气壮”是可能的，但“可以羽化”则纯属夸张之辞。

枸杞壮阳不显老，其助阳力不强，但坚持服用，确有疗效，能促进性功能。梁代陶弘景《本草经集注》载“去家千里，勿食萝摩，枸杞”，说的就是枸杞补阳。枸杞虽然具有很好的滋补和治疗作用，但作用平和，一定要长期坚持，每天吃一点，才能见效。

经历代医家实践证明，枸杞子确有抗衰的特殊功用，在古代的一些长寿方中，如龟龄集、延年广嗣丸、还少丹、七宝美髯丹等方剂中都配有枸杞子。《本草纲目・卷36》记载，能坚筋骨，耐老，除风，去虚劳，补精气，主心病嗌干心痛，渴而引饮，肾病消中，滋肾润肺，明目。

要想眼睛亮 常喝枸杞汤

枸杞的明目作用很好，将枸杞煎汤饮用或泡水服能明目，有利于保护视力。枸杞的重要成分之一胡萝卜素是维生素A 的原料，故能明目。著名的杞菊地黄丸就是以枸杞配伍菊花等同用，来治疗视物昏花的，李时珍在《本草纲目》中说，枸杞能“滋肾、润肺、明目”。历代医家常用枸杞治疗因肝血不足、肾阴亏虚引起的视物昏花和夜盲症。民间有许多使用枸杞治疗慢性眼疾和保养眼睛的单方，如常用枸杞蒸蛋吃，或用枸杞煮猪肝汤饮用；将枸杞与菊花配伍，当茶饮用以清肝明目等。

枸杞子的滋补作用，尤以滋补肝肾为优，当人们出现头晕、目眩、腰酸腿软、耳鸣、视物昏花时，枸杞是首选的食品。将枸杞煮粥吃，能增强肝功能，也能够治疗多种慢性疾病，包括肝硬化、慢性肝炎、肝功能障碍。能降血糖，延缓并防止动脉硬化，软化血管，降低血液中的胆固醇、甘油三酯水平，对脂肪肝和糖尿病患者具有一定的疗效，因而可用于治疗糖尿病、高胆固醇血症、慢性肾衰竭。可以美容，提高皮肤吸收氧分的能力，能起到

食疗方

1．视力减退，夜盲：枸杞、白菊花泡水代茶。

2．腰膝酸软，肝虚目涩，视力模糊：枸杞浸泡白酒，密固，半月后饮用，酒以浸过药面2cm为好。

3．出血性紫癜：枸杞子30g，大枣10枚，水煎服。

4．头昏眼花，耳鸣遗精：枸杞子50g，粳米1000g，白糖适量，煮粥食用。

5．高血压病、糖尿病：每日用枸杞15g，煎水代茶，常服有效。

美白作用。李时珍说："去下焦肝肾虚热。"

作者自创一首抗衰老药酒方，命名为枸杞子补酒，效果特好，经常少量饮用，可增强抗病能力，延缓衰老，组方为：三七50g、枸杞子100g、红参50g、海马30g、当归50g、黄精50g、熟地50g、制首乌50g、五加皮10g。上药浸入45度 1500ml 白酒中，浸泡半月后，可以饮用。每日限50ml 以内。

枸杞苗也是食品，具有清退虚热、补肝明目、生津止渴的作用，可用其凉拌、炒吃、氽汤。关于枸杞苗另作专篇论述。

枸杞的根皮名地骨皮，有"千年枸杞，其根形如犬状"的说法。地骨皮具有清退虚热、凉血、清泻肺热的作用。

6. 肝虚下泪：枸杞子浸酒中，密封21日，饮。

7. 目赤生翳：枸杞子捣汁，日点3～5次。

8. 面黯皯疱，养颜：枸杞子100g，生地黄30g，以此比例，为末。每服5g，温酒送下，日3服。

9. 体虚，强壮身体：枸杞子、五味子研细，滚水泡，代茶饮。

荔枝

专家提示

1. 补脾：用于脾虚久泻。可用干荔枝果肉煎水服，亦可与大枣同用。
2. 补益肝血：用于血虚心悸，头晕，身体虚弱，血虚崩漏等。
3. 理气止痛：用于气虚胃寒腹痛及气滞呃逆不止。
4. 补心安神：用于思虑过度，劳伤心脾之心悸、怔忡、失眠、健忘等症。

一颗荔枝三把火 味道鲜美品味高

荔枝原产我国南部，是我国特有的果品。古名离枝，意为离枝即食。

荔枝以新鲜者味最美，因它十分娇贵，不耐贮藏，除产地外，远方人很难吃到新鲜荔枝，白居易在《荔枝图序》云：果实若离本枝，"一日而色变，二日而香变，三日而味变，四五日外，色香味尽去矣"。唐代

《海药本草》亦有类似记载。此说虽有些夸张，但仍不失为客观事实。

早在西汉初，荔枝就作为上贡帝王的贡品，《西京杂记·卷3》记载有“尉陀献高祖鲛鱼、荔枝。高祖报以蒲桃锦四匹”。不过那时上贡的还只是荔枝干而已，因交通的原因，不可能献上新鲜的荔枝。若上贡鲜荔枝者，“十里一置，五里一堠，奔腾险阻，死者继路”。那是要付出极高的代价的。

荔枝被视为“草绝类而无俦，超众果而独贵”的珍品。其瓤肉莹白如冰雪，浆液甘酸如鳢酪，色泽鲜艳，气香味美，营养丰富，味美汁多，甘甜如蜜，历来为扶虚补弱的佳品，对血寒血虚者尤为适宜。

古代本草学家对荔枝的评价很高，如唐代《海药本草》的作者李珣云：“食之止烦渴，头重心躁，背膊劳闷。”后代医家还有认为温补脾胃，补肺宁心，作用明显。现多取荔枝生津益血为主，用于心脾肝诸脏虚损病证。明代医家缪希雍认为“荔枝，南方果也，鲜时味极甘美，多津液，故能止渴，甘温益血，助荣气，故能益人颜色也。”甚至有人评价荔枝为“海内如推百果王，鲜食荔枝终第一”。

食疗方

1．胃寒腹痛：荔枝核30g，打碎，加生姜或陈皮6g，水煎服。

2．痘疮不发：荔枝肉浸酒饮，并食之。

3．疔疮恶肿：荔枝3~5个，与糯米粥同研成膏，摊纸上贴之。或用荔枝肉、白梅各3个，留一孔出毒气，贴于疮上，根即出也。

4．风牙疼痛：荔枝连壳烧存性，研末，擦牙即止。

5．呃逆不止：荔枝7个，连皮核烧存性，为末，温开水送服。

历史上最出名的啖荔枝者是唐玄宗的贵妃杨玉环，唐代诗人杜牧有首“过华清宫”的诗，诗中描写了杨贵妃因爱吃荔枝给人民带来的苦难。“长安回首绣成堆，山顶千门次第开，一骑红尘妃子笑，无人知是荔枝来。”此诗意指杨贵妃嗜啖鲜荔枝，“妃嗜荔枝，必欲生致之，乃置骑传送，走数千里，味未变已至京师”。（《新唐书·后妃·杨贵妃传》）“妃子笑”从此成为荔枝的化名。杨贵妃嗜荔枝吃个没够，由于荔枝所含热量极高，容易发胖，所以杨贵妃乃是一个胖人，这是史书有载的。

荔枝和龙眼有所不同，一般血寒宜荔枝，血虚宜龙眼，但龙眼的补益力更强，所以龙眼可多吃，荔枝不能多吃，否则易上火。有些人吃多了荔子会烂嘴巴或流鼻血，本身火气大的人吃上十几个就会有反应。“一颗荔枝三把火”，并非夸大其词，对于阴虚肝热者来说，确实如此。鲜品少量食用，可生津止渴，多食反而令人烦渴发热。因其性温，故阴虚火旺者慎用。《食疗本草》："多食则发热。"《本草纲目·卷31》认为荔枝鲜者食多，即龈肿口痛，或衄血也。病齿及火病人尤忌之。面对这白玉凝脂般的佳果，热证的人惟有忍口。痛风、糖尿病患者更是不宜多吃。荔枝干品补益气血作用更好，多用于病后体虚证，多煎水服，或与米煮粥食，亦可浸酒服。

荔枝虽好，但不能多吃，李时珍说："荔枝气味纯阳，其性畏热。鲜者食多，即龈肿口痛，或衄血也。病齿及火病人尤忌之。"若过食荔枝可致"荔枝病"，是由于低血糖引起的一种急性热病，轻则恶心、四肢无力，重则头晕、心悸、出冷汗、昏迷。主要是吃荔枝过多，荔枝里含的丰富果糖进入人体后，很快进入血液，这时必须靠肝脏中的转化酶，使它转化为葡萄糖，才能被身体利用，若荔枝吃多了，转化酶一时转变不及，会使果糖充盈于血液之中；再加上荔枝果肉积于胃肠，又损害了正常食欲，从其他食物得到的营养相对减少，特别是儿童体内的转化酶本来就少，故吃荔枝过多，就可能得"荔枝病"。解救方法：用荔枝壳煎水饮服，或大量注射葡萄糖溶液，可取得显著疗效。《物类相感志》云："食荔枝多则醉，以壳浸水饮之即解，此即食物不消，还以本物消之之意。"

柿子

专家提示

1. 清热润燥：用于燥热咳嗽或咯血，咽喉热痛，咳嗽痰多，或痔疮出血。
2. 生津止渴：用于胃热伤阴，烦热口干，心中烦热。
3. 固肠止泻：用于慢性腹泻，痢疾。

柿子治反胃抗癌建奇功

柿树高数丈，素有"铁杆庄稼"之称。柿子果实色泽光艳，世人有"诸柿食之皆美而益人"的说法。宋代苏颂在论述柿时，引用了前人的看法，说柿有七大特点：一多寿，二多阴，三无鸟巢，四无虫蠹，五霜叶可观，六嘉实，七落叶肥滑，可以临书也。柿子以皮薄、肉细、个大、汁甜如蜜者为佳。

明代张定《在田录》一书中写有这么一件事：朱元璋没得志时，早年遇到饥疫，有一天流落到剩柴村，举目无亲，饥饿难忍，不由得仰天长叹："吾命休矣!"正绝望时，突然看到东北角山坡上有一棵老树，枝上丹红点点，金光四射。他急忙走去一看，只见霜柿满挂枝头。他喜出望外，遂攀枝上树，摘下霜柿狼吞虎咽。吃后精神倍增，即重整衣冠，朝树再三拜谢而去。后来当了皇帝，到地方巡视，又路过剩柴村，特地重访恩树，跪倒礼拜，并脱下黄袍裹在柿树上，说："朕封你为凌霜长者。"也巧，树上忽然掉下几枚带叶子的霜柿。朱元璋再次拜谢，并捡食霜柿，还将柿叶带回沏茶。

方勺《泊宅编》载：有人病脏毒下血，凡半月，自认为必死，得一方，只以干柿烧灰，饮服二钱，遂愈。王璆《百一选方》云：曾通判之子患下血病十年，也是用此方一服而愈。可见柿止后阴出血有卓效。又有将柿饼研末，做成散剂、丸剂均可。在《经验方》中还有这样的记载："有人三世死于反胃病，至孙得一方：用干柿饼同干饭日日食之，绝不用水饮。如法食之，其病遂愈。"这里所谓的反胃病，相当于现在所说的食道癌。根据古书的记载，现在人们常将柿饼在饭上蒸软，食用，可增进食欲，健脾胃，止泻效果很好。

《本草纲目·卷30》载有柿。李时珍说："治反胃咯血，血淋肠澼，痔漏下血。"柿霜："清上焦心肺热，生津止渴，化痰宁嗽，治咽喉口舌疮痛。"

柿含鞣质较多，该物质有很强的收敛作用，遇到酸性物质可凝集成块，与蛋白质也可结合沉淀，过食未成熟、未去皮及未去种子的柿子，或空腹吃柿，或咀嚼不彻底，容易和胃酸结合凝集，均易导

食疗方

1．口干：鲜柿，切片捣烂，后取汁液，用开水分3次冲服。

2．慢性支气管炎，干咳喉痛：柿霜10～15g，温水化服，每日2次。

3．老年性喘咳，痰稠咳嗽：柿饼2个，蜜糖30g，隔水炖烂吃，早晚各1次。

4．咽喉痛，咽干咳嗽：柿霜3～10g，捣烂后水煎，慢慢含咽，每日多次。

5．小便血淋：干柿3枚烧存性，研末，陈米饮服。

6．热淋涩痛：干柿、灯心等分，水煎日饮。

7．小儿秋痢：粳米煮粥，熟时入干柿末，煮沸食。

8．反胃吐食：干柿3枚，连蒂捣烂，酒送服。

9．痰嗽带血：柿饼饭上蒸熟，批开每用1枚，掺真青黛3g，卧时食之，以薄荷汤送下。

10．产后咳逆，气乱心烦：干柿切碎，水煮汁呷。

致胃柿石病。如果胃柿石无法被自然排出，就会造成消化道梗阻，出现上腹部剧烈疼痛、呕吐甚至呕血等症状。柿子不可与螃蟹同吃，否则会腹痛大泻，呕血，少数人还会昏迷，遇上此种情况，可用木香煎水饮服或磨粉烧汤灌肠。从现代医学的角度来看，含高蛋白的蟹、鱼、虾在鞣酸的作用下，很易凝固成块，即胃柿石。柿子也不要与红薯在一起食用，因为食红薯易引起腹部膨胀，而柿子又加重此现象。所以食柿不宜过量，尤其不要空腹或与酸性食物同吃。

11．面皯：干柿日日食。

12．鼻窒不通：干柿同粳米煮粥，日食。

13．耳聋鼻寒：干柿3枚细切，以粳米50g，豆豉少许煮粥，日日空腹食。

14．臁胫烂疮：柿霜、柿蒂等分烧研，敷。

柿子含单宁物质，有较强刺激性，多吃感到口舌发麻。单宁到胃肠后，刺激肠道使其收敛，造成肠液分泌减少，导致便秘。若在商店买到了发涩的柿子，是柿子还未熟透，可将柿子放入米中埋几天，让其熟透，再食用就没有涩味了。故人们日常食用的是经过加工的烘柿、柿饼、柿糕等。柿饼能养肺阴，涩肠止血，健脾开胃，消痰止渴，用治吐血、咯血、血淋、肠风下血、痔漏、痔疮等症，尤为治疗肺部疾患的要药，对肺热咳嗽、咽干喉痛、口舌生疮有显效。古代有日日食柿饼1枚，能消面部黑斑、美颜色的认识，在《普济方》中就有这种记载。干柿加蜜、橘皮少许，水煎服，是民间治疗百日咳的验方。

柿含碘量高，因而以柿为原料制成不同剂型食品，为治疗甲状腺疾患的良方。食用柿子也有同样的作用。柿还是优良的降压止血药，可治高血压病。

食柿应忌酒。《本草拾遗》：“饮酒食红柿，令人易醉或心痛欲死。”这是古人留下的经验，应该记取。

柿子上面的宿存花萼，即柿蒂，具有很好的降逆止呕的作用。

柚子	专家提示	1. 行气宽中，开胃消食：用于胃病胃肠气胀，消化不良，饮食减少症，还能除口中恶气。 2. 解酒，化痰止咳：用于伤酒，慢性咳嗽，痰多气喘等症。对酒醉、口臭或乘车、船致昏眩呕吐，慢慢嚼服柚肉可以缓解症状。

吃了沙田柚咳喘就溜走

柚是柑橘类中最大的水果，秋日佳色，万类竞霜，正是柚子采摘的日子，因其果大色艳，又耐贮藏，素有“天然水果罐头”之美名。柚子皮厚耐藏，外形浑圆，象征团圆之意，所以也是中秋节的应景水果。柚子的“柚”和庇佑的“佑”同音，有吉祥的含义。过年的时候吃柚子象征着金玉满堂，柚和“有”谐音，大柚即大有的意思，象征着除去霉运带来来年好运势。

广西的沙田柚是闻名遐迩的品种，具有很好的止咳喘的作用。柚子外形美观，色泽橙黄，香味宜人，品质优良，口感上乘，肉质细嫩多汁，酸甜适中，风味浓郁，贮存期长。

全柚的功效包含柚皮和瓤囊在内，能化痰止咳，理气健胃，助消化，多用治咳嗽咯痰、喘息。将柚子去皮，放砂锅内浸黄酒封固1夜，次日加热煮烂，蜂蜜拌匀，时时含咽，用治慢性支气管炎、咳嗽痰多、慢性咽炎之咽中不适者有效。《本草纲目・卷30》记载能消食，解酒毒，治饮酒人口气，去肠胃中恶气，疗妊妇不思食口淡。

柚皮的化痰作用好，适用于喉痒痰多、风寒咳嗽、咯吐白痰，亦能消食宽中。将柚子吃完后，留皮晾干，放进锅里加水一起煮，饮用，效果良好。柚子的外皮现作化橘红使用，更长于行气化痰。

同时柚子是高血压病、冠心病、动脉硬化患者以及发育期儿童的最佳食品。

柚子皮煮水可以治疗冻疮，用晒干的柚子皮煮浓水，取水热敷冻伤处，坚持应用可以促进冻伤的恢复和杜绝复发。如果冻伤处无破皮，可以放几个干辣椒同煮，效果会更好。

柚叶能镇痛，祛风湿，可用来治疗乳腺炎、关节炎、肌肉风湿病、头痛。

枳椇子

专家提示

1. 醒酒：用于醉酒或胃热伤津，烦热，口渴，呕吐，以及肺虚咳嗽，咽干。
2. 利水消肿：用于水湿停蓄水肿，小便不利。

千杯不醉枳椇子 葛花能解万盅酒

枳椇子最早记载于唐代《新修本草》。作果实使用称为万寿果。亦是中药，收集果实碾碎果壳，取种子晒干，即为中药枳椇子。以果柄肉质肥大，果实灰褐色，种子红褐色，无杂质者为佳。主治饮酒过度所致的病证，枳椇子解酒作用很好。

唐代食物学家孟诜曾记载，有人建房用枳椇木，因为不小心，误将枳椇木掉落酒瓮中，酒化为水，酒就完全没有酒味了。可见其解酒作用之强。《本草纲目·卷31》载枳椇子。李时珍说："止呕逆，解酒毒，辟虫毒。"

《苏东坡集》载：眉山揭颖臣病消渴，日饮水数斗，饭亦倍常，小便频数。服消渴药逾年，疾日甚，自度必死。予令延蜀医张肱诊之。笑曰：君几误死。乃取麝香、当门子以酒濡湿，作十许丸，用棘枸子煎汤吞之，遂愈。问其故，肱曰：消渴消中皆脾弱肾败，土不制水而成疾。今颖臣脾脉极热而肾气不衰，当由果实、酒物过度，积热在脾，所以食多而饮水。水饮既多，溺不得不多，非消非渴也。麝香能制酒果花木，棘枸（即枳椇子）亦胜酒，屋外有此木，屋内酿酒多不佳。故以此二物为药，以去其酒果之毒也。由此看来枳椇子是糖尿病患者的理想果品。宋代苏颂所著《图经本草》也有类似记载："子着枝端，啖之甘美如饴，八九月熟，江南特美之，谓之木蜜。能败酒味，若以其木为柱，则屋中之酒皆薄也。" 就是说建房子时不能用枳椇子树木，否则家中所藏的酒就没有酒味了。

饮酒既可以给人们带来快乐，也会给人带来烦心事，有时为了应酬，本来不能饮过多的酒，在特殊场合下又必须饮酒，此时可以用枳椇子来应付，就是边饮酒，边吃枳椇子，或者边饮葛花泡的茶水，就能使饮酒量增加。

爱喝酒的人一般体内湿寒较重，如果因酒导致脾胃虚弱的人，很难用单味药

食疗方

1．消渴善饥，小便频数：枳椇子50～100g，煎汤送服麝香丸（每丸含麝香0.3g），合饭粒搓成丸药，每天1粒，连服10天。

来解酒，必须要好好补养自己的身体，不易再饮酒过量。若饮酒过多，用枳椇子煎水服用，可以促使小便排泄，在应酬后的醉酒时使用枳椇子10克煎水服用，有神奇效果。

葛花也是一味中药，将其泡水饮，解酒作用也很强。当不胜酒力时，也可以用葛花泡酒饮服，本草书籍记载“同小豆花干末酒服，饮酒不醉也。”所以民间有“千杯不醉枳椇子，葛花能解万盅酒”的说法。

香蕉	专家提示	1. 清热润肠：用于痔疮出血，大便干结。若便血或痔疮出血，可取香蕉不去皮炖熟食。 2. 润肺止咳：用于肺燥咳嗽，其甘寒质润，上可润肺而治咳嗽，下可润肠燥而通大便。 3. 生津止渴：用于温热病伤津口渴，烦渴喜饮。 4. 解酒毒：用于因轻微饮酒过多所致烦躁、口干舌燥。

香蕉通便又补钾 心情不好也靠它

香蕉体弯曲，果实丰满、色泽新鲜、果面光滑，肥壮光亮、无病斑、无虫疤、无霉菌、无创伤，果实易剥离，甜如蜜，气味清香芬芳，味甘爽口，肉软滑腻，而滋味常在牙齿之间，所以又叫香牙蕉、甘蕉。以色黄、味甜、香气浓郁者为佳。《本草纲目·卷15》以甘焦为正名，以芭蕉为别名。

香蕉是香糯可口的水果，所含热量及脂肪均较低，而维生素和矿物质却很丰富。含有大量的果胶，可以吸收水分使大便成形，增加肠蠕动，利于粪便排泄。

香蕉含钾量高，若人体缺钾，会出现全身乏

食疗方

1．津伤烦渴，肠燥便秘，痔疮出血，咳嗽日久及习惯性便秘，高血压病，动脉硬化：新鲜香蕉250g，冰糖、粳米各100g，煮粥吃。

2．冠心病：香蕉50g，捣烂，加入等量茶水，再放少量蜜糖，制成香蕉茶，频饮。

力，以四肢最为突出，食欲不振，恶心呕吐，腹胀，烦躁不安，倦怠，反应迟钝，机体缺钾是诱发中风的重要因素之一。食用香蕉，可减少中风、高血压病的发病率。

近年来发现，香蕉中含有一种称为5—羟色胺的物质，能使胃酸分泌减少，对胃溃疡有缓解作用，还能防止溃疡的形成，促进胃黏膜细胞的生长，促进溃疡愈合，因而防止胃酸侵蚀胃壁。青绿香蕉作用更好。香蕉所含有的5-羟色胺的物质，也能使心情变得快活安定，甚至可以减轻痛苦，调节、降低人的不佳情绪，常吃香蕉可减轻悲观压抑的程度，使不佳的情绪自然消失，对狂躁、抑郁证尤为适宜，所以有“心情不好，吃只香蕉”的说法。青绿香蕉对治疗脂肪痢及中毒性消化不良也很合适。

吃香蕉可使皮肤嫩柔光滑，能有效维护皮肤毛发的健康，对手足皮肤裂口十分有效。将香蕉皮贴敷在皮肤之上，能令皮肤光润细滑。

3．一切肿毒，发背欲死，风疹，风热头痛：芭蕉根捣烂涂之。

4．风虫牙痛：芭蕉自然汁1碗，煎热含漱。

5．天行热狂：芭蕉根捣汁饮之。

6．消渴饮水，骨节烦热：芭蕉根捣汁，时时饮。

7．血淋涩痛：芭蕉根、旱莲草各等分，水煎服，日2次。

8．疮口不合：芭蕉根取汁，抹。

香蕉未成熟时，具有涩味，含有的大量的鞣酸，具有收敛作用，食之易造成便秘。

荸荠

专家提示

1. 清热生津：用于热病津伤口渴，舌赤少津，小儿口疮，咽喉干痛，胸中烦热，目赤尿黄。可单用绞汁服，或配梨汁、藕汁、麦冬汁、芦根汁同用，可增强其生津止渴之功。
2. 消积化痰：用于阴虚肺热咳嗽痰多不利，食积不消，大便秘结，痞块积聚等。鲜荸荠生吃即可，或以其浸酒，每日7枚细嚼。
3. 止血：用于血痢，崩漏下血，血热便血，痔疮。
4. 解铜毒：用于误吞铜物和服金石药引起的热性反应等。

荸荠生津清火热 利咽化痰消积滞

荸荠古称凫茈，因外表形如马的蹄子，俗称马蹄；因其形状与栗子相似，在泥中结果，又称地栗。古代又名乌芋，李时珍认为“乌芋，其根如芋而色乌也。凫喜食之，故《尔雅》名凫茈，后遂讹为凫茨，又讹为荸荠”。因荸荠是讹传，所以《本草纲目·卷33》将乌芋作为正名。李时珍家乡又称葧脐。《本草纲目》也有葧脐的名称。荸荠以球茎作蔬菜食用。皮色紫黑，肉质洁白，味甜多汁，清脆可口，自古有“地下雪梨”之美誉，既可作为水果，又可作蔬菜，是大众喜爱的时令之品。

荸荠以长江流域以南各省的产量为多，是种植在水中的，所以在温暖地带种水稻的地方有种植，以江、浙两省所产者最佳。其可食，可蔬，可药，尤以个大、皮薄、肉质嫩脆、味甘多汁者为好，具有一般水果的清热生津作用，有“冬春佳果”之称。荸荠去皮后玲珑剔透，清甜爽口，肉质鲜嫩，生吃、熟吃皆可，尤以生食为佳。清代著名医家吴鞠通在《温病条辨》中创立的五汁饮即以其配合梨汁、藕汁、麦冬汁、芦根汁同用，来增强生津止渴作用，对发热烦渴、痰热咳嗽、津液不足有良效。

食疗方

1. 大便下血：葧脐捣汁，入好酒半份，空腹温服。

2. 下利赤白：取完好葧脐，洗净拭干，勿令损破，于瓶内入好烧酒浸之，每次取2枚细嚼，空腹用原酒送下。

3. 女人血崩：凫茈烧存性，研末，酒服之。

4. 小儿口疮：葧脐烧存性，研末，掺之。

5. 误吞铜钱：生凫茈研汁，细细呷之，自然消化成水。

生食荸荠可以清热利咽，上火时，嗓子干痛，取鲜荸荠数枚，捣取汁液，加白糖频饮，能消火气。鲜荸荠、生石膏适量煮汤代茶，可用以预防流行性脑膜炎。荸荠汁还是麻疹患者的最好饮料。又因其性寒，含有纤维素，也适用于大便秘结干燥者。

荸荠在化痰消积方面作用亦很好，前人尤其强调其消积作用，如清代《本草新编》说："乌芋，切片晒干，入药最消痞积，与鳖甲同用最佳，亦不耗人真气。"据民间经验，荸荠尚能解铜毒，如误吞铜钱或铜物，可用荸荠绞汁灌肠。明代医家汪机《本草汇编》说："乌芋善毁铜，含铜钱嚼之，可钱化，可见其为消坚削积之物，故能化五种膈疾，而消宿食，治误吞铜也。"

有文献说，荸荠可以预防铅中毒，从事冶炼、铸造、印刷、蓄电、颜料、制药等行业的人员，常吃荸荠有益。鲜者涂擦外用治疣，亦可消减皱纹和色斑。烧研掺用治口疮。

核桃

专家提示

1. 补肾强腰：用于肾虚腰痛，男子阳痿、遗精，女子崩带，以及尿频、两脚痿弱、筋骨疼痛等。
2. 温肺定喘：用于肺肾不足之虚喘、短气，本品既能温肺定喘，又善补肾纳气，为治喘息的常用品，多配人参同用。
3. 润肠通便：用于病后津亏肠燥便秘，尤宜于老年人大便燥者。本品甘温质润，富含油脂，故能润燥排便。

小小核桃是个宝 补肾润肺又健脑

核桃是世界上著名的干果之一，与杏仁、腰果、榛子并称为世界四大干果。又名胡桃，香脆可口，含有丰富的脂肪、蛋白质、多种维生素及其他有利于人体的成分。我国民间自古以来就认为核桃仁是滋补佳品。

公元319年，晋朝大将石勒占据中原，建立后赵，不准叫"胡桃"（因"胡"字带蔑称），从此

食疗方

1．肾虚腰痛：核桃仁60g，切细，注以热酒，另加红糖调服。

2．补肾防衰：核桃3～4枚捣烂，放入碗内，加入适量的白糖和水，隔水炖熟后食用。

改名为核桃。《本草纲目·卷30》以胡桃为正名，李时珍说："此果外有青皮肉包之，其形如桃，胡桃乃其核也。羌音呼核如胡，名或以此。或作核桃。"由此可知，我国栽培核桃的历史至少有两千多年的历史，其树龄很长，堪称长寿之树。

核桃仁在补肾方面，主治肾虚腰痛、阳痿遗精、须发早白、头晕耳鸣。宋代《开宝本草》认为食核桃："食之令人肥健，润肌，黑须发。"以后如明代李时珍、近代张锡纯等均有精辟论述。核桃是黑发的常用食品和药物。因其果肉营养丰富，于人有强坚补脑之功，所以也有称核桃为"长寿果"者。又有"乌发且补肾，煮粥核桃仁"的说法。在治疗黑发方面，可以单用，或配伍其他药同用，或煮粥吃。李时珍说："补气养血，润燥化痰，益命门，利三焦，温肺润肠，治虚寒喘嗽，腰脚重痛，心腹疝痛，血痢肠风，散肿毒，发痘疮，制铜毒。"

宋代《图经本草》记载了这样一事。唐代郑絪（公元752～829年），字文明，河南荥阳人，唐宪宗初任中书侍郎、中书门下平章事（宰相），居相位四年而罢。唐元和七年（812年）年，已75岁，奉朝廷之命出任岭南节度使。郑由于年事已高而体弱，加之南方地势卑湿，不幸感伤内外，众疾俱作，阳气衰绝，虽经服钟乳石等补益剂，然百端不应，正苦无良策，恰有一位诃陵国（今印尼一带）的舶主李摩诃，获悉郑的病状后前来探望，并随身带来一种配好的药献郑。郑初疑而不敢服，经摩诃再三苦劝始服下，服药七八日后，病势开始减轻，自此常服此药，其功神效。原来李摩诃献方仅二味药，用补骨脂十两，择洗干净，曝晒，为细末，胡桃肉二十两，去皮，细研如泥，再用好蜜和，贮藏瓷器中，每日清晨饭前以暖酒二合调药一匙服，后

3．肾虚引起的小便频数：核桃连壳数个，煨熟，打碎外壳，取仁30g，温热米酒30g，睡前趁热送服，连服5晚。

4．肾炎：胡桃仁10g，蛇蜕1条，共焙干，研细，黄酒冲服。

5．治消肾病，因房欲无节，及服丹石，或失志伤肾，遂致水弱火强，口舌干，精自溢出，或小便赤黄，大便燥实，或小便大利而不甚渴：胡桃肉、白茯苓各四两，附子1枚去皮切片，姜汁、蛤粉同焙为末，蜜丸梧子大。每服30丸，米饮下。

6．老人喘嗽气促，睡卧不得，服此立定：胡桃肉去皮、杏仁去皮尖、生姜各等份，研膏，入炼蜜少许为丸，每丸2g，每卧时嚼1丸，姜汤下。

7．产后气喘：胡桃肉、人参各6g，水煎，顿服。

8．食酸齿齼：细嚼胡桃即解。

9．血崩不止：胡桃肉15枚，炒炭存性，空腹温酒调下。

以饭压，不饮酒者以暖开水调服亦可。长期用则延年益气，悦心明目，强壮筋骨。由于此方功效明显，故后人据此写诗赞颂“三年时节向边隅，人信方知药力殊，夺得春光来在手，青娥休笑白髭须”。后来青娥丸中有此二味，其命名即源于此。李时珍在著《本草纲目》时，在十四卷补骨脂条下亦有记载。

10．一切痈肿背痈、附骨疽，未成脓者：胡桃10个煨熟去壳，槐花30g，研末，热酒调服。

11．聤耳：胡桃仁烧研，调狗胆汁，绵裹塞之。

在补肺方面，主要用治哮喘，据《本草纲目》记载：南宋文学家洪迈患痰病，用胡桃三枚，生姜三片，睡卧时嚼服，同时饮汤两三口，再慢慢嚼核桃、生姜，嚼完后即静卧，到了第二天早晨痰就消失了，咳嗽也止住了。

核桃仁补脑作用好，其外观形状，很像人脑的两半球，上面的皱褶像大脑的沟回，人的大脑是乳白色的，而核桃仁也是灰白色的，按中医“似形治形”的说法，对大脑神经有益，能补脑健脑，是神经衰弱的辅助治疗剂，用核桃治脑的疾病是非常适宜的。若每天早晚各吃1～2个核桃就很好，既不费事，又可保健治病，可用治头晕、失眠、健忘、心悸。患有神经衰弱的人坚持食用核桃，疗效显著。服胡桃方法：凡服胡桃不得并食，须渐渐食之。初日服1颗，每5日加1颗，至20颗止，周而复始。常服令人能食，骨肉细腻光润，须发黑泽，血脉通润，养一切老痔。

欲治尿石症常吃核桃仁

核桃对于尿路结石有良好的治疗作用。唐代崔元亮所著《海上集验方》中有用核桃粥治石淋痛楚，小便中有石子者，是用胡桃肉1升，细米煮浆粥1升，食用。现代就常用核桃来治疗泌尿道结石，一般服用核桃粥以后，可使结石较前缩小变软或分解于尿液中而呈乳白色尿。凡身体虚弱、腰腿酸痛的中老年人，经常吃一些核桃粥，能补肾强壮，抗老防衰，也能营养肌肤，使皮肤白嫩，特别是老年人皮肤衰老更宜常吃。

中医认为年老体弱导致尿频是肾虚所致，核桃补肾，通过加强肾的作用，就能有效地控制尿频症

食疗方

1．尿路结石：核桃仁20g，用食油炸酥，加白糖适量，共研成糊状，1日2次服完，连服。

2．尿中结石，小便中断：核桃仁、大米等量，煮粥食用。

3．大便干燥：核桃仁、芝麻各等量，共捣烂，开水冲服。

状，因此若老年人出现尿频、夜尿多时，可以食用核桃。《本草纲目》说核桃“能令人肥健，润肌，黑须发，利小便，去五痔”，由此可见，核桃的确是理想的滋补食物。

核桃的润肠作用是很好的，因为它富含油脂，尤其适用于老年习惯性便秘者，久服亦无不良反应，且通便不致滑泄，柔润而不滋腻。核桃除食用、药用外，还可榨油，核桃油有很高的医药价值，除作缓下剂外，并能驱杀绦虫，外用于皮肤病，如冻疮、疖、癣、腋臭。

果仁泡酒可止痛。

核桃宜生食，以色黄、个大、饱满、油多者为佳品。唐代孟诜说：“凡服胡桃不得并食，须渐渐食之。初日服一颗，每五日加一颗，至二十颗止，周而复始。”

4．神经衰弱：每日早晚各吃核桃2枚。

5．喘息，因于肺肾不足者：核桃仁、人参各6g，水煎服。

6．烫伤：胡桃仁烧黑研敷。

7．压扑伤损：胡桃仁捣，和温酒顿服。

8．疥疮瘙痒：油核桃1个，雄黄3g，艾叶杵熟3g，捣匀绵包，夜卧裹阴囊。

栗子	专家提示	1. 养胃健脾：用于脾胃虚弱之反胃、羸瘦无力、气怯食少、泄泻等症。 2. 补肾强腰：用于老年体虚、肾虚腰膝无力、腿脚不便，活动不利、气喘咳嗽、小便频数及小儿筋骨不健等。 3. 活血止血：用于跌打损伤，腰脚不遂，疗筋骨断碎，肿胀，吐血、衄血、便血。《图经本草》认为：“活血尤效。”

腰酸腿软缺肾气
栗子稀饭赛补剂

栗子在保管的时候，要不断翻动，以免虫蛀。也称板栗，是干果之中的佼佼者。其产量高，果形玲珑，色泽美观，果仁肥厚，肉质细腻，其味甜，香糯。栗可代粮，素有“干果之王”的美称，是一种价廉物美的滋补品。民间习俗，每逢办喜事，迎娶新娘，人们都要用栗子压轿，闹洞房时，让新娘子吃栗子，以求吉利。

栗子营养丰富，对肾虚腰膝酸软、腰脚不遂、筋骨不健者有较好的滋补作用。有“强筋健骨吃板栗”的说法。板栗不仅能生吃、煮吃、炒吃，还能做名菜佳肴。将板栗与粳米煮粥吃，有强壮作用。《本草纲目·卷29》引孙思邈话说：“栗，肾之果也。肾病宜食之。”

谚语说“八月的梨枣，九月的山楂，十月的板栗笑哈哈”。板栗其仁如老莲肉，味道香而糯。中医把栗子列为食用和药用上品。大医学家孙思邈说：“栗，肾之果也。肾病宜食之。”指出栗是治疗肾虚的主要食品，其后的不少医书中以栗作为肾病食物。宋代大诗人陆游有诗说“齿根浮动叹我衰，山栗炮燔疗夜饥”，诗中所说“齿根浮动”就是指肾虚，中医认为齿为骨之余，肾主骨，用栗子是很合适的。

关于栗子的吃法，《本草纲目》引用苏东坡的弟子苏子由诗云：“老去自添腰脚病，山翁服栗旧传方，客来为说晨兴晚，三咽徐收白玉浆。”意即老年体弱多病，慢慢嚼食生栗子，缓缓吞下，才有益于身体健康。炒栗子时加些糖或茶油，可使栗子减少粘砂，便于翻炒，并使表面光滑油亮，增进食欲，口感也好。

食疗方

1．老年肾虚，小便频数，腰脚无力：每日早晚各食生栗子1～2枚，细嚼慢咽，久之有效。多吃会妨碍消化。

2．腰痛遗精，带下清白：常食风干的栗子，若用猪肾1个，栗果20枚同粥煮食或加入2枚核桃肉同煮食，其强身补肾的作用尤佳。

3．肠鸣久泻，水样大便，浮肿，尿少：每日食烤熟栗果10枚。

4．小儿疳疮：生嚼栗子敷。

5．小儿口疮：大栗煮熟，日日与食。

6．金刃斧伤：栗研敷，或仓卒嚼敷亦可。

《本草纲目》记载：“有人内寒，暴泄如注，令食煨栗二三枚，顿愈。肾主大便，栗能通肾，于此可验。”民间相传，老人腰膝酸软，行走不便，食栗后立即健步如飞，精力充沛，此也因栗能益肾之故。《经验方》记述，肾虚腰脚无力，以袋盛生栗悬干，每日吃十余枚，次吃猪肾粥助之，久必强健。

《本草纲目》记载食栗须慢慢细咽，才能对身体有好处：“仍须细嚼，连液吞咽，则有益，若顿食至饱，反致伤脾矣。”故一次性不能吃之过多。现多按李时珍介绍的方法食用。“以袋生栗，悬挂风干，每晨吃十余颗，随后吃猪肝粥助之，久之强健。”“风干之栗，胜于日曝，而火煨油炒，胜于煮蒸。”

栗子对因脾胃虚弱所引起的反胃、泄泻作用也很好，脾胃虚弱者就可以多吃板栗。

栗子能防治高血压病、冠心病、动脉硬化、骨质疏松等症。常吃栗子还有养颜保健作用。从实际生活中来看，吃栗子不会对身体产生不良反应。

若家中购进较多栗子，一时又吃不完，可将其用开水煮至七八成熟，再晒干，放在干燥通风的地方，可保存很长时间。

莲子

专家提示

1. 补脾涩肠：用于脾虚食欲减退，泄泻，久痢不止或噤口痢。莲子因其味甘涩能益脾，涩能固肠，故止泻止痢。
2. 固精益肾：用于肾虚遗精、早泄、小便频数，白浊、带下、崩漏等症。
3. 养心安神：用于心气虚或心肾不交以及病后余热不尽致心烦口干、心悸不眠等。

若要不失眠 煮粥加白莲

莲子原产亚洲热带地区和大洋洲。我国第一部诗歌集《诗经·郑风》中就有荷之名。现我国江南各省均有出产，以湖南湘莲最为著名，颗粒肥大，肉质细嫩，清香味美，屈原《离骚》中曾赞美：“制芰荷以为衣兮，集芙蓉以为裳。”后来湖南被称为芙蓉国，毛泽东的诗句“芙蓉国里尽朝辉”为人们所传诵。

传说上天一位美丽、善良的仙女，在天上过不惯那冷清清的生活，羡慕人间，于6月24日，施了个脱身之计，来到人间，化为莲，把自己的一切奉献给人类。后来为了纪念这位可敬的姑娘，便把6月24日（阴历）定为荷花生日，届时男男女女放船摇艇，来到湖中欣赏荷花，男女青年泛舟采莲。这个风俗，至今犹存，所以荷花又有“六月花神”的雅号。

食疗方

1. 失眠，脾虚泄泻，肾虚遗精：莲子粉、大米适量，先将大米淘净煮至半熟时，加入莲子粉，煮熟后即可食用。

2. 失眠，心热梦多：莲子心10个，水煎，放少许盐，每睡前服。

3. 病后脾胃虚弱，腹泻：莲肉、粳米各120g，分别炒黄，茯苓60g，共研成细末，每次30～60g，加白糖适量，开水调成糊状，每日早晚各服1次。

莲子是生命力最强的种子之一，一颗成熟的莲子，经过几百年甚至上千年，在适当的条件下，仍可发芽生长。莲子的这种无比坚韧的品性和惊人的寿命，在植物世界是绝无仅有的。

在荷的药用部分中（荷叶、荷蒂、荷梗、荷花、莲子、莲心、莲须、莲蓬壳、藕、藕汁、藕节），以莲子入药最早。我国最早的药学著作《神农本草经》把莲子列为上品，视为能使人“补中养神，益气力，除百疾。久服，轻身耐老，不饥延年”的良药。千百年来，人们对莲子的认识均一致，久服能延年益寿。医家将其功用概括为“养心、补脾、益肾、固涩” 八个字，李时珍《本草纲目· 卷33·莲藕》中称“禀清芳之气，得稼穑之味，乃脾之果也”。所谓脾之果，就是指具有良好的补脾作用，治疗脾虚病证。李时珍对莲子的功效云“交心肾，厚肠胃，固精气，强筋骨，补虚损，利耳目，除寒湿，止脾泄久痢，赤白浊，女人带下崩中诸血病。”

4. 补中强志，益耳目聪明：莲实去皮心，研末，水煮熟，以粳米作粥，入末搅匀食。

5. 补虚益损：莲实酒浸2宿，以牙猪肚1个洗净，入莲在内，缝定煮熟，取出晒干为末，酒煮米糊丸，每服10g，食前温酒送下。

6. 小便频数，下焦真气虚弱：醋糊丸，服。

7. 白浊，遗精：石莲肉、龙骨、益智仁等分，为末，每服6g，空腹米饮下。

莲子的生长发育一是以种子生长，但生长迟，再就是以藕芽繁殖。荷花有红、白、粉红、黄色。李时珍说：“大抵野生及红花者，莲多藕劣；种植及白花者，莲少藕佳也。其花白者香，红者艳，千叶者不结实。”

莲子从栽培上分，有田莲、池莲和湖莲之分。伏莲颗粒大而饱满，胀性好，入口软糯，而秋莲颗粒瘦长，胀性差，入口较硬。品质以白莲最佳，红莲为差。著名的有湖南的湘莲，浙江的衢莲，福建的建莲。

嫩莲子生吃味道清香，但不可多吃，以免影响脾胃引起腹泻。大暑前后采收的称为伏莲、夏莲，其养分足、颗粒饱满、肉厚质佳，立秋以后采收的称秋莲，颗粒细长，膨胀性略差，入口粳硬。莲子入药或入膳可先冷水浸泡，然后去皮去心，称莲子肉。

莲子养心安神作用好，特别适合脑力劳动者经常食用，可以健脑、增强记忆力、提高工作效率，并能预防老年性痴呆。为治疗失眠的常用食品，谚云：“若要不失眠，煮粥加白莲”，就是讲将莲子煮粥食，对于神经衰弱有很好的效果。

桃子

专家提示

润燥生津：用于胃阴不足，口中干渴，肠道燥热，大便干结不行。因其味甘微酸，长于养胃阴而生津液，质多液而润肠燥。也用于肺阴伤者。

桃为肺之果 肺病宜食之

吴承恩的《西游记》将桃神化了。王母娘娘开蟠桃宴会，请诸神仙所食之品竟是蟠桃，由此有“王母甘桃，食之解劳”的说法。孙悟空偷桃子，闹天空，闹得天翻地覆，神鬼皆惊。由此一来，桃子竟成世间仙物了。

古人将桃列为五果之首，这五果是桃、李、杏、栗、枣，都是我国原生的果品。《诗经》上说：“桃之夭夭，灼灼其华”，形容桃花茂盛艳丽，其姿态、风韵、色调跃然纸上。我国远在三千多年前已有桃树的栽培了。

中国人爱桃，对它的赞美之词溢于言表。阳春三月，处处鲜艳的桃花含苞待放，和风吹拂，春燕呢喃，生机盎然，好一派春色，真是“夭夭灼灼花盈时，棵棵珠珠果压枝”。人们赏其花，食其果，药其仁，荫其叶，数千年痴心不改。桃子形态万千，先于百果成熟，所以有“宁吃仙桃一口，不吃烂杏一筐”的说法。

唐代大医学家孙思邈称桃为“肺之果，肺病宜食之”。桃子对慢性支气管炎、支气管扩张症、肺纤维化、肺不张、矽肺、肺结核等出现的干咳、咳血、慢性发热、盗汗等症，可起到养阴生津、补气润肺的保健作用。说桃子为肺之果，的确不假。桃子富含多种维生素、矿物质及果酸，其含铁量居水果前列。铁是人体造血的主要原料，因此桃子对小儿和妇女的缺铁性贫血有辅助治疗作用。桃仁中所含的苦杏

食疗方

1．美容：鲜桃2个，去皮核，捣烂取汁，与适量淘米水混合，擦洗面部，能增加皮肤光泽，消除皱纹。亦可食用。

2．虚劳喘咳：鲜桃子3个，削去外皮，加冰糖30g，隔水炖烂，去核吃，每日1次。

3．大便艰难：桃花研末，每次1g，温开水送服，亦可每次2g，水煎服。

4．浮肿腹水、脚气足肿、大便干结、小便不利：白桃花焙干，研细末，每次1～3g，用蜂蜜冲水调服，以大便水泻为度。桃花对肠壁无刺激性，且无腹痛，能排出丰富水分。

仁苷，可分解产生氢氰酸，有镇咳作用。

在民间传说中，寿桃是颇受人青睐的，连传说年画中主宰人间寿算的南极仙翁，手中也是捧定一个大大的仙桃。桃标志着长寿，所以又称寿桃。

据说晋代陶渊明本是爱菊成癖，但他设计的世外仙景，却是以桃花作为背景的。他在《桃花源记》中描述有渔人从桃花源入一山洞，一个与世隔绝、没有遭受祸乱的地方，有“自云先世避秦时乱，率妻子邑人，来此绝境，不复出焉，遂与外人间隔，问今是何世，乃不知有汉，无论魏晋”。他们生活安定，但待渔人出来以后，便不再能找到入桃花源的洞口了。这就是现在通常所谓的“世外桃源”。

古人认为桃木是五木之精，是一种仙木，鬼畏桃，因此桃作为辟秽辟邪避灾的“神物”，历来已久。古代习俗，元旦用桃木板写神荼、郁垒的神名，悬挂门旁，以为能压邪。也有用桃木作为人形来辟凶鬼，后渐成一种风俗，在上面贴春联，因此有“新桃换旧符”之说。以致后来道士装神弄鬼，斩妖拿怪，手中也持的是桃木剑。

桃李又常比喻所栽培的后辈或所教的学生，现有“桃李满天下”之说。据《资治通鉴·唐则天皇后·久视元年》载：狄仁杰尝荐姚元崇等数十人，率为名臣，或谓仁杰曰：天下桃李，悉在公门矣。“桃李满天下”，还指桃原产我国，现引种到许多国家，如今遍布全球。由于桃、李的外貌美艳绝伦，故人们常用“艳如桃李”来形容女子的美。

桃子形态万千，先于百果成熟。桃一般上市早，在百果之首，民间有“桃三，杏四，梨五”的说法，意即三四月即可吃到桃子，但也有秋季成熟者。桃子可用来解乏。鲜桃洗尽生食，生津作用好，是老年体虚、津伤、肠燥的理想滋补果品。

吃桃很容易有饱胀感，不能一次性吃得太多，以免使人腹胀并生痈肿。多吃桃子很容易上火，出现口干、口渴、咽喉疼痛等上火症状，易生疮疖的人多吃了还会身上长疮。

桃花是中国传统的园林花木，其树态优美，花朵丰腴，色彩艳丽，为早春观花树种。人们爱它，实是因为它的俏丽。桃花之美在色，其色艳，无论深红、绯红、粉红、纯白，怒放之时，都极明亮，显得生机蓬勃，光彩逼人，故人们常形容面部娇美为“粉面桃花”、“艳如桃李”。年轻而漂亮的新妇为“桃夭新妇”。人们爱桃，也特别爱桃花。但桃花的花期短，故对女人寿命不长者，有“桃花薄命”之说。桃花无华贵气，亦无凄凉、孤独感，单植也耐看，密植成林更是动人，花时极可观，如火如荼，尤其青年人把它当作爱情的象征，希望自己能交上“桃花运”。

中医认为桃花有利尿活血的作用，主治腹水、水肿、痰饮、经闭、便秘。阴干研末外敷，可治疮疖、粉刺。还是一味美容药，古代本草书中记载“令人好颜色”，“悦泽人面”，“三月三日收桃花，七月七日收鸡血，和涂面上，三二日脱下，则其华颜色也”。《本草纲目》记载一个桃花治狂的故事：“范纯佑女丧夫发狂，闭之家中，夜断窗櫺（líng），登桃树上食桃花几尽。及旦，家人接下，自是遂愈也。”李时珍认为因为桃花有“利痰饮，散滞血之功”。现在看来，这是桃花用治精神病的实例。桃花入药以色白者为佳。

金元时期医学家张从正所著《儒门事亲》记载：一妇人患泻下多年，用了很多方法治疗无效，有人介绍，这是伤饮有积滞，桃花落时，用针拾取数十萼桃花，勿犯人手，用面和成，制成饼，煨熟食之，用米汤送下，不到一二个时辰，泻下如倾，六七日后，泻下达数百次，泻后身体疲乏，只饮用凉水就愈了。可见桃花的峻利作用很强。所以李时珍总结桃花的作用时说：“桃花性走泄下降，利大肠甚快，用以治气实人病水饮肿满积滞，大小便闭塞者，则有功无害。若久服，即耗人阴血，损元气，岂能悦泽颜色耶？”不过说到桃花美容多是将其外用，而内服则泻下，不可混为一谈。桃花治病的例子很多。《本草纲目·卷29》中介绍的方法有16方。桃花利尿的效果也很好，用于治疗腹水，方法是将鲜桃花6g，水煎服，每日1～2次，连服数日有明显的效果。

说到桃花，人们可能会想到有一种叫“桃花癣”的病。这种病因为在桃花开放季节易患，所以人们给它取了个漂亮的名字“桃花癣”。其实它并不是癣，而是单纯性糠疹、脂溢性皮炎及春季皮炎一类皮肤病的总称。

桃花癣这种病以青年女性多见，多表现为脸上，有瘙痒或干痛的感觉，有碍美观。发病可能与风吹日晒过多、消化不良、维生素不足、皮肤干燥等因素有关。中医认为此病多属肺胃风热内蕴、风邪外感、风热积郁所致，与内分泌紊乱、饮食不节、吃刺激性食物、营养不足有关，还与过食油腻和甜味饮食相关，使湿热内蕴，风湿热邪，聚结于皮肤。

中医治疗此病以散风祛湿解毒为原则，作者创立一首验方，名薏苡仁消痤汤，效果良好，可以试用。此方载于本书“薏苡仁”一节，还可以治疗痤疮、扁平疣、蝴蝶斑。

桃花具有增白美容作用，《本草纲目》中有记载，临床上可用桃花60g，冬瓜仁100g，橘皮30g，共研成极细末，每次1g，每日2～3次，饭后服用。能去斑增白、润肤悦色，多用于颜面较黑或面有黄褐斑者。

桑椹

专家提示

1. 滋阴补血：用于阴血不足之目昏耳鸣、失眠多梦、眩晕乏力、头发早白、腰膝酸软、神疲健忘等症。本品能滋补肝肾、养育阴血，为性质平和的滋补阴血药品及食品。
2. 生津润肠：用于津伤口渴、消渴多饮及阴血亏虚的肠燥便秘、瘰疬等症。
3. 利水消肿：用于水肿、小便不利。

补肝益肾用桑椹 养血明目又生津

桑树向有“东方自然神木”的称谓。我国自古即有栽培，历来有“农桑”的提法，农桑即代表了田间劳作。本草纲目·卷36》载有桑椹，一名文武实。李时珍说：“捣汁饮，解中酒毒。酿酒服，利水气消肿。”

桑椹是桑树的果穗，乃桑中之精华，“椹”有“甚”之义，甚者极也，故名桑椹，亦有名桑葚者。以紫黑者为佳品，成熟时饱含浆液，生食可清热生津，而煎汤或熬膏滋补力强，其味甜而清香，滋味同荔枝、草莓，营养丰富，但在一般果品店中却见不到，因为人们都将桑椹视为野果。如果在农村有桑树的地方，人们不用花钱便可摘食桑椹，不会有偷吃的嫌疑。此物在中药店有售。

食疗方

1．头昏眼花，耳鸣耳聋，少年白发，糖尿病，老年性肠燥便秘，体虚：黑桑椹，蒸熟晒干后杵研成细末。用适量蜜拌制成丸或膏，服。也可用桑椹15g，水煎服，连续服用。

2．须发早白、眼目昏花，遗精：桑椹30g，枸杞20g，水煎服，每日1剂。

历来本草都将桑椹作为强壮补益药使用，主治肝肾不足病证，亦为补血佳品，具有止消渴、利五脏、补血气，久服安魂定神、令人聪明、变白不老的功效。若妇女产后出血，体质虚弱以及神经衰弱、失眠、气血不足者，食用大有好处，还可用治贫血、津液缺乏、大便燥结、水肿、心脏病、风湿性关节炎等病症。常服、久服桑椹，还能预防和治疗动脉硬化、高血压病等老年病，调节免疫功能。

用桑椹煮粥吃对身体很好。凡中老年人肝肾不足、阴血两虚时，出现头晕目眩、耳鸣耳聋、视力减退、须发早白、腰膝酸软、肠燥便秘可选用。清代名医王士雄认为，农历小满前将熟透色黑而味纯甘之桑椹熬成膏，收之食用，效果甚好。

将桑椹熬膏服用，补力作用则佳。桑椹不蒸熟很难晒干，而干后则味已散，这大概是果品店买不到桑椹的原因之一吧。蒸桑椹时不能用铁器，因其含有较多的鞣质，能与铁起反应。

桑椹膏的制法：桑椹不拘多少，取汁，将汁过滤，过滤的汁装入陶瓷器皿中，用文火熬成膏，再加适量蜂蜜，调匀后贮存于瓶中。每日温开水调服1匙，具有延年益寿作用，可治疗肝肾阴虚、脉络不通所致的头晕、目花、失眠、健忘、肢体麻痹、便干结、高血压病、神经衰弱、中风后遗症、贫血。古代名方首乌延寿丹，其中就配伍桑椹。《千金要方》以黑熟桑椹水浸，日晒，搽抹外用，可使黑发再生。桑椹的功效和何首乌的作用很相似。

梨子	专家提示	1. 润肺消痰：用于热咳或燥咳，声嘶失音，亦治久咳不止，痰滞不利，痰热惊狂，阴虚有热者。 2. 清热生津：用于热病津伤口渴，暑热烦渴，消渴，痢疾。亦治醉酒。还用治噎膈、便秘等症。

睡前吃梨除口臭 晨起嚼梨洁白齿

梨有“百果之宗”的声誉，古代视梨为上品。其大如拳，甘如蜜，脆如菱，柔软多汁，果肉细嫩，浓香扑鼻，沁人肺腑，望之使之生津，食之酸甜适中，尤胜诸果。《本草纲目·卷30》载之。李时珍说：“润肺凉心，消痰降火，解疮毒、酒毒。”

经常吃用生梨和熟梨，能防治口舌生疮，咽喉肿痛，对讲话多伤津液的人有保护滋润嗓子，达到

食疗方

1．咽喉发炎，红肿热痛，吞咽困难：梨2个，用醋浸1小时，取出捣烂，榨取汁，慢慢咽服。早晚各1次。

生津止渴的作用，尤其是饭后吃些鲜梨，可通过细嚼慢咽，像无数排毛刷一样，洗刷牙面，按摩牙龈，不仅可排除牙缝中的食物残渣，还可防止牙石引起的牙龈充血、萎缩，改善口腔末梢血液循环，尤其对胃火上炎所引起的牙床红肿和火牙疼痛有辅助治疗作用。囫囵吞枣的故事说的就是吃枣则整个儿吞下去，以利于胃但不损坏牙，吃梨子则只放在口中嚼但不吞下，以利于牙而不损胃。此故事虽然是作笑料传扬的，但梨对牙龈有好处确实是真实的。

用梨治病的好处很多，又很方便，既可生食，亦可熟食，饮汁或切片煮粥、煎汤服均可。梨生食或熟用作用不同，《本草通玄》："生者清六腑之热，熟者滋五脏之阴。"

2．消渴饮水：生梨取汁以蜜汤熬成，瓶收，分次用开水调服，亦可生梨切碎，捣取汁饮服。还可将梨生吃，此法亦解酒毒。

3．肺热咳嗽，痰多气喘，腹胀便秘：大梨子1个，芦根30g，冰糖适量，同煮，于睡前服，连服3天。

4．卒得咳嗽：好梨去核，捣汁1碗，入椒40粒，煎1沸去滓，纳黑饧，细细含咽。或切片，酥煎食之。或捣汁，入酥、蜜、地黄汁，煎成，含咽。

5．痰喘气急：梨剜空，纳小黑豆令满，留盖合住系定，糠火煨熟，捣作饼，每日食之。

6．失音：生梨捣汁饮。

7．小儿风热，躁闷，不能食：用消梨3枚切破，以水煮取汁，入粳米，煮粥食。

几颗杏桃三把火 日食斤梨不为多

杏子、桃子从食性来看偏温，吃多了容易上火，而梨子性凉能清热，善治各种热病。清代医学家王秉衡说："梨不论形色，总以心小肉细，嚼之无渣，而味纯甘者为佳。凡烟火、煤火、酒毒，一切热药为患者，啖之立解。温热燥病及阴虚火炽、津液燔涸者，捣汁饮之立效，此果中甘露，药中圣醍醐也。"梨含有丰富的糖分和维生素，有保肝和帮助消化的作用，所以，对于肝炎、肝硬化患者来说，作为医疗食品经常食用很有好处。多食梨有益无害。但是，因为梨性寒冷，对那些脾胃虚寒者是不宜的。

北宋唐慎微著《证类本草》转引孙光宪《北梦琐言》记载：有一朝中士人，患病很久，口干舌燥，身体日益消瘦，久医不愈，乃求治于御医梁新诊治。梁新诊断后，说：病已深重，恐无力回天，请赶快回家办理后事吧。后来患者又见到鄜州马医赵鄂，请诊治。赵鄂详细诊断后，所说的病情与梁新所诊断的完全一样，只是要病人多吃梨子，吃梨来不及，要绞汁不断地饮。病人怀着悲伤的心情且饮梨汁且返家，谁知到家10日，病全消了，再也不口干舌燥，且身体逐渐强壮起来了。

生梨化痰作用尤佳，尤其是在秋季食用能明显地缓解咽喉干燥、痰多病证。有“萝卜杏仁干姜梨，治咳有效不求医”的说法。

《类编》载：有一读书人，心胸烦闷，别无所聊，郁郁不乐，好像生病了，到杨吉老处求诊，杨说：你害热证已经到了极点，热盛伤津耗液，气血受到严重耗损，再过三年，会长痈疽而死。读书人极不高兴地返回了。后来听说茅山有一道人医术精湛，想到自己已是快死的人了，又担心道士不给治疗，就装扮成求道之人，前往茅山道士处，假意说愿在道士处作勤杂亦可，于是道士留读书人和其他弟子一起生活。时间长了，彼此均熟悉了，读书人就将自己的实情告诉道士，道士通过望闻问切，微笑着说：“你马上下山，只是每日必须吃一个好梨，如果生梨吃完了，就干梨泡汤，饮汤食渣，日日不断，疾病就会自行消退。”读书人果真立即下山，按照道士的嘱咐，每日吃梨1个，过了1年，又见到杨吉老，杨大为奇怪，惊问读书人为何病已消退，且容颜焕发，体态丰腴，色泽光润。再诊读书人的脉象，三部九候，气息平和，乃完全健康之人，杨追问：“你一定是遇到医术高超之人，原来病得如此之重，不然怎么会痊愈呢？”读书人就将求道士，且每日吃梨的事情告诉了杨吉老。杨吉老佩服得五体投地，想到自己行医多年，医术不精，于是穿戴整齐，望着道士所居茅山方面设拜，自责自己学业未达到高超水平，贻害病人。

在治疗痰证方面，可以将梨子生吃，也可以与川贝母一起炖吃。

生瓜梨枣，少吃为好。时令瓜果，味美可口，营养丰富，是人们喜爱的食品，但应该食之得法，食之有节，不可一次吃得过多。因瓜果大多是生吃，凉性大，吃多了往往不容易消化，损伤肠胃，尤其是梨子，若寒性体质的人食用后会导致大便稀溏。《本草纲目》：“梨之有益，盖不为少，但不宜过食尔。”乃因梨性偏寒，过食会损伤脾胃功能，脾胃功能失于健运就会影响食欲，甚至会导致肠炎腹泻，这也是称梨为“快果”的原因。从食性来看，生梨清热，熟梨养阴。

食疗方

1．肺热咳嗽，烦渴，肺结核咯血：生梨汁入蜂蜜制成生梨膏，日服3次，每次1匙，以温开水调服。

2．痰喘气急：将梨核挖空，装满小黑豆，留盖合住，绑好，放糠火中煨熟，捣成饼，每日含之。

3．支气管炎：梨挖去核，入胡椒数粒，水煎服。

4．醉酒：榨取鲜梨果汁液，连服1～2杯。

菱角

专家提示

1. 清热除烦：用于暑热烦渴，多生食。
2. 益气健脾：用于食纳不佳，气短乏力，脾虚泄泻，多熟食。

菱角是个祸　越吃越饿
菱角是个怪　越吃越爱

野菱有四角，近代演化成两角，呈元宝形，以前菱多是野生，现在各地普遍进行人工培养。古代将3～4只角的称为芰，两只角的称为菱，现通称为菱。《本草纲目·卷33》以“芰实”为正名。

古代把菱角列为食疗补养佳品。菱角嫩时皮脆肉美，大多剥去壳取肉生食，老熟时则壳黑而硬谓之乌菱，冬天摘取，风干，生吃或熟食均可。成熟的菱角肉厚味香，营养丰富，可与栗比美，故又有“水栗”之称。李时珍说得更详细：“嫩时剥食甘美，老则蒸煮食之。野人暴干，剁米为饭为粥，为糕为果，皆可代粮。其茎亦可暴收，和米做饭，以度荒歉，盖泽农有利之物也。”由于含有较丰富的营养，所以古人还认为平常服之，能补中延年。李时珍说：“鲜者解伤寒积热，止消渴，解酒毒。”

菱多淀粉，古时多代粮食食用，如梁代陶弘景说：菱角“皆取火燔以为米充粮，今多蒸暴食之”。宋代苏颂谓：“江淮及山东人暴其实以为米，代粮。”菱角含脂肪少，很难吃饱，故有“越吃越饿”的说法；而因为菱角味道甜香，生吃可清热消暑，除烦止泻，熟食则益气，强健脾胃，生吃可作水果，熟吃可当点心，也可制成糕点、酿酒、酿醋、制糖、磨淀粉，故又云“越吃越爱”。

生菱角肉有抗癌作用，可防治食道癌、胃癌、子宫癌、乳腺癌。用菱角肉和莲子、山药、芡实、藕、百合等煮食或磨粉蒸食，可治慢性肠炎等症。

菱角不可多食，否则令人腹胀，唐代孟诜说：“生食，性冷痢。多食伤人脏腑，损阳气，痿茎，生蛲虫。水族中此物最不治病。若过食腹胀者，可暖姜酒服之即消，亦可含吴茱萸咽津。”

鲜菱角生吃易损伤脾胃，宜煮熟吃。《随息居饮食谱》：“多食损阳助湿，胃寒脾弱人忌之。”

食疗方

1．脾虚泄泻：鲜菱角肉90g，蜜枣2个，加水少许磨成糊状，煮熟当饭吃，每日3次。

梅子

专家提示

1. 敛肺止咳：用于肺虚久咳，日久不愈，可单用梅肉煎汤内服。
2. 生津止渴：用于津伤口渴，虚热烦渴。
3. 涩肠止泻：用于久泻久痢，便血。还用于妇女血崩。
4. 安蛔止痛：用于蛔虫所致腹痛、呕吐。

望梅止渴

在《三国演义》第21回中，有一段望梅止渴的传说。曹操率领大军南下，去攻打张绣，行军途中，天气炎热，没有水喝，将士们渴得很，人人口干舌燥，个个咽喉发干疼痛，如果不赶快找到水源，将对全军的战斗力造成很大的损失。此时曹操坐在马上，心生一计，用手一指，对众将说前边不远处有一片梅林，赶到梅林即可摘食梅子。将士们顿时想起了梅子的酸味，口中都流出水来，也就不那么渴了。待赶到前面一看，根本就没有什么梅林，但将士们已通过了无水地带。曹操骗将士们的这段佳话一直流传到现在。

梅子最大的特点就是生津，对消渴、烦热口渴效果很好，只要一提到梅，口中的涎水便会不由自主地分泌出来。青梅之所以能生津止渴，主要在于其含有枸橼酸、苹果酸、柠檬酸、琥珀酸、苯甲酸、齐墩果酸等大量酸性物质，这些酶酸能刺激人们的唾液腺，产生大量的口水，从而产生生津止渴作用。曹操正是利用了梅子生津这一作用，欺骗性地激发了人的唾液腺，暂时缓解了口渴，这与现代科学上的条件反射学说相吻合，因酸味可以刺激唾液分泌，人们就想起了梅子的酸味，自然会满口生津。

炎夏季节，高温酷暑，用梅子煎汤作饮料，可

食疗方

1．暑热烦渴及胃酸缺乏，不思饮食：鲜乌梅2个或酸梅1个，捣烂加白糖及食盐少许，冲开水服。

2．津伤口渴：乌梅煎汤，加白糖适量服。

3．夏季痧气，腹痛呕吐，泻痢（包括肠炎，食物中毒性胃肠病）：饮用适量青梅酒或吃酒浸的青梅1个，有止呕、止痛、止泻的作用。

4．糖尿病：乌梅3个，泡水代茶饮，每日1剂。

5．久咳不已：乌梅肉微炒，罂粟壳去筋膜蜜炒，等分为末，每服6g，睡时蜜汤调下。

6．泄痢口渴：乌梅煎汤，日饮代茶。

生津清热，消暑解酒，颇有效验，此即酸梅汤。梅子还能开胃生津，多用于胃阴不足病证，凡胃阴不足胃口不开，不思饮食或食而无味，口干乏津，应用酸甘化阴，选用梅子，可以达到开胃进食的作用。《本草纲目·卷29》载之。李时珍说："敛肺涩肠，止久嗽泻痢，反胃噎膈，蛔厥吐利，消肿涌痰，杀虫，解鱼毒、马汗毒、硫黄毒。"

炎夏酷暑，用梅子加适量白糖、水，煎成酸梅汤，放冷，便是十分理想的清凉饮料，有沁人心脾、爽神怡情、解暑止泻的作用，因酸酶可以刺激唾液的分泌。

制作酸梅，还可以将成熟鲜果放入瓦缸中加盐腌至果肉柔软出水，频繁咳嗽，因肺阴亏损，咽喉干痒，咳甚而无痰，缠绵数日，舌红少苔，夜难以卧，若饮1杯可口的酸梅汁，则可津生，咽爽，咳减。

一个乌梅二个枣　七枚杏仁一处捣
男酒女醋齐送下　不害心痛直到老

此谚语源于《本草纲目》。这里所谓心痛，实际上指的是胃痛。

乌梅，是梅子的未成熟果实青梅，或已成熟的果实黄梅经烟熏制而成（亦有加少许明矾拌匀烤干者），因为经过熏烤后的梅肉外皮呈黑褐色，所以叫乌梅。以个大，核小，肉厚，柔润，外皮乌黑色，不破裂露核，味极酸者为佳品。可用于因胃阴不足所致病证。

大枣具有补益脾胃之功，乃是脾之果，故对于脾胃病变常作为首选之品。此处意思是说，大枣配伍乌梅、杏仁同用，可以治疗胃病。男性用酒、女性用醋服用，其实无论男女均可以用酒或醋送服上述药物。此方对于现在所说的胃炎，或胃酸少导致的病证可以选用。也有人认为谚语中所云心痛就是真正的心

食疗方

1．恶心呕吐：乌梅12个，冰糖15g，水煎服。

2．肠炎、痢疾等肠道传染病：乌梅5～6个，煎浓汤，饭前空腹饮服，有预防和治疗作用。夏季饮用酸梅汤既可作清凉饮料，又可预防肠道传染病。亦可用乌梅50g，去核，烧过为末，每次6g，米汤饮下。

3．鱼骨鲠喉：乌梅10～20枚，水煎成浓液频含服。

4．干咳无痰，急慢性咽喉炎：乌梅2个，洗净，含服，上下午各1次。

5．久泻久痢：乌梅适量，煎汤服。

6．赤痢腹痛：用陈白梅同真茶、蜜水各半，煎饮之。

7．便痢脓血：乌梅去核，炒炭为末。每服6g，米饮下。

痛，可以治疗心胸部位的疼痛。

乌梅安蛔效果奇 收敛疮疡不能离

梅早就用来治疗蛔虫证，东汉末年张仲景的《伤寒论》中记载的乌梅丸治蛔虫，就已有近二千年历史。猖獗的蛔虫，窜扰了胃肠胆道，其痛令病人呼天叫地，此时有什么灵丹妙药可立即止痛呢？酸梅汁。若在病急乏药之时，取酸梅汁用开水冲服，或以乌梅15g煎浓汁，加入白糖1汤匙（不用白糖更好），饮后片刻，蛔虫得酸则安而痛止。

胆绞痛发作，其痛苦不堪言，中医有酸甘化阴、缓急止痛之说，而梅子酸甘，故取浓味酸梅汁也可止痛。若胆石证、胆囊炎无论在发作或稳定期，属肝阴亏损、胆失疏泄而以舌红少苔或光剥为特征者，可在疏利肝胆、排石方中配入乌梅，辅之以酸甘化阴，尤可助其功效。

梅子除了治疗蛔虫证外，也能治疗疮疡。《本草纲目·卷29·梅》记载一个医案：古代有一位医家叫杨起，臂上生一疽，脓溃百日方愈，中有恶肉突起，如蚕豆大，月余不消，各种方法医治不效，因阅本草书，偶得一方：用乌梅肉烧存性，研，敷恶肉上，一夜立尽。就试用，一昼夜病去大半，再用药一日病就愈了。杨起深感奇方功效无比，于是留心搜集各种方治，著《简便方》一书。后来李时珍在著《本草纲目》时就将《简便方》的内容收载于其中。这里所说的恶肉，相当于现在所说的肉芽肿，用乌梅研末外用是有效的。

7．小便尿血：乌梅炒炭存性研末，醋糊丸，每服10g，酒送下。

8．血崩不止：乌梅肉烧存性，研末。米饮服之，日2次。

9．吐利：盐梅煎汤，细细饮之。

食疗方

1．蛔虫腹痛：青梅30g，黄酒100ml，隔水煎20分钟，温服，每次20～30ml。

2．蛔虫病：乌梅3个，川椒6g，生姜3片，水煎服。

3．蛔虫腹痛：青梅30g，黄酒100ml，隔水煎20分钟，温服，每次20～30ml。

4．蛔虫上行出于口鼻：乌梅煎汤频饮，并含之。

5．折伤金疮：干梅烧存性，敷之。

6．指头肿毒痛甚者：乌梅肉和鱼鲊捣，敷。

7．小儿头疮：乌梅烧末，生油调涂。

8．香口去臭：曝干梅脯，常时含之。

猕猴桃

专家提示

1. 清热生津：用于烦热、消渴等症，可生食或以猕猴桃内瓤和蜜煎服。
2. 和胃消食：用于食欲不振、消化不良、呕吐、痢疾、痔疮等症。
3. 通淋：用于石淋及黄疸等症，本品长于清利膀胱热邪而通淋，可生食和榨汁服。

口渴心烦躁就吃猕猴桃 猕猴桃有良好的清热生津、缓解烦渴的作用，当人们口干舌燥之时，吃几颗猕猴桃，顿感滋润心肺，凉爽无比，同时还略能健胃，降逆止呕，下行还能清利膀胱湿热，通利小便。《本草纲目·卷33》载之。

猕猴桃果实细嫩多汁，清香鲜美，酸甜宜人，是营养丰富、全面，食用价值极高的水果，对保持人体健康、防病治病具有重要的作用。食用猕猴桃能消除疲劳，增加体力，增进食欲，可以预防老年骨质疏松；抑制胆固醇在动脉内壁的沉积，从而防治动脉硬化，保护心肌，改善心肌功能，防治心脏病等。

生食猕猴桃口感很好，甜酸可口，清香多汁，既不像柿子甜得腻人，也不像山楂酸得粘牙，不像梨子水分多，不像枣子干糯。剥皮后的猕猴桃果肉绿似翡翠很可爱，且容易消化，多吃一些也不会对身体产生危害，吃后可使皮肤细嫩光滑，富于弹性。

猕猴桃含有优良的膳食纤维和丰富的抗氧化物质，能够起到清热降火、润燥通便的作用，可以有效地预防和治疗便秘和痔疮。具有减肥健美之功效，洁面后涂上猕猴桃按摩，待猕猴桃颗粒充分溶解吸收，可改善毛孔粗大，还可美白肌肤。

多食用猕猴桃，可防止老年斑的形成，延缓人体衰老。

猕猴桃根对消化道癌有治疗作用。

猕猴桃能有效地去除或淡化黑斑，并在改善干性或油性肌肤组织上也有显著的功效。所以猕猴桃被称为“青春果”“皮肤果”。有“百果之王猕猴桃，营养保健是瑰宝”的说法。

猕猴桃鲜果富含维生素C，可防止致癌物亚硝胺在人体内生成，一些癌症病人食用猕猴桃后，可以减轻厌食和恶病质，还可以减轻病人X 线照射和化疗中产生的副作用或毒性反应。

葡萄	专家提示	1. 补益气血：用于气血不足病体虚弱，疲乏无力，心悸，失眠，盗汗，贫血萎黄，食欲不振。 2. 补益肝肾：用于肝肾不足腰膝无力，筋骨无力，风湿疼痛。 3. 生津止渴：用于热病烦渴，声嘶，咽干等症。 4. 利小便：用于水肿，小便短赤涩痛。

吃葡萄不吐葡萄皮

葡萄原产于地中海、黑海沿岸各国，相传是西汉张骞出使西域时，从大宛国（今中亚细亚塔什干地区）带回葡萄品种，经过长期培育，形成了中国葡萄群和许多著名产区。在汉代《神农本草经》中已有葡萄的记载，列为上品，云“主筋骨湿痹，益气，倍力强志，令人肥健，耐饥，忍风寒。久食，轻身，不老延年”。其鲜食、晒干食、酿酒、制成饮料均可，经济价值很高，被人称为世界水果的明珠。葡萄于《本草纲目·卷33》载之，并引宋代苏颂所云“甘而不饴，酸而不酢，冷而不寒，味长汁多，除烦解渴。又酿为酒，甘于曲蘖，善醉而易醒。他方之果，宁有匹之者乎”。

入夏至秋，葡萄挂满成串，在绿叶掩映下，粒粒像珍珠，串串似翠玉，晶莹光亮，香气四溢。葡萄果形也是多姿多彩，有圆的、长圆的、奶形的、鸡心的，颜色品种有黑色、蓝色、金黄色、绿色、紫色、红色、白色，色彩纷呈，悦人心目。其甘而不黏，酸而不涩，冷而不寒，味长汁多，除烦解渴，又酿为酒，甘于曲蘖，善醉易醒，其他果品无有匹之。以个大，多汁，质润，味甜者为佳。其营养丰富，含有多种维生素、矿物质。能益气强身，延年益寿，有“葡萄悦色令年少”的说法。

吃葡萄不吐葡萄皮，这是相声段子中的一句脍炙人口的绕口令，因其诙谐有趣为人们所津津乐道。关于是否吐葡萄皮，有两种说法，一是认为应该吐皮，因为果皮外面可能有残留农药，以及细菌、寄生虫等有害的东西。二是认为不吐皮，因为葡萄的很多营养素都存在于皮中。因此“吃葡萄不吐葡萄皮”需要结合食用葡萄的实际情况来定，可吐皮可不吐皮。

葡萄所含的一种主要糖分可由人体直接吸收利用，对人体新陈代谢、生长发育起重要作用，故称葡萄糖。葡萄制干后即葡萄干，其糖、铁质的含量相对增加，为补铁、补钾的重要来源。葡萄干能加强胃液分泌，健胃益气，帮助消化，增进食欲，又有补益作用，虚弱者最宜。用葡萄酿酒历史悠久，好的葡萄酒，其味醇厚柔和，其色澄清透明，其液盈盅不溢，其功舒筋活血。

胃虚呕吐的患者，可取葡萄汁1小杯，加生姜汁少许，调匀喝下，有止吐的功效。对于高血压病患者，则可取葡萄汁与芹菜汁各1杯混匀，用开水送服，每日2～3次，15日为1疗程。长期吸烟者肺部积聚大量毒素，葡萄能提高细胞新陈代谢，帮助肺部细胞排毒，并能缓解因吸烟引起的呼吸道发炎、痒痛等症状。吃葡萄后不能立刻喝水，否则很容易发生腹泻。

葡萄分为家种及野生两类，果及藤均作药用。果以家种为好，藤及根作药用以野生为佳。野生葡萄藤除有利尿消肿、清热祛湿的作用外，还有抗癌作用，常用此治食道癌、乳腺癌及淋巴肉瘤等。

食疗方

1．声音嘶哑：葡萄汁1盅，甘蔗汁1盅混合，温开水送服。

2．病后体虚，疲乏无力，头晕心悸：葡萄干30g，早晚嚼食，也可以早晚各饮上好葡萄酒30ml，连服有效。

3．热病烦渴，咽干：葡萄鲜食，或葡萄挤汁，以陶器熬稠，入蜂蜜适量，每服1食匙。

4．尿中有血：鲜葡萄120g，鲜藕250g，共捣烂榨汁服，每日3次。

5．热淋涩痛：葡萄、生藕、生地黄各捣取自然汁、入白沙蜜，各等量，每服一盏。

6．安胎：葡萄煎汤饮之。

椰子

专家提示

1. 消疳杀虫：用于小儿疳积、绦虫等症。
2. 生津止渴：用于胃阴不足，咽干口渴，或暑热烦渴，水肿，小便不利。

椰汁果汁能止渴 既治口干又清火

椰子始载于唐代的《海药本草》。《本草纲目·卷31·椰子》中，李时珍描写其性状说："椰子乃果中之大者……壳内有白肉瓤如凝雪，味甘美如牛乳。瓤肉空处，有浆数合，钻蒂倾出，清美如酒，若久者，则混浊不佳矣。"

椰子的果实大如西瓜，接近成熟时，内果皮里充满了椰汁，捧起来摇动，汁水撞击果皮的声响清晰可闻。成熟的椰果浆汁清如水，甜如蜜，晶莹透亮，饮之愈渴疾，清凉解渴，营养丰富。椰汁离开椰壳后很快就会变味道，因此要立即喝掉，不可储存。据说琼人每以槟榔代茶，椰代酒，以款嘉宾。并谓椰酒久服可以乌须，饮时，只要戳破果皮上端芽眼，就可以直接捧起来畅饮。李时珍说椰子瓤"食之不饥，令人面泽。"而《开宝本草》云椰子浆"止消渴。涂头，益发令黑。"

椰汁中镁的含量甚高，是补充人体体液的理想饮料，当腹泻或其他原因引起体液丧失时可用新鲜椰汁口服补充，极有效果。椰汁尚有强心利尿作用，可用治充血性心力衰竭及水肿，其强心利尿作用与它含有丰富的镁、钾有关。椰汁中钾和镁的组成与细胞内液相似，用以治疗胃肠炎、脱水、虚脱等。将椰汁外用能使头发光亮。

椰肉是饮完液汁后，剥开内果皮的胚乳，肉色洁白如雪，味道甘美，芳香滑脆，吃到嘴里像奶油一样。果肉具有补虚强壮的功效，久食能令人面部润泽，益人气力，有耐受饥饿的功用，能补益强壮。不过，若椰子汁好喝的则椰子肉就不太好吃，若椰子肉好吃的则椰子汁就不太好喝。

用椰子制成的椰子硬糖和软糖是很有名的糖果。原料是将椰肉刨丝或刨蓉后，压榨出椰汁，加糖熬制成浓度高的浓缩液，然后再按照硬糖和软糖的配方制备。

食疗方

1．热病口干、中暑，发热烦渴或消渴证：椰子1个，破壳取汁喝，早晚各1个。

2．肌肤水肿：椰子1个，破壳取汁喝，每日多次。

橄榄

专家提示

1. 清肺、利咽、生津：用于咽喉肿痛，烦渴，咳嗽，吐血，口干舌燥等症。

2. 解毒：用于食滞泄泻，食河豚、鳖中毒所致诸症，常以其捣汁或煎浓汁饮服，亦用于酒毒。

3. 治骨鲠：用于鱼骨鲠咽，常用本品捣汁煎汤饮。

滋润咽喉有橄榄 既解毒来又化痰

橄榄又名青果。《本草纲目·卷31·橄榄》说：“此果虽熟，其色亦青，故俗呼青果。其有色黄者不堪，病物也。”一般而言，其他水果都是小果时颜色为青，成熟时变成黄色或红色，而橄榄从结实到成熟一直是青色，自始至终不变色。又因其味苦涩，久之方回甘味，犹若忠臣之谏言，故亦名谏果。民间有“桃三李四橄榄七”的说法，是说橄榄需栽培7年才挂果。

在自然界中，水果入口一般都是既香又甜，或酸甜可口。唯独橄榄特殊，既硬且脆，吃到嘴里又苦又酸又涩，而再经品嚼，却会转苦涩为清甜，满口生津，幽香溢于齿间，回味无穷。

橄榄有很好的清热润燥、生津止渴、清利咽喉的作用，因此当人们感到咽喉疼痛或不适时，含食橄榄常能奏效。秋冬季节，每日嚼食2～3枚鲜橄榄，有利于防治上呼吸道感染，儿童经常食用，对骨骼发育大有补益之功。李时珍说：“生津液，止烦渴，治咽喉痛。咀嚼咽汁，能解一切鱼、鳖毒。”

橄榄的解毒作用，颇为古代医家所重视，既能解酒毒，又能解鱼鳖毒，古人指出能解河豚毒，可作辅助治疗。

食疗方

1．久咳：鲜橄榄5个，去核取果肉，冰糖适量，炖半小时后服。

2．口唇燥裂：橄榄仁研末，猪脂调和，涂之。

3．鱼骨鲠喉：青果核磨汁，用作含咽剂，有软化鱼骨作用，亦可用橄榄核仁，烧炭存性吞服，或加适量醋吞服。

4．烦热干渴：鲜橄榄果3～5个，去核后将果肉捣烂，水煎代茶饮。

5．牙齿风疳，脓血有虫：橄榄烧研，入麝香少许，贴之。

6．下部疳疮：橄榄烧存性，研末，油调敷之。或加孩儿茶等分。

在《本草纲目》中有这样一段有趣的记载：吴江一富人，食鳜鱼被鲠，横在喉中，不上不下，痛声动邻里，半月余几乎要死。忽遇渔人张九，令取橄榄与食，时无此果，以核研末，急流水调服，骨遂下而愈。张九云：我父老相传，橄榄木作取鱼棹篦，鱼触即浮出，所以知鱼畏橄榄也。今人煮河豚、团鱼，皆用橄榄，乃知橄榄能治一切鱼鳖毒也。我国历代许多医书中，都说橄榄能解一切鱼鳖之毒，如宋代马志说："其木作舟楫，拨着鱼皆浮出。"但对于中毒太深者，橄榄也是无能的。

7. 肠风下血：橄榄核，炒炭存性，研末，每服6g，陈米饮调下。

8. 耳足冻疮：橄榄核烧研，油调涂之。

橄榄果实蒸馏制成的橄榄露，功能清利咽喉、生津止渴，适用于咽喉肿痛，咳嗽痰中带血，泻痢，烦渴，酒毒及河豚毒。中医将其入药，处方多写青果。

樱桃

专家提示

1. 补脾益气：用于病后体虚气弱，脾失健运，气短心悸，倦怠食少，咽干口燥。可作为补气食品食用。
2. 祛风除湿：用于风湿腰腿疼痛，四肢不仁，关节屈伸不利，瘫痪等。多浸酒服。
3. 解毒：用于水火烫伤，虫蛇咬伤。将其汁涂敷患处，每日多次。
4. 发汗透疹：用于麻疹初起，疹出不畅。

梅花开过年 樱桃吃在前

樱桃始载于《名医别录》。李时珍说："常为鸟雀所含食，故名。"古时亦叫莺桃，因黄莺喜食。其喜食又多含食，所以又名含桃。

樱桃圆得像珍珠，红得像宝石，红艳异常，色泽光洁，赏心悦目，逗人喜爱。《本草纲目·卷30》中说它如璎珠，璎与樱同音，所以后人就叫樱桃了。

桃花开花虽早，果实成熟却晚于樱桃。樱桃先百果而熟，我国素有"梅花开过年，樱桃吃在前"的说法。当其他水果还在开花时节，樱桃便上市了。樱桃被称为春果第一枝，"樱桃开眼"就是说水果开始上市了。

樱桃体态娇小玲珑，红艳晶莹光泽，好看极了，形色颇似美女的朱唇，所以古人形容美女的嘴为“樱桃小嘴”、“樱桃小口”。《礼记·月令》中记载：“仲夏三月，天子羞以含桃，先荐寝庙。”意思是说，鲜樱桃刚收获下来，连帝王都舍不得先尝，先要用以祭祖敬神。

据认为，我国栽培樱桃已有3000多年历史了。有说樱桃好吃树难栽，其实樱桃树很好栽。宋代《图经本草》就说：“今处处有之。”《本草衍义》记载：紫樱“至熟时正紫色，皮里间有细碎黄点，此最珍也。”并认为是上供朝廷的要品。

食疗方

1．身体虚弱，面色无华，易疲劳，软弱无力等：樱桃1000g，加水煮烂，捞出果核，加白糖500g，拌匀而成樱桃膏，每次1汤匙，早晚各1次。

樱桃作为药用，在古代本草中还用其补虚、美容、滋润皮肤。如《名医别录》就记载：“调中，益脾气，令人好颜色，美志。”也就是说有嫩肤作用。民间还用樱桃治汗斑，是将樱桃挤汁，装入洁净瓶中，涂患处。用樱桃汁涂擦面部及皱纹处，能使面部皮肤红润嫩白，去皱消斑。民间经验表明，樱桃可以治疗烧烫伤，起到收敛止痛、防止伤处起泡化脓的作用。同时樱桃还能治疗轻、重度冻伤。

樱桃虽不大，但营养价值十分可观，所含蛋白质、糖、磷、铁、胡萝卜素、维生素C 等都比苹果要高得多，特别是铁质含量更高。根据现在的认识，樱桃铁含量居于水果前列，而铁质是人体血液中不可缺少的成分，所以有用樱桃来防治贫血病者。作为补铁食品，樱桃为首选。

人们评价樱桃，“甘为舌上露，暖作腹中香”，这是讲樱桃味道甜美。因为樱桃性偏温，有温暖作用，但多吃则容易上火。张子和《儒门事亲》记载：“舞水一富家有二子，长者年十三岁，幼者十一岁，皆好顿食紫樱一二斤，每岁须食半月。后一二年，幼者发肺痈，长者发肺痿，相继而死。”所以告诫人们“爽口味多终作疾，真格言也”。李时珍对此评价：“呜呼，百果之生，所以养人，非欲害人，富贵之家，纵其嗜欲，取死是何？”在食用樱桃时，一次性不能食之过多。若食之过多，可用蔗浆解。

橘子	专家提示	1. 理气和中：用于脾胃气滞所致胸闷胀痛、呕逆、食少等症。 2. 化痰止咳：用于肺气不利咳嗽、痰多、胸中结气等症。 3. 生津止渴：用于胃阴不足、口中干渴或消渴症，可用橘瓤生食或取汁饮。

橘井飘香 橘形美质优，果肉脆嫩，气味芬芳，香味浓郁，味道鲜美，营养丰富，是著名的水果之一，古人称之“金实玉质”，深受人们的喜爱。人们赞誉橘“味悦人口，色悦人目，气悦人鼻，誉悦人耳”，真是色香味形俱全了。

《列仙传》和葛洪的《神仙传》中记载：苏耽，桂阳人也，汉文帝时得道，人称苏仙。公早丧所怙，乡里以仁孝著闻，宅在郡城东北，距县治百余里。公与母共食，母曰：无鲊。公即辍筋，起身取钱而去。须臾以鲊至。母曰：所得来？公曰：市。母曰：县道往返百余里，顷刻而至，汝欺我也！公曰：鲊时，见舅氏，约明日至。次日，舅果至。

一日，云间仪卫降宅。公语母曰：受命仙箓，当违色养。母曰：我何存活？公以两盘留。母需饮食，扣小盘，需钱帛扣大盘，所需皆立至。又语母曰：明年天下疾疫，庭中井水橘树能疗。患疫者，与井水一升，橘叶一枚，饮之立愈。后果然，求水、叶者，远至千里，应手而愈。

这是说在汉文帝时，桂阳人苏耽，号称苏仙公，早年丧父，事母至孝，家在距离县城百余里，有天母亲让苏耽买咸鱼，一会儿就将咸鱼买回。母亲就问从哪里买的，苏耽说在县城。母亲说：县城

食疗方

1．脾胃不调，反复呕吐，消化不良，不思饮食：橘皮6g，生姜3g，水泡服，每日2次，或橘饼30g，慢慢嚼服。

2．去腥除膻：陈皮研细，入少许，加入鲜鱼类食物食用。做肉汤时，加点橘皮可使汤味鲜美，无油腻的感觉。

3．痰热咳嗽：鲜橘子60g，冰糖30g，隔水炖烂服，每晚睡前服1次。

4．消化不良，不思饮食：鲜橘子60g，每日2次。

5．水泻，咳嗽：橘饼2个，水煎服。

6．卒然失声：橘皮半两，水煎徐呷。

到我家往返百余里，你一下子就回来了，你欺骗我呀。苏耽说：买咸鱼时，碰见舅舅，约好明天来我家。第二天，舅舅果然来了。

一日，苏耽对母亲说：我当受命仙箓，不能常侍。母亲问：你走了，叫我怎么生活下去？苏耽取出两只盘子交给母亲说：欲饮食，扣小盘，要钱帛，扣大盘。临行时又告诉母亲，明年天下有大疫，我家庭院中的井水和井边的橘树可以救治，用井水一升，煎煮橘叶一片，可治病人，饮之立愈。第二年，果然有大疫流行，远近病者均来求苏母救治，苏母皆以井水和橘叶治之，服之者，皆应手而愈。

7. 大肠闭塞：陈皮连白，酒煮焙研末，每温酒服，米饮下。

8. 产后尿闭不通者：陈皮为末，每空腹温酒服6g。

9. 产后吹奶：陈皮、甘草水煎服。

10. 鱼骨鲠咽：橘皮常含，咽汁即下。

这就是中医所说的“橘井飘香”，并与“杏林春暖”“悬壶济世”成为医林的千古佳话。

南宋韩彦直著有《橘录》，成书于淳熙五年（1178年），是世界上第一部柑橘专著。全书分上中下三卷，卷上、卷中叙述柑橘的分类、品种名称和性状，卷下阐说柑橘的栽培技术。

橘为常绿小乔木或灌木。春天，白色的花朵如繁星点点布满枝头，清香四溢，沁人心脾；秋天，金黄色的果实累累，姿态优美，在碧绿的叶片衬托下显得娇艳夺目，果实芳香甜润，更令人垂涎。树树葱烟凝带火，山山照白如悬金，身临其境，令人心旷神怡，口角生津。

橘子除可以生食外，还可以制成蜜饯、糖水罐头、果汁露、果汁酒、果酱、果泥等。橘子的制品色泽鲜亮，风味醇厚，不易受微生物侵害。但一次性不能多吃，李时珍说：“橘皮下气消痰，其肉生痰聚饮，表里之异如此，凡物皆然。今人以蜜煎橘充果食甚佳，亦可酱菹也。”也就是说，橘子吃多了，容易生痰。

橘子加工成橘饼，具有宽中、下气、化痰、止嗽的作用，可治疗食滞、饮食不佳、气膈、咳嗽、咯痰不爽、泻痢等。如果伤食生冷瓜果泄泻不止，可用橘饼1个，切薄片，放碗内，沸水浸泡，饮汤食饼。

据《本草纲目·卷30》引载《方勺泊宅编》说：“外舅莫强中令丰城时得疾，凡食已辄胸满不下，百方不效，偶家人合橘红汤，因取尝之，似相宜，连日饮之，一日忽觉胸中有物坠下，大惊目瞪，自汗如雨，须臾腹痛，下数块如铁弹子，臭不可闻，自此胸次廓然，其疾顿愈。”此方用橘皮去瓤一斤，甘草、盐花各四两，水五碗，慢火煮干，焙焦为末，白汤点服，名二贤散。

橘子可清除动脉血管壁内斑块，防止动脉粥样硬化。每天喝橘子汁可以有效改善高胆固醇血症患者的血脂代谢，有益于心血管健康。柑橘类水果可有效预防心血管疾病的发生，有助于调节血压、维持正常心律。

橘子温热能养人 吃多吃错惹祸根

当买来酸橘子的时候，不能吃，可以使其变甜后食用。将橘子轻轻地反复转动，就可以使橘子变甜。比较好的方法是将橘子放在自行车的篮子里，骑自行车在附近转一圈，因为橘子里既含有产生甜味的糖，也有产生酸味的酸，酸受到冲击后就会减少，酸减少了，橘也就变甜了。

古有橘逾淮而为枳的说法。春秋战国时，齐国大臣晏婴，到楚国进行外交活动，楚王有意侮辱齐国而捉弄他，故意捆缚了一个来历不明的人给晏子看，说这个齐国人，很会偷盗。博学多才的晏子用“橘逾淮而为枳”，非常巧妙的回答，橘子生江南为橘，移江北为枳，乃水土不同的关系，这个人在齐国不做强盗在楚国就做强盗，岂非水土使然？意思是说楚国的强盗风沾染了他，才使他变成了强盗，把楚王说得哑口无言。当然，从现代植物学种类分析来看，橘和枳并非一种植物。

中医对于橘和枳（橙的幼果）的区别：橘性偏温，枳性偏寒；橘肉生痰，橘皮化痰；枳实化痰，力猛而强。

吃橘子需防止橘黄病。柑橘虽然营养丰富，但也不能吃得太多，否则可能患橘黄病，其特征是皮肤发黄，尤其是掌趾、鼻唇沟及鼻孔边缘的皮肤呈黄色或橙黄色，但巩膜、黏膜不黄，大小便正常，不伴任何全身症状，这与急性黄疸性肝炎截然不同。橘黄病是因柑橘中含有大量胡萝卜素而一次吃得太多。胡萝卜素被大量吸收入血，肝脏短期内不能将其转化为维生素A加以贮存，使血液中的胡萝卜素浓度过高而在皮肤浅层组织中沉积，便出现皮肤黄染现

食疗方

1．口干舌燥：橘子去皮取汁液，加等量凉水稀释，白糖适量，随量饮用。

2．解酒：鲜橘250～500g，去皮，1次吃完，或去皮后榨取汁液服完。

3．各种慢性病的营养补助剂：鲜橘60～90g，去皮吃，每日2～3次。

4．冻疮：橘皮适量，烤焦研末，加凡士林调涂患处，每日1～2次。

5．呕哕，手足逆冷者：橘皮4份，生姜1份，水煎，徐徐呷之。

6．嘈杂吐水：真橘皮去白为末，五更安少许于掌心舐之，即睡。

7．霍乱吐泻：广陈皮、真藿香水煎，时时温服。

8．卒然食噎：橘皮焙为末，水煎，热服。

象。此病不需特殊治疗，只要多饮水，限制胡萝卜素含量丰富的食物，如胡萝卜、柑橘、番茄、黄花菜、南瓜等，4～6日后，肤色就会逐渐恢复正常。

多吃橘子会上火。橘子中含有大量糖分，当过多吃橘子后产生的大量热量不能及时转化为脂肪贮存，人体活动又消耗不掉它时，就会造成体内热量供过于求的状况，引起机体功能的紊乱，会出现口舌生疮、口干舌燥、咽喉干痛、大便秘结等症状。

在食用方面，若痰饮咳嗽者宜少食。《本草纲目》：“橘皮下气消痰，其肉生痰聚饮，表里之异如次，凡物皆然，今人以蜜煎橘充果食甚佳，亦可酱菹也。”按李时珍所述，橘皮祛痰，橘肉生痰。

9．诸气呃噫：橘皮水煎，顿服。或加枳壳尤良。

10．痰膈气胀：陈皮三钱，水煎热服。

肉食篇

一天三餐肉　不是真享福

人老三不缺　鸡蛋　豆腐和猪血

五畜为益

吃肉长性趣

饭前喝口汤　永远没灾殃

牛肉补气　功同黄芪

冬天常喝羊肉汤　不找医生开药方

……　……

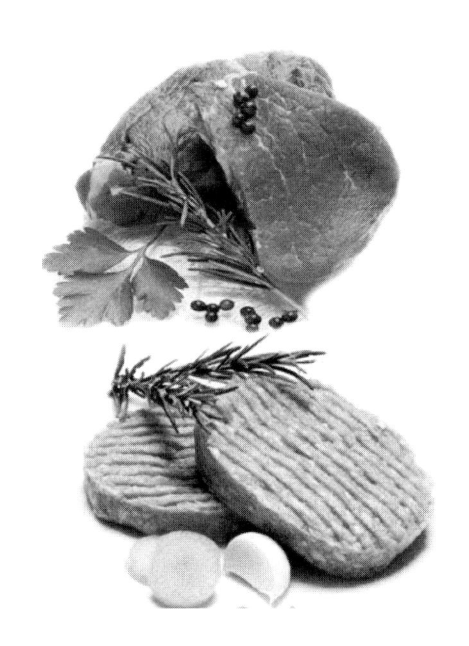

一天三餐肉不是真享福

肉食类食物味道鲜美，这是人所共知的，但是否天天吃肉，餐餐吃肉就是幸福呢？回答是否定的，若吃肉过多，其实并不是一种好事。

过去因为生活水平低，人们想肉吃，这是可以理解的，但现在生活水平提高，再过分吃肉就不妥了。

有人每餐吃肉，甚至干脆以肉食为主，导致营养过甚，由此导致一些慢性疾病，如高血压病、高脂血症、肥胖病、糖尿病等。

在生活中肉食不必刻意限制，也不宜过量摄入，结合自身身体情况来进食，方为上策。日常生活中要多吃蔬菜少吃肉，少肉多菜、少糖多果利于健康。

人老三不缺　鸡蛋豆腐和猪血

人上了年纪，体内各个脏腑机能开始衰退，消化功能减弱，牙齿的咀嚼功能也差，吃东西时很难咬碎，所以吃鸡蛋、豆腐、猪血对老年人来说是首选。

先说鸡蛋。鸡蛋被人们公认为补品，营养价值高，其所含蛋白质尤其是含有大豆中所缺乏的甲硫氨酸，对于身体很有好处。一个鸡蛋所含的热量，相当于半个苹果或半杯牛奶的热量，还含有磷、锌、铁、蛋白质以及多种维生素。

我国民间把脸庞称为“脸蛋”，并以蛋形作为脸庞美丽与否的标准。

鸡蛋分为蛋黄和蛋清。鸡蛋清偏于润肺利咽，清热解毒，用于咽痛、目赤、咳逆、烧伤、热毒肿痛。蛋黄偏于滋阴润燥，养血息风，用治心烦不眠、热病惊厥、虚劳吐血、呕逆、皮肤干燥、烫伤等。《本草纲目·卷48》载鸡蛋为“鸡子“，李时珍说：“精不足者补之以气，故卵白能清气，治伏热、目赤、咽痛诸疾；形不足者补之以味，故卵黄能补血，治下痢、胎产诸疾；卵则兼理气血，故治上列诸疾也。”

将鸡蛋黄熬制蛋黄油可治多种疾病，如疮疡久不收口，冻疮、烫伤，乳头裂，婴儿湿疹，肛裂，口舌生疮，以蛋黄油外涂。蛋黄油的制作方法：先将鸡蛋煮熟，使蛋黄凝固，取多个蛋黄，将其放入锅中用大火煎熬，直至油出尽，收集蛋黄油，备用。一般是外用，少作为内服药用。为防止蛋黄油变质，在保管时可以加入少许冰片。

在天然食品中，鸡蛋和豆类、谷类混合食用，能显著提高食物的营养价值。

据研究，鸡蛋中所含的卵磷脂还是生成乙酰胆碱的重要原料，而乙酰胆碱是人脑运转的基本物质，经常补充鸡蛋可增强记忆和改善精神状态。鸡蛋加工成咸蛋后，钙质明显增加，为鲜蛋的十余倍，更适合于易患骨质增生的人食用。

鸡蛋中含有大量胆固醇，吃鸡蛋过多，会使胆固醇的摄入量大大增加，造成血胆固醇含量过高，引起动脉粥样硬化和心、脑血管疾病的发生。多吃鸡蛋容易造成营养过剩、导致肥胖，造成体内营养素的不平衡，增加肝脏与肾脏的负担。一般情况下，每天吃1～2个比较好。

豆腐为常用食品，洁白如玉，柔软细嫩，清爽适口，味道鲜美，老幼皆宜，富有营养，为我国素食菜肴中主要原料之一，倍受人们的喜爱。

豆腐清热，适于热性体质致口臭口渴；能增加营养、帮助消化、增进食欲，对齿、骨骼的生长发育也颇为有益；还可增加血液中铁的含量，帮助造血。《本草纲目·卷25》记载：宽中益气，和脾胃，消胀满，下大肠浊气。清热散血。

如果一次性吃豆腐过多，即食豆腐中毒，以萝卜汤解。

再说猪血。猪血素有“液态肉”之称，能补充蛋白质，提高免疫功能，利于增强体质，预防疾病。尤其老年人循环系统功能减弱，可以通过多食猪血来改善许多重要器官的血流量和血流速度。

食疗方

1．妇女血虚，月经不调或身体虚弱：当归10g煎水，放入鸡蛋2个，红糖30g，每月经后食1次。

2．小面积烧烫伤：鸡蛋白调茶油，敷患处。

3．肺结核痰中带血：鸡蛋1个调入白及3g，每日早上用开水冲服，连续服食10日。

4．提高记忆力，促进儿童脑组织生长发育：熟猪血250g放入锅内，加汤（或沸水）煮沸，将鹌鹑蛋5只去壳打成蛋液倒入汤里，拌匀及调味后饮汤吃猪血佐膳。

5．休息久痢：白豆腐，醋煎食之。

6．杖疮青肿：豆腐切片贴之，频易。

猪血含铁量非常丰富，铁是造血的重要材料，人体缺乏铁元素将患缺铁性贫血，所以，贫血病人常吃猪血可以起到补血的作用。猪血所含的锌、铜等微量元素，具有提高免疫功能及抗衰老的作用。猪血中还含有一定量的卵磷脂，能抑制低密度脂蛋白的有害作用，有助于防治动脉粥样硬化，是老人及冠心病、高脂血症及脑血管病患者的理想食品，对防治老年痴呆、记忆力减退、健忘、多梦、失眠等症也颇为有益。

老年人常吃猪血，能延缓机体衰老，耳聪目明，且易于消化、吸收。猪血的蛋白质含量略高于猪瘦肉，所含氨基酸的比例与人体中氨基酸的比例接近，而且猪血中的脂肪含量非常低，因此患有高脂血症的人经常食用，也不会引起血脂升高。猪血可以煲汤，也可以炒食，将它与豆腐、木耳等一起烹制，味道十分鲜美。

老年人由于牙齿脱落，咀嚼困难，加上消化功能减退，食物不能被充分消化吸收，易患营养不良。猪血质软似豆腐，很适宜老年人食用。

五畜为益 此论述源于《内经》，按照古人的认识，五畜指的是牛、犬、羊、猪、鸡。益，是指具有补益的特点，滋补作用强。现五畜泛指各种禽兽类食物，也包括鱼、蛋、奶等动物性食物。

兽有喂养、野生之分。四足而毛谓之兽，兽的特点是四肢，奔跑，胎生，又称哺乳动物。羊、牛、驴是经过长期喂养驯化的；野生者是通过猎取而获得。兽肉是人类营养中蛋白质、脂肪的最主要来源。两足而羽谓之禽，禽有家禽、野禽之分。禽的特点是披羽，飞翔，卵生。家禽如鸡、鸭、鹅；野禽如野鸡、野鸭、野鸟。从食用来看，禽类食物味道相对而言也是比较鲜美的，其中以鸡鸭为最常见。从食性来看，两条腿的禽较之四条腿的兽更容易消化。家养的禽兽谓之家畜。五畜类食物能增进健康，弥补素食中蛋白质和脂肪不足，较之蔬菜、果品的滋补作用更胜，故有“五畜为益”之说。

吃肉不长肉，一定有缘由。孔子在《论语·乡党篇》中指出：“肉虽多，不使胜食气”，即日常膳食应以植物性食物为主，即使肉多时，亦不可食肉超过食谷、食菜。孔夫子在这里指出了膳食结构中动物性食物与植物性食物的大致比例，这种模式流传至今，说明后人从实践中已经悟出这一理论是符合养生之道的。吃肉不长肉，可能与身体不能吸收其营养物质有关，也可能患有某种潜在的疾病，或者消化功能不佳。

吃肉长性趣 中国人以吃粮为主，西方人以吃肉为主，吃肉更能吃出性感和“性”趣。

人体来自食物，食物含有激素，激素控制身体，性激素决定性器官的发育和状态，肉食富含性激素和精子原料。锌缺乏时，性成熟晚，性器官小，容易阳痿和不育，锌的主要来源是海鲜，尤其是牡蛎、肉类以及蛋类、豆类和坚果种子。

虽然不提倡吃肉过多，但并不是提倡不吃肉，所以吃肉从小吃出性感，长大吃出性趣。我们知道，和尚是不吃肉食的，和尚在性欲方面没有追求，既与其本身的信仰有关，也与饮食结构有关。若性欲旺盛就要少吃肉食，反之要多吃肉食。一般人家，则不要吃素，以免影响家庭和睦。

饭前喝口汤 永远没灾殃

汤是开胃的良方，许多人都喜欢饭前或饭后喝上一碗汤。汤的花样丰富多彩，汤不仅可以饱人口腹，而且对人的健康大有裨益，是我们所吃的各种食物中最富营养又最易于消化的品种之一。

汤分清汤、稠汤、可冷吃的、可热吃的，还有可以制成罐头的，多种多样。汤的配料比较灵活，如鸡、鸭、鱼、肉、蔬菜、水果皆可用来做汤的原料。一般以肉食类做汤。喝汤不仅有益于健康，而且还可用来防病、治病。肉食类食物具有良好的补虚作用，多用于体虚、面黄肌瘦、精神疲倦。

肉食类可以做汤，这样可使食物能顺利通过食道，防止干硬食物刺激消化道黏膜。肉食主要含有蛋白质、脂肪、碳水化合物，与蔬菜交替食用，可互补不足，其补虚力强于蔬菜。尤其是饭前喝汤有益于身体健康，所以有“饭前喝汤，苗条健康”；“饭前喝口汤，胜过良药方”；“未曾吃饭先喝汤，一生到老胃不伤”的说法。

在饮食生活中，如果某一餐因为饮食不节制，尤其是吃了大荤大油之后，导致身体受伤，此时一般是不想吃饭的，“一顿吃伤，十顿喝汤”，因为脾胃功能受到了损伤，运化功能失调，而只想喝点汤来维持。所以为了健康，饮食中不要大吃大喝，不要海吃猛胀，要自己控制自己，自己把握自己，以免导致不良后果。

牛肉

专家提示

1. 补益气血：用于气血虚所致的羸瘦消渴、痞积水肿、面部浮肿、营养不良、消渴多饮。
2. 强壮筋骨：用于虚损所致的筋骨不健、腰膝酸软、肢体乏力等。

牛肉补气功同黄芪

黄芪具有很好的补气作用，而牛肉的营养价值高，凡体弱乏力、中气下陷、面色萎黄、筋骨酸软、气虚自汗者，都可以将牛肉炖食。《本草纲目·卷50》载“牛肉补气，与黄芪同功。”

人们爱吃牛肉，是因为它适口，好吃。与猪肉比较，牛肉脂肪含量低，所以，体胖的人勿需担心因吃牛肉而摄入过多的油脂。胖人减肥时，是不能缺少蛋白质的摄入的，牛肉既能补充高质量的蛋白质，又不具有太多的热量，因此，减肥的人选择吃牛肉，比吃猪肉佳。

食疗方

1．营养不良性水肿：牛肉150g切片，蚕豆150g，加水同煮，少量食盐调味，佐膳食用。

2．水肿尿涩：牛肉熟蒸，以姜、醋空腹2食之。

牛肉能提高机体抗病能力，对生长发育及术后、病后调养的人食用，在补充失血、修复组织等方面特别适宜。寒冬食牛肉可暖胃，是该季节的补益佳品。凡中气不足、气血两亏、气短体虚、筋骨酸软、体虚久病和贫血，颜面苍白、面浮腿肿的人，吃牛肉都有助于改善症状。

黄牛肉肉质较嫩，性偏温，尤善补气；水牛肉肉质较老，性偏凉，以补血见长。农家用作耕地的老牛，肉老，不如专门饲养的肉牛鲜美而嫩。

牛肉不易熟烂，烹饪时放1个山楂、1块橘皮或少许茶叶可以使其易烂。

牛肉的肌肉纤维较粗糙不易消化，食用后会加重胃的负担，并对胃产生刺激，故老人、幼儿及消化力弱的人不宜多吃。

《饮膳正要》载：“牛肉不可与栗子同食。”栗子（板栗）也属于不太容易消化的食物，过多食用也会导致消化功能受损，尤其是不宜将二者同时食用，因为更容易导致消化不良，发生呕吐病症。

牛肉属于发物，患有疮疡、丹毒、有宿疾、发热、咯血、痛风、胃炎、肝炎、皮肤过敏者不宜食用。

羊肉	专家提示	1. 益气补虚：用于气血亏虚所致羸瘦，疲乏无力。具有良好的补虚损作用。 2. 温中暖胃：用于中焦虚寒所致的里急后重、胁痛，寒疝，以及肾阳虚所致的腰膝酸软、尿频、阳痿，若与生姜、当归同用，可以治疗血虚腹痛、血枯经闭等症。

冬天常喝羊肉汤 不找医生开药方

羊肉之味，美不可言，羊大为美，汉字中从羊者多为美味，如鲜、羹，美、善都从羊字。亦为财富的象征，祭祀神灵用羊。所以有此之说，就是讲羊肉的味道比狗肉鲜美，过去有“挂羊头，卖狗肉”的说法。羊肉载于《本草纲目·卷50》，并引历代本草书籍所载，具有暖中，补中益气，安心止惊。治头脑大风汗出，虚劳寒冷，止痛，治风眩瘦病，五劳七伤，小儿惊痫，开胃健力。

中医认为羊肉暖肠胃，健脾又健胃，温补脾胃作用尤佳，凡脾胃虚寒导致胃脘冷痛、食欲不佳、腹泻等症均可以选用羊肉。早在汉代张仲景的《金匮要略》中就记载有当归生姜羊肉汤，用羊肉配伍当归、生姜，取其温暖脾胃，治疗胃寒冷痛、血虚里寒腹痛、产后腹痛。吃了羊肉以后，身体发燥发热，因为羊肉有御寒、温补作用，是冬天最佳补品，在冬天吃羊肉是家喻户晓的经验。有“多吃一只白山羊，少穿一件老棉袄”的说法。

中医还有“要长寿，多吃山药炖羊肉”的说法。山药能补益肺脾肾诸脏，作用平和，对于各种

食疗方

1．产后血虚腹痛，虚劳不足，血枯经闭：羊肉500g，生姜100g，当归100g，烹调后食用。

2．久病虚羸，肌肉消瘦：羊胃1具，切，白术30g，水煎，分次服用。

3．营养不良、贫血、手足冷，病后或产后气血虚弱：将党参30g、黄芪30g、当归25g，用干净纱布包裹，与羊肉250g（切块）、生姜20g，放入锅内，加适量清水煮羊肉至熟烂，调味食用。

4．肾虚阳痿，肾虚腰膝冷痛：羊肉250g切块，大蒜50g，加食盐调味食用。

5. 月经先期：羊肝200g，韭菜150g，急火炒熟，月经前连服5~6剂。

6. 产后虚羸，腹痛，冷气不调，及脑中风汗自出：白羊肉，调和食之。

7. 壮阳益肾：白羊肉，以蒜、薤配食之，甚妙。

8. 五劳七伤虚冷：肥羊肉煮烂，取汁服，并食肉。

9. 骨蒸，久冷：羊肉、山药，各烂煮研如泥，下米煮粥食。

10. 脾虚吐食：羊肉以蒜、薤、酱、豉、五味和拌，空腹食之。

11. 虚冷反胃：羊肉去脂，以蒜薤空腹食之。

12. 壮胃健脾：羊肉、粱米同煮，作粥食。

13. 消渴利水：羊肉、瓠子、姜汁，白面，同盐、葱炒食。

14. 损伤青肿：用新羊肉贴之。

15. 伤目青肿：羊肉煮熟熨之。

体质的人均可以选食。此方对于老年人最为适合。

另外，从食性来看，羊肉性温，尤其是适宜于冬天食用，可以达到御寒作用，而西瓜性寒，具有清热泻火，解暑止渴的作用，二者一温一寒，食性相悖，一般是不宜在一起食用的。如果同时食用，会导致身体不适，扰乱体内的阴阳协调，所以又有“羊肉忌西瓜，同食伤元气”的说法。

现代研究证明，羊肉所含的钙质、铁质高于猪肉、牛肉，所以尤其适于体质虚弱者食用，对于肺部疾病，如肺结核、气管炎、哮喘、贫血以及因气血亏虚而致体虚畏寒、腹部冷痛、营养不良、阳痿、腰膝酸软均有疗效。亦十分适合于产妇食用。

烤羊肉不能食。羊肉直接接触炭火，羊油滴落在火上，生成的烟中有致癌的化学物质。

羊肉去膻味的方法：①煮羊肉时，可将一只萝卜钻些孔，入锅与羊肉同煮。②在锅中放几粒绿豆与羊肉同煮。③羊肉用清水白煮，吃时加蒜及少许辣椒。④烹调羊肉时，加点咖啡粉也可除膻味。⑤做爆羊肉时，先在锅内打底油，用姜、蒜末炝锅，放羊肉煸炒至半熟，再放大葱，随即加酱油、料酒，煸炒几下，起锅打香油，其味香美，无膻味。

鸡肉

专家提示

1. 温中益气：用于脾气虚弱所致食少，泻痢，水肿，妇女带下，崩漏。
2. 补益精髓：用于身体虚弱羸瘦，产后诸虚，乳少，病后虚损；肝血不足所致头晕，眼花。

逢九一只鸡 来年好身体

民俗将农历冬至这一天开始为进九，九九八十一天，直到惊蛰。这是一年中从较冷到最冷又回暖的时期。在此期间，人体对能量与营养的需求较多。冬季吃鸡进行滋补，可以更好地抵御寒冷，还能为来年的健康打下坚实的基础。

湖北是楚国的发源地，楚人以凤凰作为自己的图腾，认为凤是吉祥的象征，凤是怎样演变而来的呢？在民间传说中，鸡有五德，即文、武、勇、仁、信，鸡是文武兼备、勇敢仁义又可信赖的动物，有“德禽”之雅称，受到百鸟的推崇佩服。为了表达自己的敬意，百鸟将自己身上最漂亮的羽毛摘下送给鸡，鸡就变成了凤凰，这就是百鸟朝凤的佳话。

鸡肉细嫩爽口，可用于脾胃气虚、阳虚引起的乏力、胃脘隐痛、浮肿，产后乳少、虚弱、头晕，对于肾精不足所致的小便频数、耳聋、精少精冷等症也有很好的辅助疗效。尤其是鸡汤鲜美，自古以来就是深受人们喜爱的美味佳肴。

鸡载于《本草纲目·卷48》。用鸡肉进补时需注意雌雄两性作用有别：雄性鸡肉，其性属阳，温补作用较强，比较适合阳虚气弱的人食用；雌性鸡肉属阴，比较适合产妇、年老体弱及久病体虚者食用。滋补以母鸡为好，而又以乌鸡为更好。李时珍

食疗方

1．久病体弱，消瘦、低热、盗汗：母鸡1只，宰杀后去毛及内脏，腹腔内加入生地30g，姜、葱、食盐适量，再灌入麦芽糖1000g，缝合切口，放锅内加水炖熟食用。

2．体虚：黄雌鸡1000g，1只，从背部切开加入百合30g，粳米250g，缝合加调味品煮熟，食肉饮汤。

3．支气管炎、哮喘，痰多：幼公鸡500g，去内脏，将隔年越冬柚子1个去皮留肉入鸡肚内，加水适量，隔水炖熟，吃鸡饮汤，每周1次。

4．肾虚耳聋：乌雄鸡1只，洗净，加酒同炖烂，加入当归同炖，入作料后食用。

5. 头晕眼花，腰腿酸软，营养不良：鸡肉500～1000g，山药100～200g，枸杞子30g，一起炖汤食用。

说："乌雄鸡属木，乌雌鸡属水，故胎产宜之；黄雌鸡属土，故脾胃宜之；而乌骨者，又得水木之精气，故虚热者宜之，各从其类也。"乌鸡能治妇科病，有名的乌鸡白凤丸，即以其为主要原料制成。乌鸡又称乌骨鸡、药鸡，原产江西泰和县的汪溪，乌骨鸡绿耳、白丝毛、生胡须、毛腿、乌皮、乌骨、乌肉，对于病后、产后贫血有良好的补血作用。现在人们对于鸡的食用，多遵照李时珍所说"男用雌，女用雄"。

冬季是感冒流行的季节，对健康人而言，多喝些鸡汤可提高自身免疫力，将流感病毒拒之门外；对于那些已患流感的人而言，多喝点鸡汤有助于缓解感冒引起的鼻塞、咳嗽等症状。

从食用的味道来看，家鸡没有野鸡的味道鲜美，野鸡无论是做汤、烧食、蒸食，都特别香、嫩、甜，所以人们喜欢吃野鸡。"家鸡有得野鸡甜，吃了野鸡想三年"，要说明的是，野鸡现在越来越少，正逐渐受到保护，所以食用也要与法律接轨。在食用方面，有"家鸡吃肉，野鸡喝汤"的说法。

鸡的美味在鸡翅，即鸡翅膀的中段和鸡爪子，最不好吃的是鸡肋，曹操说鸡肋是"食之无味，弃之可惜"。

老鸡鸡头不能吃。当鸡在啄食食物时，一些有毒的成分会逐渐聚集在脑部，久而久之，鸡头所聚集的毒素会越来越多，因毒素滞留在脑细胞内，人如果吃了这种鸡头以后，必定会导致疾病。尤其是老鸡的头部毒性更大，有"十年鸡头生砒霜"的说法。

鸡肉性温，为了避免助热，高烧、胃热嘈杂、尿毒症患者禁食。鸡尾部有个凸起的实质体，称法氏囊，是一个淋巴器官，是贮存各种病菌及癌细胞的大仓库，绝忌食用。

驴肉

专家提示

补益气血：用于多种劳损，风眩，心烦。

天上龙肉 地上驴肉

天上没有龙肉，但地上却有驴肉。驴肉的味道很鲜美，肉质非常细嫩，牛羊肉不可与之相比，但因为驴肉上市量很小，影响力不及牛羊肉大，故不受人们重视。驴肉能主治积年劳损，久病之后的气血亏虚，短气乏力，倦怠羸瘦，食欲不振，不寐多梦，功能性子宫出血和出血性紫癜等症。

驴肉为两高两低食物，即高蛋白，低脂肪；多氨基酸，低胆固醇。肉类鲜不鲜，主要看影响鲜味的氨基酸多少，驴肉谷氨酸的含量高，这是驴肉鲜美可口的重要原因所在。驴肉的胆固醇含量低于牛肉和猪肉，而人体中胆固醇含量过高，会引起血管粥样硬化症，所以驴肉对动脉硬化、冠心病、高血压病有着良好的保健作用。另外还含有动物胶等成分，能为老人、儿童、体弱和病后调养的人提供良好的营养补充。驴载于《本草纲目·卷50》，李时珍谓驴肉："补血益气，治远年老损，煮汁空心饮。"是积年劳损、久病初愈、气血亏虚、短气乏力、食欲不振者补益食疗佳品。民间有"要长寿，吃驴肉"；"要健康，喝驴汤"；"吃了驴肝肺，能活一百岁"的说法。

驴皮熬制的胶是阿胶，亦称驴皮胶，是著名的中药，远比驴肉名声大，尤其以山东东阿县所产者著名。具有补血止血、养阴润燥的作用，用于体虚出血，如咳血、咯血、衄血、吐血、便血、尿血、崩漏，阴虚肺燥咳嗽，血虚身体匮乏，萎黄，无力，适宜于多种体质虚弱的病人食用。驴皮胶具有很好的补血护肤养颜功效。

食疗方

1．体质虚弱，头晕，眼花乏力：驴肉配伍党参、黄芪、红枣同炖食。

2．补益气血、安神：驴肉适量，加作料调味煮熟后食用。

3．耳聋：乌驴脂少许，鲫鱼胆1个，生油少许，和匀，纳葱管中，滴耳中。

兔肉

专家提示

1. 补中益气：用于脾胃虚弱或营养不良，身体虚弱，疲倦乏力，食欲不振。
2. 清热止渴：用于胃肠有热致消渴、口干等症。

飞禽莫若鸪 走兽莫若兔

兔有家兔和野兔之分，一般食用现多为家兔肉。兔肉肉质细嫩，纤维素多，而结缔组织少，容易被人体消化吸收，不会使人长胖，是理想的美容食品。又因为高营养，低热量，胆固醇含量低，且比鸡肉、猪肉、牛肉、羊肉更易消化，除了适合肥胖人食用外，还适合于儿童、老年人食用，宜于缺铁性贫血、营养不良、气血不足、肝脏病人及高血压病、冠心病、动脉硬化、糖尿病患者食用。在食用方面，民间有“鱼头肉尾，飞斑走兔”的说法，意思是说鱼以吃头为佳，肉以吃尾为好，飞禽野兔均是食疗上品。飞禽里面的鹧鸪味道极佳，而将兽里面的兔与之相提并论，特别强调了其可食性。兔载于《本草纲目·卷51》，李时珍说：“凉血，解热毒，利大肠。”

兔肉能防止皮肤粗糙，使肌肤细嫩光滑，具有美容的作用。其矿物质含量丰富，尤其是钙含量较高，缺钙易使骨质软化，严重者会患佝偻病，所以孕妇、儿童及老年人常吃兔肉，可保持骨骼健康生长，使体质健美，并保护皮肤细胞活性、维护皮肤弹性。现在有“吃兔肉强于吃狗肉，吃狗肉强于吃牛肉，吃牛肉强于吃猪肉”的说法。

兔肉虽好，冬季少吃，因其性寒之故，常吃兔肉不上火。

食疗方

1．消渴羸瘦：兔1只，去皮爪内脏，洗净煮汤，口渴时服用。

2．病后体弱，过敏性紫癜：兔肉500g，红枣20～30枚，同煮汤，加适量油盐调味食用。

鸭肉

专家提示

1. 滋阴养胃：用于阴虚所致的劳热、骨蒸、盗汗、遗精、咳嗽、咳血、咽干口渴。也用于各种虚弱病症。
2. 利水消肿：用于各种浮肿、腹水及月经量少等症。

九雁十八鸭　吃不过青头老鸭

鸭肉又名鹜肉、家凫肉。鸭肉既是美味佳肴，又是滋补佳品。食疗以老而色白，肥大而骨乌者为佳。青头老鸭最补。中医认为，鸭肉可滋五脏之阴，清虚劳之热，特别适宜夏秋季节食用，既能补充过度消耗的营养，又可祛除暑热给人体带来的不适。肉禽类食品多是温热性，而鸭肉最大的特点就是不温不热，清热去火。一般认为野鸭的滋补作用更好。老、嫩鸭的吃法不同，嫩鸭适宜于短时间加热的爆、炒、炸等烹调方法，老鸭适宜于长时间加热的蒸、炖、焖等烹调方法。

鸭肉和鸡肉不同，鸭是水禽类，性寒凉，适宜于体内有热的病症。鸡腿一般比较粗大，多烧着吃，而鸭子打汤吃比较鲜美。从食用来看，鸡翅、鸡腿的味道相对来讲更好一些，所以人们更喜欢吃鸡腿。鸭肉煨汤吃更适合于消化吸收，且味道更好一些，同时可以减轻寒凉的特性，所以补养身体，要吃鸡腿，喝鸭汤。有“鸡子两条腿，鸭子一碗汤”的说法。鸭载于《本草纲目·卷47》，名“鹜“。李时珍说：“鸭，水禽也。治水利小便，宜用青头雄鸭，取水木生发之象；治虚劳热毒，宜用乌骨白鸭，取金水寒肃之象也。”就是说，利水时用青头雄鸭，解毒时用乌骨白鸭为好。

鸭经常生活在水中，会吃一些小鱼小虾、螺蛳之类的食物，所以鸭蛋的蛋白质含量较高，蛋黄稍

食疗方

1．浮肿：白鸭1只，入豆豉、生姜、花椒适量，入鸭腹中，蒸熟，食用。

2．虚肿：老鸭1只，加厚朴6g，炖食。

3．慢性肾炎、浮肿：鸭1只，入大蒜50g于鸭腹内，煮熟食。

4．中风：白鸭血1日2杯。

5．久虚发热，咳嗽吐痰，咳血：黑嘴白鸭1只，取血入温酒中，饮。将鸭洗净，去肠拭净，入大枣肉100g，参苓平胃散末50g，缚定。用沙瓮1个，以炭火慢煨。将陈酒1瓶，作3次入之。酒干为度，取起，食鸭及枣。

6．大腹水病，小便短少：用青头雄鸭煮汁饮，厚盖取汗。

带一点腥味，质地比鸡蛋稍粗，其总的营养价值与鸡蛋差不多，只是味道不及鸡蛋鲜美。清明前后的鸭蛋，味道最好。

腌蛋一般用鸭蛋，即咸鸭蛋，当然也有用鸡蛋、鹅蛋、鹌鹑蛋者。鸭在清明节后下的蛋，而在端午节后腌的蛋，内陷不满，所以一般腌蛋要在清明节前腌蛋。咸蛋在腌制后煮熟食用较新鲜者味道更为鲜美、可口，也更加容易消化，其清热降火作用较未腌制者更强。咸蛋黄油可治小儿积食，外用和鸡蛋黄油一样，可以治疗烫伤、湿疹。

湖北地区有在端午节食用腌鸭蛋的习俗。端午节历来就有小伙子初次上门拜访未来的岳母，结了婚的女婿看望岳母的传统，俗称送端阳。送端阳一定不能少了鸭蛋，因为鸭蛋在民间有能辟邪驱毒的说法。蛋能孕育生命，而鸭蛋个大，壳坚，象征了家庭开枝散叶，生生不息，圆圆的蛋，自然有祈求阖家团圆的意愿。

7. 水病垂死：青头鸭1只，和米并五味煮作粥食。或白鸭1只治净，以豉半升，同姜、椒入鸭腹中缝定，蒸熟食之。雄鸭者良。

猪肉

专家提示

1. 滋阴润燥：用于热病津伤之口渴多饮，肺燥咳嗽，干咳少痰，咽喉干痛，肠燥便秘，消渴羸瘦。
2. 补益气血：用于气血亏虚等。

猪肉不如诸肉 百菜不如白菜

猪在《本草纲目·卷50》中以“豕“为正名。猪肉是人类最重要的食物之一，为人们喜爱的食品，亦为蛋白质、脂肪的最大来源之一，能滋养健身、促进发育。猪肉也是磷、铁的丰富来源，主要含在瘦肉中。猪肉由于含脂肪较多，同时胆固醇含量亦很高，多食会引起心血管系统疾病，这在古代的本草书中就有记载，唐代孙思邈说“久食令人少子，发宿痰”。梁代陶弘景说：“猪为用最多，惟肉不宜多食，令人暴肥，盖虚风所致也。”多食猪肉会损害人的健康、容颜，使人易

食疗方

1．病后体虚，失眠，肺结核：猪瘦肉200g，黄精50g，切片洗净，同放入碗内，放适量食盐、生姜、料酒调味，于锅中隔水蒸熟食用。

老，所以有“猪肉不如诸肉”的说法。但是猪肉并非不具营养作用，只是有的人不能吃。其实猪肉的补益作用也很好，有“鸡蛋吃一瓢，顶不到猪身一根毛”的说法。

猪肉炖汤味道鲜美，尤其是用排骨炖汤味道更好，骨头汤中含有人体需求的矿物质，尤其是老年人喝汤对身体有好处。在家庭中熬汤最好用砂罐铫子，不要用金属器皿，这样熬制的汤才鲜美，因为“卤锅肉好，砂罐汤好”。又有谚语云“少吃三斤肉，多喝一勺汤”；“老年喝煨汤，胜过吃药方”。猪骨头中所含的营养物质并不低，从营养角度来说，有“肉管三天汤管一，啃骨头管二十一”的说法，可见骨头汤的作用之好。

从食用来说，瘦肉以骨头缝中的最好吃，故有“岩头里的土肥，骨缝里的肉瘦”的说法。民间记载，冷水煮肉饮汤，热水煮肉吃肉，这样味道才鲜美。

2．老年慢性支气管炎：新鲜猪心1具，洗净稍干后，放进铁锅内加少量水，以食盐覆盖，文火炖1小时，抖去食盐，取猪心食。

3．禁口痢疾：腊猪肉脯，煨熟食之。

4．浮肿胀满不食：猪脊肉以蒜、薤烹食之。

5．打伤青肿：炙猪肉搨之。

6．小儿痘疮：猪肉煮汁洗之。

7．小儿火丹：猪肉切片贴之。

猪蹄具有良好的催乳作用，用于乳汁少、痈疽、疮痈等。其营养价值高，猪蹄中的一种胶质原蛋白，是构成“筋”的肌腱和韧带的主要成分。胶原蛋白可以促进毛发、指甲生长，保持皮肤细嫩、柔软，毛发有光泽。经常食用猪蹄有利于保持健康，延缓衰老。尤其是在通乳方面将其炖汤食用，为通乳要方。

至于说“百菜不如白菜”，是指白菜吃了不长胖，有益于身体健康。

鹅肉

专家提示

1. 益气补虚：用于脾胃气虚所致的消瘦乏力、食少；气阴两虚所致口干思饮、咳嗽、气短及消渴等症。
2. 和胃止渴：用于气阴不足所致口干喜饮、咳嗽、消渴等症。

喝鹅汤 吃鹅肉 一年四季不咳嗽

鹅肉有比较好的止咳化痰的作用。咳嗽不仅是由于人体肺的病变，而且与人体的五脏六腑皆有关。即是说，心肝脾肺肾五脏功能失常，都能产生咳嗽。古代本草记载鹅肉利五脏，解五脏热，止消渴。用鹅肉炖萝卜可大利肺气，对于老年慢性气管炎和肺气肿有较好的预防和治疗作用。深冬感冒较多，经常吃一点，对治疗感冒和急慢性气管炎有良效，所以常食鹅肉、喝鹅汤，可以防治咳嗽。

食点鹅肉汤，对于身体有强壮作用，能补充营养。《随息居饮食谱》记载，鹅肉补虚益气，暖胃生津，《本草纲目·卷47》记载鹅肉能止消渴。尤适宜于气津不足之人，凡时常口渴、气短、乏力、食欲不振者，喝鹅汤，吃鹅肉，身体壮，能长寿。

鹅肉鲜嫩松软、清香不腻，在深冬食之符合中医养生学“秋冬养阴”的原则。在食用方面，有“鹅肉鸡蛋不同窝，一同入胃伤身体”的说法，故不提倡将鹅肉与鸡蛋在一起吃。

鹅肉是虚弱多病的老年人的高级食用物，谚语讲“年老体质虚，常吃鹅鸭鸡”。鹅肉对于全身浮肿、面色不泽、食欲减退、咳嗽痰多、小便不利等有较好的补虚作用。鹅肉的食性比较平和，具有滋阴的作用，也比较容易消化，无论是烧吃或是炖汤吃均可。鸡肉的营养价值高，从食性来看偏温，通常称为温补之品。

食疗方

1．阴虚发热、手足心热、腰腿乏力、健忘：鹅肉500g，鱼鳔40g，煮熟用食盐、味精调味食用。

2．消渴病：鹅肉100g，山药30g，葛根30g，熟地30g，花粉15g，莲肉15g，扁豆15g，水煎，去药渣，饮汤食鹅肉，每日1料。

3．噎嗝，血痨，妇女骨蒸潮热、月经量少或经闭：鲜鹅血1杯，每次冲黄酒饮。取鹅血的方法：用注射器在翅膀下面找出大血管，抽取鹅血，每日抽取5～10ml，趁热服下。宜连续服用。此方现用治食道癌。

三者的特点是，鸡肉偏温，属于温补，鸭肉偏寒，属于凉补，而鹅肉居于中间，性质平和，属于平补。老年人阳虚多见，以吃鸡肉更佳，但缺点是不太容易消化。鸭肉容易消化，但偏寒容易损阳气，老年人不能食之过多。鹅肉的味道不及鸡、鸭好，比较滋腻。老年人可以结合上述几味食物的特点，灵活选吃。

蔬菜篇

五菜为充　疏通壅滞

荤素搭配　命百岁

葱辣鼻子蒜辣心　青椒专辣前嘴唇

蔬菜是个宝　赛过灵芝草

刀豆不熟　吃了有毒

百菜白菜最为上　多吃白菜保平安

平时多吃葱　一身好轻松

……　……

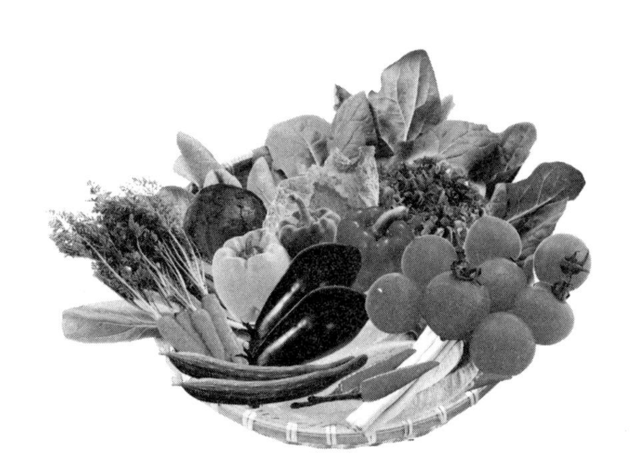

五菜为充 疏通壅滞

五菜为充，源于《内经》，即蔬菜能补充虚弱，调整机能，维持健康，抗御疾病。

蔬菜在中国饮食文化中占据重要的位置，食用的历史非常悠久。《本草纲目》指出："凡草木可茹者谓之菜，韭、薤、葵、葱、藿，五菜也。"我们现在所云的五菜并不限于上述五种，而泛指各种蔬菜。

五菜为充，充，有补充、充实的意思，是指各色蔬菜能够补充人体所需的维生素，而丰富的膳食纤维能够"疏通壅滞"，多食蔬菜有助于大便通畅，排空肠道毒素，更利于健康。古代医家主张饮食宜淡泊，不宜浓厚，宜平和，不宜大寒大热，应适当减少肉食，多食蔬菜。

孔子在《论语·乡党篇》中指出："肉虽多，不使胜食气"，即日常膳食应以植物性食物为主，即使肉多时，亦不可食肉超过食谷、食菜。孔夫子在这里指出了膳食结构中动物性食物与植物性食物的大致比例，这种模式流传至今，这是人们从实践中悟出的理论，是符合养生之道的。人类在摄取食物时，应充分体现食物来源多样性的原则，谷物、豆类为主，进食足量蔬菜，兼食水果，以动物性食物作为辅助性的膳食。

蔬菜能够补充人体所需的维生素，而丰富的膳食纤维能够疏通壅滞，即强调蔬菜的作用。菜之于人，补非小也。尤其是中老年人的饮食更应淡泊、平和一些，因为人到40岁以后，若大量摄入脂肪，易使身体发胖。过度肥胖不仅举止不灵，影响健美，而且容易诱发一系列疾病。

有句谚语讲"宁吃朝天长，不吃背朝天"，意思是告诉人们多吃植物类蔬菜，因为蔬菜均是朝天生长的，蔬菜的营养均衡，有利于人体的生长发育，同时蔬菜类食物从食用来看，其最终代谢产物属于碱性，对于身体有益。一般动物类是以背朝天生活的，而动物类食物的最终代谢产物属于酸性，从食性来看，人体摄取碱性食物为好。

荤素搭配 命百岁

生活中强调食用蔬菜的重要性，并不是否认肉食类食物的地位，正确的食用方式应该是多吃素，少吃荤，而不是不吃荤，只有荤素搭配，兼顾身体多方面的需求，才能保证身体健康。既吃荤，又吃素，身体好，体质壮，进而才能长寿。

荤素搭配是膳食的重要原则之一。素食使体液呈碱性，荤食使体液呈酸性。素食中含不饱和脂肪酸多，有助于防止动脉粥样硬化。荤食中蛋白质是完全蛋白质，含有人体必需的氨基酸。荤食、素食搭配可取长补短，有利于健康。总之，对于健康人来说，只要营养全面、饮食充足，就可以保证身体的需要，不要盲目进行药补。

葱辣鼻子蒜辣心 青椒专辣前嘴唇

葱的鳞片里含有一种挥发油，油中主要成分是蒜素。这种东西平时被葱的皮包住，在葱白里，当剥去表皮后，就马上向四周扩散，刺激人的鼻子、眼睛，人自然就会流泪了。

大蒜中含有的挥发油，内含蒜氨酸。蒜氨酸没有挥发性，也没有臭味，只有在切蒜的时候，蒜氨酸在蒜酶的作用下才分解为臭味的蒜素。

辣椒以辣著名，越小者味越辣，大者反而不辣，小者多作调味品，大者多作菜蔬食用。辣椒中含有一种辣椒碱，有很强的刺激性，人的舌头只要接触辣椒碱，就有辛辣的刺激感，特别是辣椒的胎座和籽里所含的辣椒碱最多，故最辣，有杀菌作用。正因为辣，吃到嘴里有辣烫感，到胃中有烧灼感，大便时肛门有热辣感。辣椒素能刺激鼻腔黏膜和眼结膜，做菜时人闻到辣味，便会打喷嚏、流眼泪，甚至呛得透不出气来。人的嘴唇上和口腔内的皮肤比较娇嫩，一接触到辣椒素，就会被它刺激得火辣辣的。为了避免其刺激性，食用辣椒可以去掉其胎座和籽。

蔬菜是个宝 赛过灵芝草

蔬菜是可作副食的草本植物的总称，也包括少数可作副食品的木本植物和菌类、藻类。所谓蔬，凡草菜可食者统名曰蔬。菜，指供作副食的植物，古代不包括鱼肉蛋。

蔬菜有陆生和水生。陆生有家种和野生之分，陆生的蔬菜多补虚，如扁豆；野生的多清热解毒，如荠菜。水生的有淡水和咸水之分，淡水的如藕，多能清热，咸水的能软坚，如紫菜。

蔬菜是人们每日不可缺少的食品，是人体维生素、蛋白质、矿物质、碳水化合物等营养物质的重要来源。

蔬菜的作用：①帮助消化。②刺激食欲。③促进胃肠蠕动。④调节体内酸碱平衡。⑤有效地维持和改善人体正常生理活动。⑥强健身体。

蔬菜作为食疗膳食用来防治疾病具有悠久的历史，多吃蔬菜可有效地维持和改善人体正常生理活动，强健身体，所以说“蔬菜是个宝，餐餐不可少”。蔬菜品种繁多，颜色各异，所含的营养成分不同，对人体健康的作用亦不一样。食品的颜色与营养的关系极为密切，食品随着它本身的天然色素由浅到深，其营养价值愈为丰富，蔬菜营养价值的高低由深到浅，为黑色—绿色—紫色—红色—黄色—无色（白色）。

黑色的蔬菜，如豆豉、海带、紫菜、黑木耳等，给人以质朴、味浓的食感和强壮感，能明显减少动脉硬化、冠心病、脑中风等严重疾病的发生率。

绿色的蔬菜，多为叶菜类，如菠菜、油菜、芹菜、蕹菜、荠菜、芥菜、甜菜、韭菜、青辣椒、葱等，给人以明媚、鲜活之感。多吃绿色的蔬菜，对眼睛有好处，能减少关节炎发病率，对高血压病及失眠者有一定的镇静作用，有益于肝脏。

紫色的蔬菜，如紫茄子、豇豆等，其味道浓郁，使人心情愉快，并对防治高血压病、咳血等病有益。

红色的蔬菜，如苋菜、西红柿、红辣椒、红萝卜等，其特点是色泽鲜艳，人见人爱，给人以醒目、兴奋的感觉，能提高人们的食欲，能抗病毒，抵抗感冒。

黄色的蔬菜，如金针菜、韭黄、胡萝卜、南瓜等，给人以清香、脆嫩的感觉，使人倍觉清新，可调节胃肠消化功能。

白色的蔬菜，如大白菜、莲藕、竹笋、冬瓜、花菜、卷心菜、马铃薯、白萝卜、白茄子等，给人以质洁、清凉、鲜嫩的感觉，有益于防治高血压病和心脏疾病，不会使人发胖，颇受心血管病人的青睐。还可调节视力，安定情绪，对高血压病、心脏病，尤其是肥胖病的防治有很好的效果。

日常生活中必须同时食用多种不同颜色的蔬菜，方能起到取长补短、互通有无的作用。蔬菜对人体确有很大好处，但好菜不过食，美味不过量，每次也不能吃得过多，过食过量反而伤身。

刀豆

专家提示

1. 和中下气：用于胃气上逆之呃逆、反胃呕吐，亦可用治痢疾。
2. 温肾助阳：用于肾阳虚腰痛。
3. 活血化瘀：用于血瘀所致腰痛，妇女经闭，其活血作用较平和。以胃脘气滞兼瘀者可使用。

刀豆不熟吃了有毒

刀豆果实以荚形似刀，种子亦似刀，故名刀豆。以个大，饱满，色泽鲜艳者为佳。刀豆所含蛋白质比玉米、大米还要多，并含铁质，可以满足补铁的需要。

刀豆是一种普通的菜肴，分刀豆子和刀豆嫩荚壳。中医入药一般用的是刀豆子，作为食疗用的是刀豆嫩荚壳。未成熟的刀豆荚与扁豆荚营养价值相当，但因所含维生素A 和维生素C 低，吃起来口感差，不太受人们的喜欢，故刀豆并不常用。刀豆载于《本草纲目·卷24》，李时珍说："温中下气，利肠胃，止呃逆，益肾补元。""其暖而补元阳也。又有人病后呃逆不止，声闻邻家。或令取刀豆子烧存性，白汤调服二钱即止。此亦取其下气归元，而逆自止也。"

用刀豆作为药用，有数百年的历史，尤其是治疗呃逆有悠久的历史，可单用刀豆研末，吞服。对于肾虚腰痛，可以将刀豆研末，填入猪腰子里，外裹叶，煮熟后食用。刀豆还可治疗百日咳、疝气、久痢、头痛、肋间神经痛。据认为，治疗精神分裂症可以用刀豆粉、米粉各等份，将蝮蛇烧存性后研末取6g，共混合研匀，以开水送服，每次3g，每日2次，有一定效果。

刀豆嫩荚食用，质地脆嫩，清香淡雅，可单作鲜菜炒食，也可和猪肉、鸡肉煮食，更多的是腌制酱菜或泡菜食之。在烹调刀豆时应该煮熟煮透，未经煮熟的刀豆可引起中毒，毒素刺激胃肠道，引起上吐下泻、腹部胀痛、胸闷气急，以及头晕、头痛、畏寒等。若多次呕吐后还会发生痉挛性抽搐，随即昏迷，心率加快，血压升高。在食用时煮熟煮烂可破坏其对人体的伤害作用，但因刀豆多腌吃，故每次食用不可过量。

食疗方

1．呃逆不止：刀豆研末，开水送服。

2．胃寒呕吐：刀豆壳30g，水煎后加红糖饮用。

大白菜

专家提示

1. 养胃：用于胃热阴伤、津液不足之唇舌干燥、食少、大便秘结之症。亦用于牙龈肿胀、牙缝出血、喉头梗阻等现象。生食（凉拌）、熟食均可。

2. 利小便：用于小便不利证，因其性甘淡平和，久食无副作用。

百菜白菜最为上 多吃白菜保平安

白菜鲜嫩可口，滋味鲜美，能增进食欲，尤其在进食肥美佳肴后，吃白菜大有益处。大白菜曾是我国北方地区的当家菜，人们对白菜百吃不厌，不仅因其煎炒、烹煮、凉拌、做馅都相宜，而且还因其广种、宜种，货源充足，具有较高的食用价值。在我国古代，蔬菜品种很少，白菜是主要蔬菜，荤素皆宜，有“百菜不如白菜”的说法。古代一些高洁之士，常将食白菜作为磨砺道德修养之道。《本草纲目·卷26》以菘为正名。

近年研究发现，以食肉为主的地区，结肠癌发病率显著高于食含纤维素为主的地区，现多认为吃蔬菜、果品等含纤维素食物，可预防结肠癌，其可能是由于纤维素能缩短食物残渣在肠内停留时间，增加粪便排泄量，对肠中毒素起稀释作用。在防癌食品排行榜中，白菜排在大蒜的后面，最新研究还发现白菜对预防乳腺癌有益。

白菜的吃法多种多样，较多的方法是炒吃，也可以用其打汤，将白菜、萝卜做汤也是常用吃法。根据荤素搭配的方法，可以与肉食类同汆汤食用，则味道、口感均要好些，也维持了身体的多方面的需求，故有“白菜萝卜汤，益寿保健康”之说。

就食用的味道来说，白菜心更好吃，菜心是大白菜最嫩的部分，口感较之外面的部分更好，不腻不燥，还可以帮助消化。所以民谚说“好菜不过白菜心，老实不过庄稼人”。人们常用的饺子馅，最多用的就是白菜馅，其不腻，不燥，

食疗方

1．便秘：大白菜帮洗净、炒熟后，入适量作料食用。

2．消化性溃疡出血：大白菜捣烂绞汁，略加温后，饭前饮服，每次200ml。

3．咳嗽痰多有热：大白菜适量加冰糖煎成浓汤服用。

又有“白菜吃半年，医生享清闲”；“白菜豆腐保平安”之说。著名画家齐白石说：牡丹为花之王，荔枝为果之先，独不论白菜为菜之王，何也？可见他对白菜的评价之高。

大白菜含有丰富的纤维素，纤维素被现代营养学家称为“第七营养素”，有刺激肠蠕动、促进大便排泄、帮助消化的功能，从而能排毒养颜。纤维素的另一作用，就是能促进人体对动物蛋白质的吸收，研究发现，单纯进食肉类等动物蛋白质，机体对蛋白质的吸收率为70%，而加吃蔬菜等多种纤维素食物后，则吸收率可增加到80%。就脂肪、糖类等含量而言，白菜的营养价值不算高，它所含的维生素、矿物质也属一般，因此它是肥胖病、糖尿病患者很好的辅助食品。建议需要瘦身者多吃白菜。

白菜叶用开水焯软外敷患处可治疗烧伤、刀伤、血肿、湿疹、斑疹、痤疮、关节炎、神经痛等病。

大葱

专家提示

1. 通阳发表：用于风寒感冒，头痛鼻塞。
2. 解毒止痛：用于乳痈初起，胸胁痛，阴寒腹痛。

平时多吃葱 一身好轻松

葱又名和事菜、和事草。葱有大葱、小葱之别，北方以大葱为主，南方以小葱为主，既作蔬菜食用，又作调料。入药多用小葱，作为蔬菜多用大葱，一般是将其炒吃，而北方人则多喜欢用大葱和酱夹在大饼中吃。作为调味品，葱的鳞茎称为葱白，作药用用小葱葱白。葱白具有较强的杀菌作用，冬春季呼吸道传染病流行时，吃些生葱有预防作用，并可防治脑血管硬化。葱载于《本草纲目·卷26》，李时珍说：“除风湿，身痛麻痹，虫积心痛，止大人阳脱，阴毒腹痛，小儿盘肠内钓，妇人妊娠溺血，通乳汁，散乳痈，利耳鸣，涂猘

食疗方

1．小便不通，小腹胀痛：葱白、田螺等量，一同捣烂烘热贴于脐下。

2．乳痈，疮肿：葱白捣烂，外敷。或葱白、蒲公英各适量，捣烂后，敷于肿胀部位。

3. 鼻衄：鲜葱叶1根，剖开以干净棉球放葱叶内膜蘸汁，使葱叶渗湿棉球，塞入出血鼻孔。

4. 小便不畅，癃闭：大葱500g，麝香0.5g，捣烂拌匀贴肚脐上15分钟。也可以用葱白和食盐等量以布包好，熨脐下。

5. 跌打损伤：大葱捣烂，用适量酒一起敷于患处。

6. 小便闭胀，不治杀人：葱白炒，帕盛，更互熨小腹，气透即通也。

7. 大小便闭：捣葱白和醋，封小腹上，灸七壮。

8. 小儿虚闭：葱白3根煎汤，调生蜜、阿胶末服。仍以葱头染蜜，插入肛门。少顷即通。

9. 急淋阴肿：泥葱半斤，煨热杵烂，贴脐上。

10. 阴囊肿痛：葱白、乳香捣涂，即时痛止肿消。

11. 肠痔有血：葱白煮汤熏洗立效。

食疗方

1. 风寒感冒之头痛鼻塞：葱白15g切碎，沸水泡，趁热饮。

2. 预防感冒：生吃大葱。也可以将油烧热浇在切细的葱丝上，再与豆腐等凉拌吃。

犬伤，制蚯蚓毒。”

葱有刺激机体消化液分泌的作用，能够健脾开胃，增进食欲。葱中所含大蒜素，具有明显的抵御细菌、病毒的作用，尤其对痢疾杆菌和皮肤真菌抑制作用更强。所含果胶，可明显地减少结肠癌的发生，有抗癌作用，葱内的蒜辣素也可以抑制癌细胞的生长。平时多吃葱，可以促进消化吸收，还可以起到抗菌抗病毒、防癌抗癌的作用，保证身体一身轻松。

葱有解表作用，可以用于轻微的感冒病证，平时吃点葱，有利于体内的新陈代谢，促进排汗。同时葱具有特殊的香味，能刺激食欲，也有利于旺盛脾胃功能，所以经常吃点葱对于健康有利。葱以生吃为佳，这是人们均知晓的道理。

葱不宜与蜂蜜、狗肉、公鸡肉、大枣、杨梅同食。湿疹、感冒汗多、目疾、疮疡、狐臭、皮肤痒疹者不宜食用。因有发汗作用，多汗的人不宜多吃。

1998年作者在湖北老年大学讲授中医食疗学，当讲到葱不能与蜂蜜同吃时，有一老年学员讲，其有一位朋友，因不知道二者不能同吃，因一次性吃得过多，后治疗无效而死亡，要引起注意。

鼻子不通吃根大葱

大葱具有发汗解表、散寒通阳的作用，可治风寒感冒轻症。葱内所含的挥发油等有效成分，具有刺激身体汗腺，达到发汗散热之作用；葱油刺激上呼吸道，使黏痰易于咯出。风寒感冒，鼻塞不通时及时吃点大葱可减轻病症。“鼻子不通，吃点火葱”，也是此意。

在我国民间，常用三根汤，即用葱根、白菜根、萝卜根煮水喝来预防和治疗感冒。当有人伤风感冒、鼻子不通气时，往往用几段葱加几片姜煮一碗汤，趁热喝下去，再盖上被子出点汗，感冒的症状就会减轻或痊愈。中医治感冒的良方葱豉汤，就是用葱白二两、淡豆豉一把煎汤服。因此，在冬季呼吸道传染疾病流行时，吃点生葱，大有好处。

3. 手癣：将葱头捣烂，加白蜜调和后徐搽患处。

4. 防油溅：油炸食物时，将1节葱放入锅中，油就不会四处飞溅了。

5. 去饭糊：当偶尔将饭煮糊后，可以马上取1根较粗的大葱，洗净，切成散段，趁热将鲜葱插入饭中，立即盖上盖子，约10分钟后揭开锅盖就无煳味了。

6. 赤白下痢：葱白1握细切，和米煮粥，日日食之。

7. 便毒初起：葱白炒热，布包熨数次，乃用敷药，即消。或用葱根和蜜捣敷，以纸密护之。外服通气药，即愈。

8. 痈疽肿硬：痈疖肿硬无头，不变色者。米粉4份、葱白1份，同炒黑，研末，醋调贴。

9. 一切肿毒：葱汁渍之。

10. 乳痈初起：葱汁，顿服。

11. 疔疮恶肿刺破：以老葱、生蜜杵贴。

12. 刺疮金疮，百治不效：葱煎浓汁渍之，甚良。

13 水病足肿：葱茎叶煮汤渍。

14. 小便不通：葱白连叶捣烂，入蜜，敷外肾上。

大蒜	专家提示	1. 温中消食：用于脾胃虚弱、寒气凝滞致胃脘及腹中冷痛，饮食积滞，腹胀不舒，痞闷食少。 2. 解毒杀虫：用于痈肿疔毒，肺痨，钩虫，蛲虫病，泄泻，痢疾，癣疮。 3. 解鱼蟹毒：治疗鱼蟹中毒所致的腹泻、腹痛。

大蒜是个宝 常吃身体好

大蒜载于《本草纲目·卷26》，以“葫”为正名。李时珍说：“捣汁饮，治吐血心痛。煮汁饮，治角弓反张。同鲫鱼丸，治膈气。同蛤粉丸，治水肿。同黄丹丸，治痢疟、孕痢。同乳香丸，治腹痛。捣膏敷脐，能达下焦消水，利大小便。贴足心，能引热下行，治泄泻暴痢及干湿霍乱，止衄血。纳肛中，能通幽门，治关格不通。”大蒜所含的大蒜素有很强的杀菌作用，其进入人体后能与细菌的胱氨酸反应生成结晶状沉淀，使细菌的代谢出现紊乱，从而无法繁殖和生长。

大蒜能抗感染，对多种致病菌有抑制、杀灭作用，能治疗肺结核、流感、流脑、霍乱、丹毒、百日咳等多种疾病。大蒜中含有丰富的抗病毒成分，能预防感冒，增强身体免疫力。在换季的时候，多吃一些大蒜有良好的作用。大蒜既是调味佳品，又为食用佐蔬，是预防保健、治疗疾病的一味多功能的良药。

食疗方

1. 预防流行性感冒：将大蒜捣烂加十倍水，滴鼻子。

2. 鱼骨哽咽：独头蒜塞鼻中，自出。

3. 牙齿疼痛：独头蒜煨，热切熨痛处。

4. 脑泻鼻渊：大蒜切片贴足心，取效止。

5. 阴肿作痒：蒜汤洗之，效乃止。

6. 食蟹中毒：干蒜煮汁饮之。

大蒜可以抗癌，但是在食用方面一定要注意，要把它切成一片一片的薄片，放在空气里15分钟后，与氧气结合产生大蒜素，这样吃了才起作用。据调查，爱吃大蒜的人，患癌症较少，其中之秘，不言而喻，若每天吃20g 大蒜，可降低各种癌症的发病率。其可阻断亚硝酸盐的产物，减少亚硝酸胺的合成，从而起到防治效应，也能增强白细胞抗癌能力。大蒜还能促使癌前期病变的细胞转化为正常细胞。

食用大蒜要注意：

1．大蒜应捣碎成泥，先放10～15分钟后，要让蒜氨酸和蒜酶在空气中结合产生大蒜素后再食用。

2．大蒜以生吃为好，大蒜素遇热会很快失去作用，生吃大蒜促进胃肠蠕动，增强唾液和胃液分泌，具有助消化的作用。现在认识，大蒜素遇热或遇碱后分解，许多有药理活性的物质就被破坏，营养价值也降低。民间有“生葱熟蒜”的说法，看来欠科学。大蒜如果煮熟了就失去了原有的营养价值，抗氧化剂会损失很多。

3．大蒜并不是吃得越多越好，每天吃几瓣蒜即可，多吃也无益，这是因为吃大蒜易上火，口中还有股浓烈的蒜臭味。

4．大蒜辛温，过多食用会出现口干、视力下降等症状。这在古代本草著作中早有记载，大量食用对眼睛有很强的刺激作用，容易引起眼睑炎、眼结膜炎。此外实热体质、阴虚火旺、胃及十二指肠溃疡、胃炎、便秘、胃酸过多、肝炎、胆囊炎、肾炎、贫血、甲亢、痛风病人不宜食。

只要三瓣蒜 痢疾好一半

大蒜含有人体必需的多种营养成分，可供人类食用，乃美食佳蔬，且物美价廉，安全无害，食用方便，又能防病治病，供以医用，是一味多功能的良药美食。吃蒜能达到预防保健、防治疾病、延年益寿的目的。经常食用大蒜的人，能增强人的体质，如我国北方人的体质普遍比南方人强壮，同北方人多吃大蒜也不无关系。所以有“冬吃生姜夏吃蒜，有病不用背药罐”的说法。

将生蒜捣成泥，温开水服下，对肠炎、细菌性痢疾有很好的疗效。谚云“大蒜不值钱，能防痢疾与肠炎”。大蒜具有溶解体内瘀血的功能，能迅速解除疲劳，增进食欲，使大脑功能更为提高。还可降血压，防治肥胖病、糖尿病。

食疗方

1．预防痢疾：蒜头10g，捣烂，用温开水100ml，浸泡1小时，加适量白糖，1天分3次服用，也可生食，还可用10％的大蒜浸液100ml保留灌肠。

2．喉痹肿痛：大蒜塞耳、鼻中。

吃肉时应当适量吃点蒜，有利于营养吸收。在谷物、蔬菜和肉类食物中，尤其是瘦肉中含有丰富的维生素B_1，维生素B_1在机体内停留的时间常常很短，会随小便大量排出。如果在吃肉类食物时，同时再吃些大蒜，肉中的维生素B_1就能同大蒜中的蒜素结合，使它由原来的水溶性变为脂溶性，从而延长维生素B_1在人体内的停留时间，这样就可以提高维生素B_1在胃肠道的吸收率，减少维生素B_1的丢失。因此，有人说“吃肉不吃蒜，营养减一半”。

用大蒜治病，效果很好。《本草纲目》记载：“尝有一妇，衄血一昼夜不止，诸治不效。时珍令以蒜傅足心，即时血止，真奇方也。”这是讲李时珍用大蒜治流鼻血效果很好。用的方法是将大蒜捣烂，敷在足心，即足底的前1/3处，一般只敷2小时左右，如时间长，会导致皮肤起泡，不便于走路。此方现在应用于临床的确有效。

陈大蒜效果好。大蒜的有效成分为挥发性的蒜辣素，新鲜大蒜中大蒜素含量少，而含一种氨基酸，此酸被大蒜中存有的蒜酶分解后生成大蒜辣素，因此大蒜不辣。风干的老大蒜较辣，且越辣越好。分析表明，大蒜成熟后贮藏一段时间，其药用价值随之提高，且紫皮大蒜较白皮大蒜作用更优，独头蒜较多瓣蒜要好。

大蒜有股浓烈的大蒜味，解除吃大蒜后所散发出的难闻的蒜臭的方法，可以：①嚼些茶叶。②白糖水漱口。③用1片当归含口内。④吃几枚大枣。⑤吃几粒花生。⑥用少许大蒜茎叶放口内细嚼。⑦喝点生姜水。⑧吃点山楂。

3．鸡眼：患部洗净，以小刀将角化物消除，使接近出血时，将大蒜捣成泥状，敷。亦可用蒜头、葱白各适量捣烂如泥，用醋酸少许调匀，患处消毒，用手术刀或利刀割开鸡眼表面粗角质膜，使其真皮软化，取大蒜塞满切口，用纱布固定，每日或隔日换药1次。

4．鱼骨哽咽：独头蒜塞鼻中。

5．蜈蚣、蝎子蜇伤：大蒜捣烂取汁，以汁磨患处。

6．水气肿满：大蒜、田螺、车前子等份，熬膏摊贴脐中。

7．泄泻暴痢：大蒜捣贴两足心。亦可贴脐中。

8．鼻血不止：蒜研如泥，左鼻血出，贴左足心；右鼻血出，贴右足心；两鼻俱出，俱贴之。

9．心腹冷痛：醋浸蒜至二三年，食至数颗，其效如神。

10．喉痹肿痛：大蒜塞耳、鼻中，日2次易之。

马齿苋

专家提示

1. 清热解毒：用于热毒或湿热之血痢，泄泻，肺痈，带下，肠痈，疮肿，瘰疬，丹毒，虫蛇咬伤。尤为治痢要药。
2. 凉血止血：用于便血、热淋，血淋，可以大剂量食用。

吃了马齿苋到老无病患

马齿苋因其叶小而肥，有些像马的牙齿，性滑利似苋，故名。又名长命菜，是因为其生命力强，需焯后才能晒干之故。又名五行草，乃因其叶青、梗赤、花黄、根白、子黑。

近年来，野菜已成为城镇居民的美味时尚，马齿苋就是常食野菜之一。将马齿苋作美味，早在唐代孟诜《食疗本草》一书中就有记载。李时珍说："散血消肿，利肠滑胎，解毒通淋，治产后虚汗。"

马齿苋具有良好的清热解毒、凉血止痢的作用，为治痢疾的要药，可单用本品煎服，多用于治疗下痢脓血，里急后重，甚至下鲜血之热毒血痢，肠痈腹痛，或热性出血。以马齿苋与粳米同煮后食用，治疗血痢就有良好效果。在治疗痢疾方面，以用新鲜者效果较佳。现代大多用于治疗肠炎、细菌性痢疾、肛周脓肿、肛门炎、便血、痔疮出血以及急性关节炎、膀胱炎、尿道炎等。民谚有"隔年腊月水止泻，当时马齿苋治痢"的说法。

对于痈肿疮毒，蚊虫咬伤，马齿苋亦有效，若化脓性疾病，捣烂外敷，能达到消肿止痛的作用。对于暑令疖肿，乳痈，丹毒，黄水疮，臁疮，湿疹，接触性皮炎，各种蚊虫叮咬所致局部肿痛，可

食疗方

1．肝炎：马齿苋500g，水煎去渣后加适量白糖或蜂蜜，分早晚服，每日1剂。

2．淋病：马齿苋150g，水煎，每天1剂，连服10天为1疗程，可服1～3个疗程。

3．血痢、肠炎：鲜马齿苋100g，水煎，加糖适量，分次服用。

4．肠炎：鲜马齿苋捣烂取汁，每次服50ml，每天3次。

5．痈久不愈：马齿苋捣汁，敷之。

6．脚气浮肿，心腹胀满，小便涩少：马齿草和少粳米，酱汁煮食之。

7．产后虚汗：马齿苋研汁服。

用马齿苋外敷或取汁外涂，亦可将其内服。对于因湿热下注所致淋证、带下，亦有良好作用。现也用来治疗急性阑尾炎、钩虫病、小儿单纯性腹泻、化脓性疾患、淋巴结核溃烂、皮肤粗糙干燥、维生素A缺乏症、角膜软化症、眼干燥症、夜盲症。

李绛《兵部手集》载，当年武元衡相国在西川时，患胫疮焮痒不堪忍受，百医无效。及到京，有厅吏上马齿苋方，用之便愈。李时珍将这一传说记录于《本草纲目·卷27》。

根据苏颂《图经本草》记载：马齿苋“能肥肠，令人不思食”。研究证实，马齿苋中营养要素丰富，但含热量极少，如今被人看作是一种典型的减肥食品，对预防和治疗肥胖等病有很好的作用。

马齿苋含有大量的维生素和脂肪酸，因是野菜，不受农药、化肥污染和病虫害侵袭的特点，是名副其实的绿色蔬菜。夏季天气炎热，人们睡眠少，常感眼痛或视力模糊，食用马齿苋有明目之功效。用马齿苋炒干研成粉末调蜂蜜外敷可治疗溃疡、疖肿等。

8. 产后血痢，小便不通，脐腹痛：生马齿苋菜汁，煎沸入蜜少许服。

9. 痔疮初起：马齿苋不拘鲜干，煮熟急食之。以汤熏洗。

10. 阴肿痛极：马齿苋捣敷。

11. 风齿肿痛：马齿苋嚼汁渍之。

12. 瘰疬未破：马齿苋同靛花捣掺，日3次。

13. 丹毒，疮痈：马齿苋捣，涂。

14. 蜈蚣咬伤：马苋汁涂之。

根据现在的认识，马齿苋所含维生素E 有防衰老的作用，能调整体内糖代谢过程，促进胰腺分泌胰岛素，从而达到降血糖的效果。

山药

专家提示

1. 补气健脾：用于脾胃虚弱、食少便溏、腹泻等症。
2. 补阴养肺：用于肺虚久咳等症。可单用但须大剂量使用。
3. 补肾固精：用于肾虚遗精、消渴、小便频数、带下病等症。

溃疡病　血糖高　吃了山药就会好

山药早在《山海经》中就有记载，在《神农本草经》中被列为上品。最有名的山药是产于河南怀庆府（相当于现河南修武、武陟以西，黄河以北的新乡地区）的怀山药，素有“怀参”之称。古今对山药的评价很高。

山药以薯蓣之名载于《本草纲目·卷27》。宋代寇宗奭认为，山药又名薯蓣，是因唐代宗名李豫，为了避讳而改为薯药，到了宋代因宋英宗名赵曙，又改为山药。但也有不同意这种说法的。

山药既可入食，又可入药。作为菜肴，既可单用，又可荤素搭配，其色香味形俱佳，是人们喜爱的一种常用食品。山药有野生与家种的区别，载于园圃者风味逊于野山药。野山药尤以腊月采者为佳，药用山药以质重色白者为好。怀山药粉性足，质坚实，颜色白，体粗壮，握之不裂，煮之不烂，蒸之不缩，补益力很好。李时珍说：能山药“益肾气，健脾胃，止泄痢，化痰涎，润皮毛。”“食薯蓣可以辟雾露。”根据此说，若雾霾严重，应多吃山药。

山药甘甜适口，补而不腻，如宋代名方六味地黄丸中就配有山药，其既能补气又能补阴，乃气阴双补的妙品。中医认为，其补益肺脾肾，为平补上中下三焦（肺：上焦；脾：中焦；肾：下焦）的药物。

山药最大的特点是能够治疗糖尿病，但需大剂量使用，可以将其作药或者食物来应用。张锡纯有两张治疗消渴病的效方，即玉液汤、滋膵饮，均以大剂量的山药配伍黄芪同用，并云“治消渴，曾拟有玉液汤，方中以怀山药为主，屡试有效”。（《医学衷中参西录· 医方·滋膵饮》）山药也是治疗胃溃疡、十二指肠球部溃疡的妙药。若用山药治疗糖尿病、胃溃疡，可以将山药单味研末用水冲服，坚持服用，能促使血糖降低或溃疡面愈合。

山药有毛山药和光山药之分，在冬季采挖后，除去外皮及须根，传统以硫黄熏后，晒干，为毛

食疗方

1．胃溃疡，十二指肠球部溃疡，脾虚泄泻：山药、粳米煮粥吃。或山药研末，米饮服。

2．糖尿病：山药蒸熟，每次饭前食100g左右，亦可煎水代茶饮。

3．冻疮、丹毒、乳腺炎、痈疽肿毒初起：鲜山药捣烂外敷。

4．脾虚泄泻：山药、粳米煮粥吃。或山药研末，米饮服。

5．补益虚损，益颜色，补下焦虚冷，小便频数，瘦损无力：薯蓣研细，入铫中，以酒一大匙熬令香，旋添酒1盏搅令匀，空腹饮之。

6．心腹虚胀，手足厥逆，或饮或苦寒之剂多，未食先呕，不思饮食：山药半生半炒，为末。米饮服10g，一日2次。

7．小便数多：山药、白茯苓等分，为末，每次饮服10g。

8．下痢禁口：山药半生半炒，为末，每服10g，米饮下。

山药。或选择肥大的山药，置清水中，浸至无干心，闷透，用硫黄熏后，晒干，打光，为光山药。这是从作为药用而言的，若作为食用，是不用硫黄熏的。现药用也不用硫黄熏。山药有怀山药和淮山药，怀山药为道地药材，主产怀庆府一带，淮山药是指产于淮河流域一带，非道地药材，所以中医所用的好山药应该是怀山药。

谚语“男山药，女百合”的意思是说男性应多吃山药，而女性应多吃百合。这是因为山药甘平无毒，偏于补气，食之补而不腻。块茎肉质柔滑，营养丰富，风味鲜美，不仅可烹，制成多种佳肴名菜，且可作粉或配制成多种滋补食品，故山药常被人们誉为滋补保健佳蔬，具有很高的药用、食用价值。其调补而不骤，微香而不燥，常服有白肤健身之益，以山药粉煮粥吃，可以达到补肾精、固肠胃的作用，对于肾精不足、脾失温煦而引起的腰膝酸软、男子遗精、女子带下、饮食欠佳、劳热咳嗽、大便不实效果很好。人们总结：山药药食兼用好，疗效突出效果佳，吸收血糖与血脂，吸收水分与毒素，降糖健脾护肠胃，通便不得胃下垂。

9. 痰气喘急：生山药捣烂半碗，入甘蔗汁半碗，和匀。顿热饮。

10. 湿热虚泄：山药、苍术等分，饭丸，米饮服。

11. 肿毒初起：带泥山药、蓖麻子、糯米等分，水浸研，敷。

12. 手足冻疮：山药一截磨泥，敷。

百合和山药作用基本相似，偏于养阴，因女子以阴血为本，故有“男山药，女百合”之说。

作者有一首治疗急慢性咽喉炎的经验方，命名为土牛膝利咽汤，效果良好：土牛膝15g，玄参15g，桔梗10g，麦冬12g，山茱萸15g，丹皮10g，山药15g，茯苓15g，泽泻10g，生地15g，甘草6g，青果15g，水煎服。此方中就配伍有山药。

作者在长期的临床中，还总结出一张治疗夜间磨牙的经验方，命名为补肾止齿介汤，治疗磨牙的效果非常好，药用：佩兰12g，泽泻10g，茯苓15g，藿香10g，益智仁10g，丹皮10g，山药15g，生地15g，山茱萸15g，石菖蒲10g，厚朴10g，陈皮10g，天花粉15g，车前子12g。

读者若患有上述疾患，可以对号入座，勿需辨证。

现代认为山药含淀粉酶，能促进蛋白质和淀粉的分解，增强机体的消化与吸收功能。山药含有大量的粘蛋白，能防止脂肪沉积在心血管上，保持血管弹性，防止动脉硬化过早发生；减少皮下脂肪沉积，避免出现肥胖；扩张血管，改善血液循环；防止脂肪肝的发生；防止结缔组织的萎缩，预防胶原病，如类风湿性关节炎、红斑性狼疮、硬皮病；降血糖作用好；增强机体免疫功能，抑制肿瘤细胞增殖等。故山药可作为抗肿瘤和放、化疗及术后体虚者的辅助药物。

木耳	专家提示	1. 凉血止血：用于血淋，血痢，崩漏，痔疮。治血痢腹痛，可以黑木耳炖服。崩漏可以与红枣、红糖适量，炖烂食用。大便下血，可以加糖和柿饼一起炖服。 2. 滋养润燥：用于肺燥肺痨、肠燥及体质虚弱的病症。

黑木耳是“木生宝”稀释血液溶栓好

木耳有黑木耳和白木耳之分，通常所说的木耳指的是黑木耳。

黑木耳特点是色泽黑褐，质地柔软，脆嫩滑润，口感细嫩，味道鲜美，风味特殊，可素可荤，能养血驻颜，令人肌肤红润，容光焕发，祛病延年，是一种营养丰富的著名食用菌。新鲜的木耳呈胶质片状，半透明，成圆盘形，侧生在树木上，耳形不规则，干燥后硬而脆，入水后膨胀，可恢复原状，柔软而半透明，表面附有滑润的黏液。

我国栽培木耳的历史已有上千年，根据其寄生的树木不同，又有桑耳、槐耳、榆耳等，对木耳的认识也不一样，现普遍认为其干燥，肉厚，朵大，无杂质者为好。用米汤泡发的黑木耳最佳，个大，鲜嫩，柔软，滑润，味美，风味独特。一般在小暑前采下的为春耳，质量最佳。木耳还被认为是“素中之荤”。

木耳中铁的含量极为丰富，能养血驻颜，令人肌肤红润，容光焕发，并可防治缺铁性贫血，乃补血妙品。能抑制血小板聚集，能显著降低血黏度与胆固醇含量，使血液得到稀释，降血脂，抗动脉硬

食疗方

1．治面部色斑、面色萎黄暗黑：黑木耳30g，猪瘦肉200g，红枣30g，煮熟服食，每日1次。

2．胃出血：黑木耳适量，清水浸泡一夜，煮烂后加白糖适量食用

3．大便下血、痔疮出血、高血压病：黑木耳、柿饼、红糖各适量，同煮烂食之。

4．动脉硬化、冠心病：黑木耳10g，豆腐100g，煎炒食用，每日2次。

5．贫血、崩漏、月经过多：黑木耳20g，红枣30g，红糖20g，煮熟服食，每日1次。

化，故可防治脑血管病和冠心病，是天然的抗凝剂。主治咯血、吐血、衄血、血痢、崩漏、痔疮出血、便秘带血等。木耳载于《本草纲目·卷28》，李时珍说："断谷治痔。"就是说治疗痔疮作用好。

黑木耳含有丰富的纤维素，能促进胃肠蠕动，促进肠道脂肪食物的排泄、减少食物中脂肪的吸收，防止肥胖，防止便秘。具有较强的吸附作用，可把人体中滞留在消化道的杂质吸附起来排出体外，从而起到清肠的效果。对无意食下的难以消化的头发、谷壳、木渣、沙子、金属屑等异物具有溶解与氧化作用。特别是有便秘习惯的老年人，坚持食用黑木耳，对预防多种老年疾病、抗癌、防癌、延缓衰老都有良好的效果。

6. 眼流冷泪：木耳炒炭存性，木贼，等量为末。每服6g，以清米泔煎服。

7. 崩中漏下：木耳炒见烟，为末，每服6g，或加血余炭。

8. 血痢下血：木耳炒，酒服即可。

9. 一切牙痛：木耳、荆芥等分，煎汤频漱。

黑木耳对胆结石、肾结石、膀胱结石等内源性异物有比较显著的化解功能。能促进消化道和泌尿道各种腺体分泌，从而润滑管道，剥脱分化、侵蚀结石，使结石变小易碎，易于排出。

不宜鲜食木耳，因为鲜木耳中含有卟啉物质，人食后经日光照射会引起日光性皮炎，若经过加工干制后，所含卟啉便会被破坏而消失。

李时珍引汪颖《食性本草》云："一人患痔，诸药不效，用木耳煮羹食之而愈，极验。"

冬瓜

专家提示

1. 利水消肿：用于水肿，小便不利，腹满。现常用其治疗肾炎水肿。
2. 清热解毒：用于暑热烦闷、消渴、热毒痈肿等。现常用其治疗痔疮。
3. 下气消痰：用于痰热喘促及哮喘，可与生姜配合应用。

冬瓜减肥消肿常吃身体好

《本草纲目·卷28》载有冬瓜。并记载治疗小腹水胀，利小便，止渴。捣汁服，止消渴烦闷，解毒。也能消热毒痈肿。冬瓜以个大称雄于瓜类，天下结实者，无若冬瓜。原产我国南方。其生长季节是在春天播种，夏秋收获，又因为冬瓜在生长和成熟期间，瓜皮上常蒙有一层白霜样的粉状物质，很像冬天的寒霜，故名。在少数几种完全不含脂肪的食物中，冬瓜最为突出，可谓是减肥佳蔬。

冬瓜的肉质细嫩，清淡爽口，尤其在暑季，清淡的冬瓜能清热解暑，增进食欲，受到人们的普遍喜爱，是人人喜食的夏秋季主要蔬菜之一。作为菜肴，荤素皆宜。其含钠量低，含糖量少，产热量低，是水肿病、糖尿病、肾脏病、高血压病、冠心病、动脉硬化患者合适的食疗蔬菜。

冬瓜可作为外用美容品，《御药院方》记载，用冬瓜1个（去皮切片），酒150ml，加水适量煮烂，滤渣取汁，加白蜜500g，熬膏，每次洗脸后以此膏涂面，按摩，可除面部黑斑及黄褐斑。若过敏性出现皮肤瘙痒、荨麻疹，可将冬瓜煎汤外洗，用皮煎汤饮服亦可。

冬瓜可以防止人体内脂肪的堆积，有消肥降脂美容的功效，其本身也不含脂肪，为减肥要品。古

食疗方

1．减肥：冬瓜、赤小豆同煮汤食用。

2．妊娠水肿：冬瓜肉500g，赤小豆30g，煎汤饮。

3．中暑烦渴：鲜冬瓜捣烂绞汁，大量饮服。或煎汤代茶饮。

4．痱子：冬瓜切片，捣烂涂之。

5．积热消渴：白瓜去皮，食用。

6．产后痢渴，久病津液枯竭，四肢浮肿，口舌干燥：冬瓜以黄土泥裹，煨熟绞汁饮。

7．小儿渴利：冬瓜汁饮之。

8．痔疮肿痛：冬瓜煎汤洗之。

代人们对冬瓜倍加赞誉。《神农本草经》云：“令人悦泽好颜色，益气不饥，久服轻身耐老。”唐代《食疗本草》也说：“欲得体瘦轻健者，则可常食之。反之，若要肥，则勿食也。”可见冬瓜自古就被当成益寿、美容、瘦身的佳蔬。

夏季多吃些冬瓜，不但解渴消暑、利尿，还可使人免生疔疮。孕妇食用，其可调节人体的代谢平衡。冬瓜性滑利，一般认为，冬瓜经霜之后，食之尤佳。

9. 食鱼中毒：冬瓜汁饮。

10. 面黑令白：冬瓜1个，去皮切片，入酒、水，煮烂滤去滓，熬成膏，瓶收，每夜涂之。

冬瓜仁：又名冬瓜子，能清肺化痰，解毒排脓。炒熟久服，令人润肤驻颜，轻身耐老。尤对咳嗽痰多、咳痰黄稠的慢性支气管炎及肺脓疡等病证有良好的疗效。冬瓜的子多，古人称之为“百子翁”，单味冬瓜子煎汤服，可治疗慢性肾炎。将其炒黄研末，米汤送下，也可用治女子白带过多。

冬瓜子作美容品，去面部黑斑，润肌莹面，轻身耐老。《本草纲目》收载《肘后方》的一张冬瓜子美容方是：取冬瓜子（去壳）150g，桃花120g，白杨皮100g，细研，和匀，每次饭后服3g，连服，有使皮肤红润白净的作用。现在的用法是将冬瓜子煎水饮服。作者在临床上治疗面部黑斑、痤疮、蝴蝶斑就常常选用此法。

冬瓜皮：又名白瓜皮。甘寒，尤善利水消肿，并能清热解暑。利水消肿功效比瓜肉强，是中医常用的利水消肿药，主要用于水肿、小便不利、暑湿泄泻、荨麻疹。可煎汤服。若治疗痱子，可用冬瓜皮轻轻摩擦患处。1日数次即可见效。冬瓜皮现主要用治肥胖病。作者治疗肥胖病一般常用量是30g以上。

作者有一经验方山楂瘦身汤，治疗肥胖病效果良好，其中即应用了冬瓜皮，见本书“山楂”一节。

生姜

专家提示

1. 解表散寒：用于外感风寒，发热、恶寒，鼻塞、咳嗽等症，常配苏叶、荆芥、防风等同用。民间用于治疗外感轻症，可单用煎汤或加红糖调服。还可作预防感冒之用。亦可作为发汗解表剂中的辅助药，以增强发汗作用。
2. 温胃止呕：用于胃寒呕吐、痰饮。其功效甚捷，常与半夏同用。素有“呕家圣药”的说法。
3. 解毒：用于生半夏、生南星、鱼蟹中毒。故半夏、天南星多用姜制。误服半夏、南星中毒，而见喉舌麻痹者，可用生姜煎汤饮服。烹调鱼蟹时，加用生姜以解毒。

四季吃生姜 百病一扫光

在我国，食姜已有3000多年的历史。早在周代，已经开始人工栽培姜。春秋时，孔子就主张一年四季每天都应该吃姜。姜是常见的蔬菜和调味品，也是极好的保健食品，还是一味常用中药，可治疗感冒，咳嗽，胃寒呕吐，鼻塞，可解鱼、蟹等毒。《本草纲目·卷26》载有生姜。

姜以独特的去腥除膻本领和自身特殊的辛辣芳香，受到人们的赏识和青睐。在高档饭店、普通餐馆、集体食堂都可以找到姜的踪迹，几乎所有家庭中都备有生姜。在烹调鱼类食物时，如果没有生姜，菜肴就可能带有很浓的鱼腥味，甚至不堪食用。有“鱼不离姜，肉不离酱”的说法。

生姜具有良好的温暖胃寒的作用。中医认为脾胃为后天之本，若脾胃虚则可能导致诸虚，尤其是当出现胃寒证后，势必影响食物的吸收，只有脾胃功能健全，并靠自身来防病抗病，就能保证身体健康。多吃姜是有益处的，因此有“多食一点姜，不用开药方”；“夏季常吃姜，益寿保健康”；“一

食疗方

1．恶心呕吐：生姜、陈皮各10g，红糖适量，水煎服。

2．呕吐：鲜生姜20g，入水中煮，去姜，加入大枣5枚、粳米100g，煮成粥食用。

3．呕吐不止：生姜15g（或生姜汁30～60ml），半夏12g，水煎服。

4．慢性气管炎：生姜6片，白萝卜250g，红糖30g，水煎服，每日2次。

5．手脱皮：生姜30g，切片，用酒120ml浸泡，涂擦局部，1日2次。

片生姜胜丹方，一杯姜汤老小康”的说法。

在《奇效良方》中载有一首“容颜不老方”，谚云：“一斤生姜半斤蜜，二两白盐三两草，丁香沉香各半两，四两茴香一处捣，煎也好，点也好，修合此药胜似宝，每日清晨饮一杯，一世容颜长不老。”该方以生姜为主药，清晨煎服和沸水泡服，有防衰老、葆青春的奇特功效。方法是将生姜洗净，加入沸水中冲泡10分钟，再加1汤匙蜂蜜搅匀，每天饮用1杯，不间断应用，可明显减轻老年斑。也可将姜切碎，拌上精盐、辣椒油等调料，长期食用。

老年人常食生姜可以延缓衰老。据认为，生姜比维生素E 的抗衰老的作用还要强，故常吃生姜可以消除人体内的致衰老因子——自由基。患有心脑血管病的人常吃生姜，可减少疾病复发率。生姜有刺激皮肤和毛发生长的作用，用它反复外擦患处，可促使毛发生长，并可治疗神经性皮炎、斑秃、白癜风。

朝食三片姜 犹如人参汤

清晨起床时，气血运行尚待促进，胃中之气有待升发，这时如果吃点姜或喝碗姜汤，可以温胃散寒，振奋精神，激发阳气升腾，加强气血运行，食道和胃部暖热，肠道舒畅，食欲大增，好像喝了人参汤一样，故早上吃生姜利于身体健康。

人们一天中从上午开始要进行劳作，吃点姜可以促进消化，健全脾胃的功能，但如果在晚上食用过多就不妥了，因为夜晚入睡，胃肠功能相对而言处于蠕动少的状态，而生姜温性，有促进肠蠕动的作用，这样不利于人体休息，故不宜在晚上吃生姜。有“生食三片姜，胜过人参汤”；“早上吃姜暖肠胃，晚上吃姜如刀枪”的说法。

明代李时珍对姜更是赞不绝口：“凡早行山，宜含姜一片，不犯雾露清湿之气及山岚不正之邪。”

生姜可以用来治疗所谓“头痛脑热”之类的小病，当患有感冒、胃寒胃痛，用生姜煎水内服有一定的作用。因姜能抵御风寒，其所含姜辣素，具有加快心跳、扩张血管、加速血流、增高体温、促进

食疗方

1. 风寒感冒：生姜、苏叶等份，水煎服。亦可用生姜15g，红糖少许，水煎服。或生姜6g，葱白3cm，大枣4枚，水煎服。

2. 冷咳：生姜60g，饴糖30g，水煎，趁热服下。

3. 久咳：生姜10g，蜂蜜5g，水浓煎服，每日3次。

4. 受寒胃痛，腹痛，痛经：生姜10g，胡椒10粒，红糖适量，水煎服。

5. 风寒骨痛，关节疼痛，患部冷感：生姜、葱白等量，捣烂，炒热，布包敷患处。

汗腺分泌的作用，中医认为具有解表散寒作用。

出门带块姜 时时保健康

生姜既是一味调味品，同时又可作为蔬菜单独食用。李时珍说：生姜“可蔬、可和、可果、可药”。尤其是在止呕方面具有非常好的作用，古代医家说其为“呕家圣药”。姜其貌不扬，但不可等闲视之。

若常晕车、晕船的人外出旅游，出发前口嚼生姜，再口含一块水果糖，或者用一片生姜贴在肚脐上，或放在鼻旁嗅闻，均能消除或减轻晕车、晕船的症状。故有谚语说：出门带块姜，时时保安康；多吃一点姜，益寿保健康等，充分肯定了姜对人体防病治病的效果。

另外姜还是老的辣，干姜是老姜晒干的，以辣著称。有“三斤子姜不如一斤老姜”的说法。中医认为干姜辛、热，可以治疗虚寒重症，如脾胃虚寒、胸腹冷痛、呕吐；阴寒内盛如四肢厥逆、冷汗自出；痰饮咳喘、痰多清稀、形寒畏冷等。尤其是男子应多吃姜，因为男子多阳虚之故，又有“男子多吃姜，胜饮人参汤”；“女子不可百日无糖，男子不可百日无姜”的说法。

根据中医的认识，生姜性温，有驱寒作用，但是生姜皮却性凉，有清热的作用，可以用于治疗热性病症。生姜皮的主要作用是利水消肿，用于治疗水肿，尤以治疗皮肤的水肿作用较好。如果是患有热性病证，在食用生姜时，最好不用去皮。

食疗方

1．神经官能性胃痛、腹痛：生姜汁10ml，土豆汁100ml，鲜橘子汁20ml，加热后饮用。

2．失眠：用布包裹切碎的生姜放在床头，闻生姜香味。

3．小儿遗尿：将老姜捣烂，浸泡在白酒中，睡前以酒擦肚脐以下正中线处，连用5天。

4．牙痒：将生姜捣烂咬在牙上。另外用大葱、大蒜亦可。

5．腹泻：生姜10g，土豆100g，用米醋浸渍24小时，用时各取少许，加红糖以开水冲泡代茶饮。

丝瓜	专家提示	1. 清热解毒，凉血：用于热病烦渴，肠风痔漏，疔疮痈肿，血淋等。取其清热之效，可将丝瓜切块，与猪瘦肉切片，加适量水炖服。 2. 祛风化痰，通络：用于咳嗽痰鸣，乳汁不通。治疗咳嗽，可将丝瓜绞汁，加蜜少许服用。

丝瓜能解毒清暑又美容

丝瓜老则筋丝罗织，像人的经络，故名。其色泽翠绿，清鲜甘甜，暑热季节酷热难当，食欲减退，此时吃些丝瓜极为有利。《本草纲目·卷28》载有丝瓜，李时珍说："老者烧存性服，去风化痰，凉血解毒，杀虫，通经络，行血脉，下乳汁，治大小便下血，痔漏崩中，黄积，疝痛卵肿，血气作痛，痈疽疮肿，齿䘌，痘疹胎毒。"

丝瓜自古以来即作为通络化痰之药使用。李时珍说：丝瓜老者，筋络贯通，房隔连属，故能通人脉络脏腑，而祛风解毒，消肿化痰，祛痛杀虫及治诸血病也。

嫩丝瓜用来搽涂颜面部可以维护肌肤的光泽，被认

食疗方

1．面疮，粉刺，皮脂腺分泌过多，毛囊炎：嫩丝瓜叶、花，捣烂绞汁搽，或用丝瓜水擦洗。

2．慢性鼻窦炎：将采收过丝瓜的枯藤切碎，微火焙至半焦，研末吹鼻，每日2～3次。

3．细菌性痢疾：鲜丝瓜2条，分别切成3～4寸长，用竹笋叶或厚纸包裹，放灰中煨熟，取出，再用清洁布包好后绞汁，加红、白糖适量，每日1剂，分2次服。

4．中暑：鲜丝瓜花8～10朵，绿豆60g，清水1大碗，先将绿豆煮熟，捞出绿豆后，再放入丝瓜花煮沸，温服。

5．慢性气管炎：在丝瓜藤生长旺盛时，于离地面4～5尺处将其剪断，把根部插入瓶中，用纱布护住瓶口，放置一昼夜，藤茎中有汁流出，此即丝瓜水，每次服50～60ml，1日2～3次。亦可用经霜丝瓜藤500g，甘草30g，水适量，浓煎，每次服10ml，每日3～4次。

6. 痈疽不敛，疮口太深：丝瓜捣汁频抹之。

7. 风热腮肿：丝瓜炒炭存性，研末，水调搽之。

为是天然的美容剂。古代本草认为其能祛垢腻，即是说其能美容。丝瓜汁液具有抗皱纹，预防皮肤老化，消除黑色素、蝴蝶斑、雀斑、老年斑，延缓细胞衰老的作用。丝瓜汁内服，能治咽喉肿痛。

丝瓜对内科肠胃病及外、妇科杂病有较为突出的治疗价值，但因其性凉，所治之病应归属于热性病和气滞病，如内科疾病中的痢疾、便血、黄疸；外科病痈疮；妇科疾病中的乳汁不通、闭经、痛经等。

8. 玉茎疮溃：丝瓜连子捣汁，和五倍子末，频搽。

9. 肠风下血：霜后干丝瓜炒存性，为末，空腹酒送服6g。

10. 血崩不止：老丝瓜烧灰、棕榈烧灰等分，盐酒或盐汤服。

11. 乳汁不通：丝瓜连子炒，存性，研，酒送服6g。

12. 喉闭肿痛：丝瓜研汁，灌。

13. 化痰止嗽：丝瓜炒存性，为末，枣肉和丸，每服3g，温酒化下。

14. 风虫牙痛：经霜干丝瓜烧存性，为末，擦之。

百合

专家提示

1. 润肺止咳：用于肺虚久咳，肺痨咯血。
2. 清心安神：用于虚烦失眠、神思恍惚、莫名所苦的百合病。对于情志不遂所致惊悸、多梦、失眠有效。

润肺止咳嗽 快用百合粥

百合的名字吉祥，花朵艳丽，既入药，又入馔，故一直受到人们的青睐。百合作为纯洁、高尚、健康、幸福的象征，给人一种百事皆合的喜庆感受。百合兼名花、美食、良药于一身，地下鳞片肉质肥厚，因鳞茎由许多花瓣合成，故名百合。我国民间认为百合含有“百事合意”、“百年好合”的意思，所以特别喜爱它，婚嫁祀神，都会把它派上用场。民间当男婚女嫁时，将百合放在妆奁之上，以示吉利。《本草纲目·卷27》载百合，并记载能补中益气，止涕泪，安心定胆益志，养五脏等。

东汉名医张仲景对百合这味药材的使用有独特创见，他甚至把百合能治疗的因热病身体虚弱、余热未清、虚烦惊悸、精神恍惚、失眠等病症，称为“百合

食疗方

1. 癔病，坐卧不安：百合不拘量，煎水去渣，冲服鸡蛋黄1个，每次服半碗。

2. 神经衰弱，睡眠不宁，惊惕易醒：百合100～150g，蜂蜜1～2匙，拌和蒸熟，临睡前适量食之。亦可用百合、酸枣仁各15g，水煎服。

3. 肺结核咳嗽咯血：鲜百合2～3个，洗净，捣汁，以温开水和服，1日2次，亦可加水煮烂，放入白糖或冰糖，每次1小碗，如冲入川贝粉则效果更佳。

4. 支气管炎：百合10g，鸭梨1个，白糖5g，合蒸，吃。

5. 肺脏壅热，烦闷咳嗽：新百合与蜜和蒸软，时时含1片，吞津。

6. 肺病吐血：新百合捣汁，和水饮之。亦可煮食。

7. 耳聋耳痛：干百合为末，温水服6g，日2服。

病”。这种病颇似西医学所说的神经官能症、癔病及某些热病后期的虚弱症。以中药（也是食物）名来作为疾病名，除了百合外，绝无仅有。

用百合60g，粳米250g煮粥吃，具有治疗神经衰弱，更年期综合征时出现的体热烦躁、喜怒无常，热病后出现的神思恍惚、胸中不适、难以入眠等症，也能补虚清火，治肺虚咳嗽，或痰中带血，是慢性支气管炎、结核、肺癌患者较为合适的食疗食品。中医将百合作为治疗肺病咳嗽的常用药。

百合具有美容减皱、防治皮肤病的作用。常吃百合，可增加皮肤的营养，促进皮肤的新陈代谢，使皮肤变得细嫩、富有弹性，可使面部原有的皱纹逐步减退。尤其对各种发热病愈后而面容憔悴、长期神经衰弱、失眠多梦及更年期妇女恢复容颜光泽有较好的作用。有“百合清毒嫩肤益颜色”的说法。

百合能清泻心肺之热，所以对心火、肺热引起的某些影响美容的皮肤疾病，如痤疮、面部湿疹、皮炎、疮疖等病，也有一定的防治作用。在夏季，百合也是一味清热防暑、润肺滋阴的佳品。与绿豆同煎，对预防痱子、治疗痱毒有一定疗效。

百合尚有清热解毒的作用，将新鲜者捣烂外敷患处，可治淋巴结核，尤其是破溃久不收口的淋巴结核，坚持使用常能奏效。野生百合加盐后捣烂敷用，能治疗皮肤疮痈红肿、无名肿毒。所以又有“家备宣百合，生病不抓药”的说法。

在多年的临床实践中，作者总结出一首治疗虚劳咳嗽、肺结核及其他肺病咳嗽的经验方，效果良好，命名为四百二冬膏。用百合100g，白及100g，百部100g，白果50g，天冬50g，麦冬100g，熬膏，每次服10g，连续服用。并可用上述药煎汤内服。熬膏的方法是：将上面6味药连续煎3遍，将所煎的3遍药液兑在一起，过滤，沉淀，取上清液浓缩，再加蜂蜜收膏即成，每次取适量膏剂用开水冲服。糖尿病患者，可将上述药物熬好以后，用山药粉或者茯苓粉收膏服用。

现代医学研究证明，百合煎剂可对抗组胺引起的过敏性哮喘；有防治多种癌症的作用；能调节机体免疫功能，防止环磷酰胺所致的白细胞减少症。

百合以产于安徽宣城的品质最优，称宣百合。以瓣匀，肉厚，色黄白，质坚，筋少者为佳。

8. 疮肿不溃：野百合同盐捣泥，敷。

9. 天泡湿疮：生百合捣涂，一二日即安。

10. 鱼骨哽咽：百合五两研末，蜜水调围颈项包住。

竹笋

专家提示

1. 清热化痰：用于热毒痰火内蕴，咳嗽痰多。
2. 解毒透疹：用于麻疹透发不畅以及疮疡等。
3. 和中润肠：用于胃肠运化受限，胸膈胀满，大小便不利等。
4. 消食：用于食积不化、胃热嘈杂、口干、便秘等症。

无肉令人瘦
无竹令人俗
欲要不瘦又不俗
除非顿顿笋烧肉

竹笋又名玉兰片，为竹的幼苗。玉兰片是笋干中最好的一种，它是用毛竹嫩笋加工而成，色如白玉兰花。自古以来被列为蔬中“素食第一品”，深受人们的喜爱，阳春三月，鲜笋上市，味道十分鲜美，有“三月春笋赛鲥鱼”之说。

竹笋种类很多，按时节分，可分为冬笋、春笋、夏笋。三月底四月初出的叫春笋，又名圆笋，生长特别快，所以有“雨后春笋”的说法。《本草纲目·卷27》记载有苦竹笋、箽竹笋、淡竹笋、冬笋、筀笋、桃竹笋、酸笋等。

民间有“雨前椿芽雨后笋”的说法，即农历谷雨前椿芽生长得细嫩，香味浓，谷雨后的春笋生长快。秋末冬初挖掘未出土的笋叫冬笋。冬笋是毛竹生于地下的嫩笋，素有“竹笋之王”的美称。肉质细嫩，味鲜爽口，洁净晶莹，营养丰富，在宴席上配肉类烹制，不失为一盘山珍佳肴。

竹笋的营养价值非常高，而竹笋中含量最多的纤维素，在现代营养保健上有重要的价值。常吃含纤维素的食品，可预防高脂血症、高血压病、冠心病、肥胖病、糖尿病、便秘、肠癌及痔疮等疾病，这是因为纤维素在肠内可减少人体对脂肪的吸收，增加肠蠕动，促进粪便排泄，因此纤维素又被现代营养学家称为“第七营养素”。《本草纲目·卷27》载有。李时珍说：“笋虽甘美，而滑利大肠，无益于脾，俗谓之刮肠篦。惟生姜及麻油能杀其毒。”所以大便溏者应少吃或不吃竹笋。

竹笋，无论配荤，配素，配辛，配甜，配咸，在所皆宜。竹笋的吃法很多，荤素皆宜，家常菜中，笋烧肉、笋烧鸡和笋烧鱼等，都是鲜美异常的佳肴。在素菜里，笋更是一种重要的原料，许多有名的素菜，都以笋作为主料。有人说，如果缺了笋，素菜的美味就会失去一半。谚云“可使食无肉，不可居无竹，无肉令人瘦，无竹令人俗，欲要不瘦又不俗，除非顿顿笋烧肉”。就是说笋烧肉是一味上等菜肴。竹笋既可新鲜烹调，还可加工成笋干、罐头等。

竹笋美容，可将鲜竹笋尖或嫩竹笋切片，与佛手20g，生姜10g，放砂锅中加入适量水，煮透加盐调匀，在锅内冷腌24小时，即可食用。经常少量食用或佐餐食用，有改善或消除妇女面部蝴蝶斑（黄褐斑）的作用。竹笋有吸附脂肪、促进肠蠕动、助消化、去食积、防止便秘、减肥的作用，对预防肠癌、肥胖病有益处。

鲜笋中的草酸易与食物中的钙合成草酸钙，会影响人体对钙的吸收，并易引发结石，所以尿道炎、肾结石患者不宜多食竹笋，脾虚肠滑者忌食竹笋。若食笋过多，可服香油、生姜解之。

食疗方

1．食积不化：冬笋丝30g，麦芽粉10g，拌匀蒸熟加调料食。

2．久泻，脱肛：鲜竹笋，鲍鱼煮汤食。

3．糖尿病：冬笋丝，老南瓜肉各200g，共蒸熟加调料食用。

4．便秘：竹笋30g，竹叶10g，文火久煎，饮汤汁，每日1剂，此方适宜于各种原因引起的便秘。

豆腐

专家提示

1. 清热解毒：用于胃火上壅、口干燥渴、腹胀满、痢疾、目赤肿痛、肺热咳嗽等症。以醋煮豆腐小吃或佐餐，对久痢、休息痢有效。
2. 调和脾胃：用于病后体虚、气短食少、产后乳汁不足等症。
3. 健脾利湿：用于肾虚小便不利，或小便短而频数，兼有虚弱、小便白浊、浮肿等。
4. 清肺润肤：豆腐适量，与香椿叶同炖熟加作料后食用，经常佐餐有改善粉刺的作用。对老年咳喘、虚劳咳嗽属寒性者可以豆腐炖服。

豆腐胜过肉 不肥也不瘦

传说豆腐是在公元前2世纪时，为淮南王刘安所发明。豆腐是以黄豆或青豆、黑豆为原料，经浸泡、磨浆、过滤、煮浆、凝固和成型等工序加工而成，是最广泛、最大众化的食物之一，人们喜食之。其洁白如玉，柔软细嫩，清爽适口，味道鲜美，老幼皆宜，富有营养，为我国素食菜肴中主要食物之一，倍受人们的喜爱。

豆腐的蛋白质含量高，若单独食用，其生物利用率低，如搭配一些别的食物，就能充分吸收利用。蛋类、肉类蛋白质中的甲硫氨酸含量较高，豆腐与此类食物混合食用，可提高豆腐中蛋白质的利用率。其还含有人体必需的氨基酸、不饱和脂肪酸、卵磷脂等，常吃豆腐可以保护肝脏，促进机体代谢，增加免疫力并且有解毒作用。其赖氨酸的含量相当高，对儿童发育和增强记忆力有显著作用。如果将其掺汤食用，味道很好，有“青菜豆腐汤，胜过人参汤”的说法。

在吃豆腐时不能性急，民间有“心急吃不了热豆腐”的说法，意思是说在食用时，虽然豆腐外面已经凉了，但里面仍然是很烫的，如果吃快了，就有可能导

食疗方

1．咳嗽：将豆腐放锅中以棉油煎透，吃。或者用嫩豆腐500g，红糖50g，陈皮5g，桔梗5g，入水两碗，煎，食用。

2．感冒初起：葱炖豆腐食。

3．轻微咳血、腹痛：豆腐加红糖煮汤食。

致食道、胃烧伤。

豆腐营养丰富，素有“植物肉”之美称，适于热性体质致口臭口渴、肠胃不清及热病后调养者食用。豆腐的消化吸收率达95%以上。两小块豆腐，即可满足一个人一天钙的需要量。豆腐除有增加营养、帮助消化、增进食欲的功能外，对齿、骨骼的生长发育也颇为有益。其含有丰富的植物雌激素，对防治骨质疏松症有良好的作用。在造血功能中可增加血液中铁的含量。所以有“要想人长寿，多吃豆腐少吃肉”；“豆腐得味，远胜燕窝”的说法。豆腐不含胆固醇，为高血压病、高脂血症、高胆固醇症及动脉硬化、冠心病患者的药膳佳肴，也是儿童、病弱者及老年人补充营养的食疗佳品。豆腐载于《本草纲目·卷25》，李时珍说豆腐能“清热散血”。

一物降一物 卤水点豆腐

此句比喻一种药物能治愈一种疾病，或一种药物能抑制另一种药物的副作用，又比喻一种事物能制服另一种事物。当体内发生疾病时，采用相应的药物来治疗某一种疾病，并且有很好的疗效，就可以说是“卤水点豆腐”。

豆腐是人们喜爱的食品，用盐卤汁作为凝固剂的是嫩豆腐。卤水，即盐卤，为熬制盐时剩下的黑色液体，为氯化镁、硫酸镁、氯化钠的混合物，可以使豆浆凝固成豆腐。用石膏作为凝固剂的是老豆腐，所谓“一物降一物，石膏点豆腐”。石膏，矿物名，即含水硫酸钙，它能使分散的蛋白质团粒很快地聚集到一块儿，变成白花花的豆腐脑。再挤出水分，豆腐脑就变成了豆腐。石膏除了能用于食品加工以外，还是一味常用的中药。

食疗方

1．小儿麻疹后有热：豆腐250g，鲫鱼2条，煮汤食。

2．水土不服，周身痒，皮疹：每日食豆腐。

3．产后乳汁不通：豆腐500g，炒王不留行20g，煮汤，喝汤吃豆腐。

4．产后乳少：豆腐300g，红糖100g，煮熟后，加入糯米酒50～100ml，食用。连服5日。

豆腐及豆腐制品的蛋白质含量比大豆高，而且豆腐蛋白属完全蛋白，更接近人体需要，营养效价较高。豆腐还含有脂肪、碳水化合物、维生素和矿物质等。可预防肥胖，对高脂血症、糖尿病、动脉硬化、高血压病、心脏病、急性青光眼、乙型脑炎都有一定防治作用。一般认为配海带后营养价值增强，有“豆腐配海带，常吃除病害”的说法。

谚语讲“豆腐掉在灰里面，拍不能拍，打不能打”，意思是说豆腐因为很细嫩，沾上灰以后，不好处理。这条谚语实际是形容对某些人、某些事不好处理的委婉说法。

腹泻、脾胃虚寒患者不宜。过食豆腐会引起消化不良，出现恶心、腹胀、腹泻等不适症状，可用萝卜解。豆腐含嘌呤较多，嘌呤代谢失常的痛风病人和血尿酸浓度增高的患者多食易导致痛风发作，特别是痛风病患者要少食。患疮疡的人不宜食用豆腐。大量食用豆腐，加重肾脏的负担，不利于身体健康。

芥菜

专家提示

1. 宣肺豁痰：用于寒痰咳嗽，胸膈满闷。可单用炒食。
2. 温中健胃：用于胃寒少食，呕呃。
3. 散寒解表：用于外感风寒轻症。

烧水要烧开 腌菜要腌透

腌菜一般用得最多的是芥菜，但要腌透，不然会引起食物中毒。芥菜腌食，带有一点酸味，酸菜中有较多的硝酸盐和亚硝酸盐，如果胃肠功能不好的人，或者在食用大量未熟透的酸菜时，会将肠道内硝酸盐还原为亚硝酸盐，而亚硝酸盐会将血液中正常的血红蛋白氧化成高铁血红蛋白，从而使其失去携带氧的能力，使机体缺氧，出现胸闷、气促、乏力、精神不振等症状。所以在吃酸菜时，一是不要一次性吃得过多；二是要吃品质好的酸菜，三是要将酸菜炒熟炒透，以免发生不良反应。亚硝酸胺类化合物还是致癌物质。芥菜载于《本草纲目·卷26》，李时珍说："通肺豁痰，利膈开胃"。"芥性辛热而散，故能通肺开胃，利气豁痰。久食则积温成热，辛散太盛，耗人真元，肝木受病，昏人眼目，发人疮痔；而《别录》谓其能明耳目者，盖知暂时之快，而不知积久之害也。《素问》云：辛走气，

食疗方

1．风寒咳嗽，胸膈满闷：以芥菜炒食。

2．跌打损伤，腰痛，肢节痛：白芥子研细末，加面粉适量，以鸡蛋清调成糊状敷患处，每日换药1次，至局部出现青紫为度。

3．痰饮咳嗽：芥菜100g，调味炒食。

4．肾炎：芥菜煎汤代茶饮。

5．牙龈肿烂，出臭水：芥菜秆烧存性，研末，频敷。

气病无多食辛。多则肉胝而唇褰，此类是矣。‘陆佃’云：望梅生津，食芥堕泪，五液之自外至也。慕而涎垂，愧而汗出，五液之自内生也。”

芥菜有不少品种，一是叶用芥菜，即雪里红，亦称雪菜。二是茎用芥菜，是腌制榨菜的原料。芥菜具有显著的芥末气味，所以人们宁愿吃别的蔬菜，而不愿吃芥菜。

6. 飞丝入目：青菜汁点之。

7. 漆疮瘙痒：芥菜煎汤，洗之。

8. 痔疮肿痛：芥叶捣饼，频坐。

芥菜似青菜而有毛，味辛辣，称为青芥，芥菜的叶片虽可以用来打汤，但极少这样食用。而实际用得多的是将其制梅干菜，因其略带梅的酸味，故名。用梅干菜炖猪肉，是各地普遍食用的一种菜肴。

芹菜

专家提示

1. 清热平肝：用于肝火上炎之头晕、头痛、失眠、面红目赤等症。
2. 祛风利湿：用于中风偏瘫、小便不利、淋沥涩痛或尿血、痈肿等症。
3. 润肺止咳：用于小儿百日咳或阴虚劳咳等症。

吃芹菜　降血压　防治头痛效果佳

《本草纲目·卷26》记载：芹有水芹、旱芹，水芹生江湖陂泽之涯，它的茎是中空的，叶子呈三角形，花白色；旱芹生平地，有赤、白两种。水芹、旱芹作用相近，食用和药用以旱芹为佳。旱芹香气较浓，亦称香芹、药芹。

芹菜四季常绿，有适应春夏秋冬四季的不同品种。我国栽培芹菜，据说已有2000多年历史，最早的诗歌集《诗经·小雅·采菽》中已有“言采其芹”的歌调，《吕氏春秋》中也有芹的记载。

芹菜有保护血管的作用，常吃芹菜对高血压病、血管硬化、神经衰弱引起的头晕、头痛大有益处。芹菜之所以有降血压作用，因其含有大量纤维，多吃芹菜就是好，降低血压确有效。从实践来看，食低纤维食物者，其血压一般高于食高纤维食物者，而食低纤维食物者改食高纤维食物一段时间后，血压又可下降。

因此，常吃含高纤维的芹菜会帮助降血压。芹菜的降压作用炒熟后并不明显，最好生吃或凉拌，连叶带茎一起嚼食，可以最大程度地保存营养，起到降压的作用。民间用芹菜治高血压病的方法是：用新鲜芹菜洗净，捣烂饮服，每天2次，每次1茶杯，有很好的效果。李时珍说："楚人采以济饥，其利不小。"所以既作食用，又作药用。

芹菜还用于糖尿病、咳嗽、小便不利、尿血、风湿神经痛、月经不调、白带过多等。治小便不利，可以消除浮肿，促使人体组织内过量水分的排泄。

便秘会给人带来很多麻烦，便秘不仅会引起轻度毒血症，如食欲减退、精神萎靡、头晕乏力等，还会导致贫血和营养不良，乳房组织细胞异常发育，并可能出现新陈代谢紊乱、内分泌失调、色素沉着、毛发枯干、黄褐斑、青春痘等，此时应该食用膳食纤维食物。而芹菜中含有丰富的膳食纤维，具有缓解便秘的作用，并且属于绿色的食品，耐看，耐吃。有"吃芹菜，防便秘"的说法。

食疗方

1．高血压病头痛：鲜芹菜汁加等量蜂蜜拌匀，每次40ml，每日3次，或用芹菜500g，加糖代茶饮。

2．小便不利、出血或伴尿痛：水芹菜捣烂炖水温服，每次100g，日服数次。

3．肺结核咳嗽：芹菜茎30g，洗净切碎，蜜水炒食用，每日3次。

4．小便出血：水芹捣汁服。

芹菜嫩茎能清火，可使目光有神，头发黑亮，尤其是在治疗因高血压病引起的视力下降方面有一定疗效，谚云"若要双目明，粥中加旱芹"。

苋菜

专家提示

1. 清热利尿：用于湿热黄疸，小便不利。以其煮粥食用或煎汤服用。
2. 通利大便：用于体虚大便涩滞或肠燥便秘，亦用于赤白痢疾，可以本品炒食。

端午苋菜赛猪肝 六月苋菜金不换

苋菜在南方读做"汗"菜，尤其是江汉平原的人都是这样念的，这是为什么呢？南方天气炎热，人们每天汗流浃背，天天都要洗澡，而洗澡水碱性十足，人们洗完后就势将洗澡水泼到苋菜地里，而苋菜吸收后反而精神抖擞，越长越旺盛，因苋菜是用洗汗的水浇灌的，故名。苋菜也是武汉人夏天最爱吃的蔬菜之一。武汉的夏天是出了名的热，热天吃苋菜吃得汗流，很多武汉人干脆管它叫“汗菜”，不光是这样念，菜贩子们卖的时候也写成“汗菜”。

苋菜入药，最早见于《神农本草经》，并列为上品。苋菜根较发达，分布深广，喜温暖，较耐热，在高温强日照条件下，易抽薹开花。苋菜按其叶片颜色的不同，有绿苋、红苋、彩苋。谚语讲“端午苋菜赛猪肝，六月苋菜金不换”；“暑日金不换，苋菜滋味长”，讲的就是苋菜的良好作用。苋菜有“六月苋，当鸡蛋”的说法，对孕妇、产妇、儿童预防贫血有一定作用。

苋菜清爽可口，爽滑甘甜，质嫩柔软，宜于消化，味道鲜美，以夏季六月的质量为最佳。红苋含铁超过菠菜，在蔬菜中是最高的，是补铁的重要食品。苋菜所含钙质，对牙齿和骨骼的生长可起到促进作用，防止肌肉痉挛。

苋菜还可以减肥轻身，促进排毒，防止便秘。在夏季食用可治疗肠炎、痢疾以及大便干结、小便赤涩。苋菜加水适量煎汤，外洗用治油漆过敏引起的皮肤瘙痒。苋菜载于《本草纲目·卷27》，李时珍说：“利大小肠，治初痢，滑胎。”也就是说，苋菜具有滑利的特性。

苋菜的烹调时间不宜过长，以便于保持营养，其炒熟吃，性味偏于平和。煮汤食则有清热通利作用，还可稍烫切短凉拌，易于消化吸收。在烹调前可以用沸水焯一下，去除苋菜的涩味。

腹泻者不宜食用苋菜。苋菜含有大量粗纤维，能直接刺激肠道，使肠道蠕动增强、加快，从而加重腹泻。含草酸较多，不宜与含钙的食物同吃。

食疗方

1．痢疾脓血或湿热腹泻，小便不利：苋菜煎汤服。

2．咽喉炎：鲜苋菜取汁，调以白糖或蜂蜜，开水冲服。

3．便秘：苋菜熟食。

4．痈疽疔疖：鲜苋菜适量，调冬蜜捣烂敷贴，日换1～2次。

5．痢疾脓血，或湿热腹泻，小便不利：苋菜煎汤服。

6．产后下痢赤白：紫苋菜一握切，煮汁，入粳米煮粥，食。

7．小儿紧唇：赤苋捣汁洗之，良。

8．漆疮瘙痒：苋菜煎汤洗之。

9．蜈蚣螫伤：取灰苋叶擦之即止。

10．蜂虿螫伤：野苋挼擦之。

11．诸蛇螫人：紫苋捣汁饮，以滓涂之。

苋菜不宜与甲鱼同吃，否则会引起食物中毒。苋菜含有大量去甲基肾上腺素、丰富的钾盐和一定量的二羟乙胺，因为二羟乙胺使血小板聚集，而甲鱼肉质滋腻，如果与二羟乙胺相遇会导致损害胃，消化不良。

芸薹

专家提示 散血消肿：用于产后血瘀腹痛、血痢腹痛等。本品具有微弱的行血作用，可用治血淋诸病，常作为辅助治疗。

米酒汤圆宵夜好 鳊鱼肥美菜薹香

这是武汉地区的谚语。油菜因结子多，含油量高，榨后即为菜油，故名油菜。其所长的薹，即为芸薹，亦名菜薹。芸薹载于《本草纲目·卷26》，李时珍说："芸薹方药多用，诸家注亦不明，今人不识为何菜？珍访考之，乃今油菜也。"并说"治瘭疽、豌豆疮，散血消肿。"瘭疽是指体表的一种急性化脓性感染，尤多见于指端腹面。多因外伤感毒，脏腑火毒凝结所致。豌豆疮即天花。《本草纲目·卷26·芸薹》引用《千金方》的一个记载"贞观七年三月，予在内江县饮多，至夜觉四体骨肉疼痛。至晓头痛，额角有丹如弹丸，肿痛。至午通肿，目不能开。经日几毙。予思本草芸薹治风游丹肿，遂取叶捣傅，随手即消，其验如神也。亦可捣汁服之。"这是说唐代名医孙思邈有一段经历，有一次由于饮酒过多，夜觉四肢酸痛，清晨头痛，额角红肿，至中午肿势蔓延，目不能开，经过几天，几乎丧命，后用芸薹取叶捣敷，随手即消，其验如神。所以若轻微的红肿可用芸薹外敷。

菜薹因在冬季生长，不长虫也无需打农药，滑嫩、清香，口感好，其紫干亭亭，黄花灿灿，茎肥

食疗方

1．妇人吹乳，无名肿痛：芸薹菜捣烂敷之。或用油菜煮汁或绞汁服。

2．血痢腹痛日夜不止：芸薹叶捣汁2份，蜜1份，温服。

3．风热肿毒：芸薹苗叶根、蔓青根各等份，鸡蛋清调和贴患处。

4．天火热疮，初起似痱，渐如水泡，似火烧疮，赤色，急速能杀人：芸薹叶捣汁，调大黄、芒消、生铁衣等分，涂之。

5. 手足瘭疽：用芸薹叶煮叶煮汁服，并食干熟菜数顿，少与盐、酱。

叶嫩。其独特的风味为人们喜爱，食味品质好。早春之际是油菜薹生长旺季，炒食味极鲜美，稍后采下切碎，以盐腌入瓮，味亦佳。菜薹虽全国各地均产，但在武汉有一种名为洪山菜薹，其味尤为鲜美。由于独特的气候和地里环境，在洪山宝塔以南1公里处，位于武昌火车站后面，生长着有“金殿御菜”之称的洪山菜薹，其叶紫红，菜薹甘甜又略带苦味，具有独特的风味，与武昌鱼被誉为“楚天两绝”、“绝代双骄”，历来是进贡皇宫的贡品。经过千余年的历史沉淀，洪山菜薹烙上了浓郁的文化色彩。

6. 豌豆斑疮：芸薹叶煎汤洗之。

7. 血痢腹痛，日夜不止：以芸薹叶捣汁，入蜜，温服。

8. 肠风下血。

菜薹有一个奇特之处，天气愈寒，生长愈好。大雪后抽薹长出的花茎，色泽最红，水分最足，脆性最好，感观最美，口感最佳，民间有“梅兰竹菊经霜翠，不及菜薹雪后娇”的说法。正宗的洪山菜薹的薹一般是35厘米，叶面近似圆形，根部端口呈明显的喇叭状，把根掐起一尝有甜味。

菜薹炒腊肉是武汉的一道名菜，选用的是长不逾尺，一指粗细，颜色紫红，叶较少，含苞未放二道薹。菜薹掐成4厘米的段，取嫩的部分，锅放旺火上，先用姜末稍煸，再用腊肉煸炒，接着炒菜薹，急火快炒，不能久焖，当菜薹刚熟时，稍滴点醋。其鲜香脆嫩，腊肉腊香浓郁，十分爽口。

民间有“油菜散血治劳伤”的说法，菜薹治疗疮疖、乳痈一类疾病，内服外用均可，但作用并不强。

苦瓜

专家提示

1. 清热解暑：用于热病烦渴引饮、中暑等。
2. 解毒：用于痈肿、恶疮、痢疾、目赤肿痛，可用鲜苦瓜捣烂外敷痈肿处，治痢疾可将苦瓜鲜品捣汁，开水冲服。

人讲苦瓜苦　我说苦瓜甜
甘苦任君择　不苦哪有甜

在蔬菜中，有苦味的食物并不多，苦瓜乃其中之一，但苦瓜的苦味并不惹人讨厌，吃后有一种独特的凉爽舒适的感觉。做菜食用，若将苦瓜与其他食物同制作，苦瓜的苦味物质是一种难溶于水的成分，不把苦味传给其他食物。用苦瓜炒鱼、炒肉，鱼肉丝毫不沾苦味，其所含苦味，却能使人们胃口大开，食欲增加，是夏令良好的食品。所以说苦瓜“有君子之德，有君子之功”，被誉为“君子菜”。苦瓜苦，苦瓜甜，甘苦任君择，不苦哪有甜。现常用其治疗中暑、痢疾、糖尿病、痱子。《本草纲目·卷28》载有苦瓜，李时珍记载苦瓜“除邪热，解劳乏，清心明目。”

苦瓜中的苦味素能增进食欲，健脾开胃，同时含大量维生素C 能提高机体的免疫功能，使免疫细胞具有杀灭癌细胞的作用。苦瓜汁能加强巨噬细胞的吞噬能力，对淋巴肉瘤和白血病有效。苦瓜种子中提炼出的胰蛋白酶抑制剂，可以抑制癌细胞所分泌出来的蛋白酶，阻止恶性肿瘤生长，所以说苦瓜能抗癌。

苦瓜能滋润白皙皮肤，经常用苦瓜擦拭皮肤，可增强皮肤活力，使面容变得细嫩，保湿肌肤，特别是在容易燥热的夏天，人体出汗多，皮脂腺分泌皮脂增加，加上衣服不透气或皮肤与身体摩擦，导致痤疮，敷上冰过的苦瓜，能解除肌肤的烦躁。苦瓜有类似胰岛素的作用，新鲜汁液能降低血糖，是糖尿病患者的理想食品。

食疗方

1．发热：苦瓜1个，去瓤，纳入茶叶，于通风处阴干，每次10g，泡水代茶饮。

2．痱子：苦瓜叶适量水煎取汁，擦洗患处。

茄子

专家提示

1. 清热解毒：用于热毒疮疡、皮肤溃疡、蜈蚣及蜂咬伤等症。若虫蝎咬伤，可以将鲜生茄子切开外搽患部。
2. 活血消肿：用于血热便血，痔疮出血，跌打损伤疼痛。也可用于便血、痔血，可将茄子烧存性，温开水送服。

吃了十月茄 饿死郎中爷

茄子又名落苏、茄瓜。其颜色有白色、青色、紫色、黑色、绿色，外形有长形的、圆形的、牛角形的、棍棒形的，为常用佳蔬，是夏季主要蔬菜之一。紫茄子的营养价值较青色、白色的茄子要高，药用价值也要高。

茄子肉质鲜嫩、美味可口、柔和滋润，是一种物美价廉的佳蔬。李时珍认为茄子："散血止痛，消肿宽肠。"中医学认为，茄子属于寒凉性质的食物，所以夏、秋季食用，有助于清热解暑，对于容易长痱子、生疮疖的人，尤为适宜。而大便结、痔疮出血以及患湿热黄疸的人，多吃些茄子，也有帮助，可以选用紫茄同大米煮粥吃。《本草纲目·卷28》介绍，将带蒂的茄子焙干，研成细末，用酒调服治疗肠风下血，也就是痔疮一类的病证。

茄子含多种维生素、脂肪、蛋白质、糖及矿物质等，特别是茄子富含维生素P，不仅在蔬菜中出类拔萃，就是一般水果也望尘莫及。维生素P 能增强人体细胞间的黏着力，降低毛细血管的脆性和通透性，防止微血管破裂，提高对疾病的抵抗力，对心血管病人有很好的食疗作用。高血压病、动脉硬化、冠心病、咯血、紫癜和坏血病等患者，常食茄子大有裨益。

一些接受化疗的消化道癌症患者出现发热时，可也用茄子作辅助治疗食物。茄子是治疗冻疮的妙药，取冬天地里的茄子秧（连根）2～3棵用水煎，水开之后再煮20分钟，用此水泡洗冻疮患处，同时用茄子秧擦洗患处，效果极佳。

在《本草纲目·卷28·茄》中介绍一拔牙奇方："茄科以马尿浸三日，晒炒为末，每用点牙即落。真妙。"《本草纲目·卷50·马》载："利骨取牙，白马尿浸茄科三日，炒为末，点牙即落。或煎巴豆点牙亦落，勿近好牙。"方中茄科即茄根。

作者1983年在李时珍家乡参加纪念李时珍逝世390周年大会时，当时大会发言者中有一人介绍，曾亲眼在蕲州镇上见到有人用药末涂在病牙上而牙自动脱落者，据发言者介绍，方源于《本草纲目》。当时发言人并未说明是茄根，据笔者考察，《本草纲目》确有三处介绍了拔牙方，这三处的方分别源于茄、马，另外就是鲫鱼条下的二方（见《本草纲目·卷44·鲫鱼》）那么到底是茄根还是别的，尚有待探讨。

食疗方

1．肠风下血：紫茄子烧存性，每日空腹温酒送服。

2. 久患下血：大茄湿纸包煨熟，安瓶内，以无灰酒沃之，蜡纸封闭3日，去茄暖饮。

3. 大风热痰：黄老茄子以新瓶盛，埋土中，经一年尽化为水，取出入苦参末，为丸，卧时酒送服10g。

4. 跌打损伤，青肿：老黄茄新瓦焙研为末。欲卧时温酒调服6g。

5. 牙齿肿痛：隔年糟茄，烧灰频频干擦，立效。

6. 虫牙疼痛：黄茄种烧灰擦之。

7. 喉痹肿痛：糟茄或酱茄，细嚼咽汁。

8. 妇人乳裂：秋月冷茄子裂开者，阴干烧存性研末，水调涂。

消化不良，容易腹泻的人，则不宜多食。

扁豆

专家提示

1. 健脾和中：用于脾虚体倦乏力、食少、呕吐、便溏、肢体浮肿、带下等症。
2. 消暑化湿：用于中暑发热、暑湿吐泻等症。

止泻健脾补五脏 扁豆煮粥效果强

作为食物的扁豆是带种子的嫩荚壳，作为药用的是用其成熟的种子。现各地均有栽培。扁豆从初夏到深秋，逐渐地藤蔓疯长，花开盈盈，荚果累累不断，其嫩荚成了人们喜爱的蔬菜。摘取其成熟果实，晒干，收集种子，便是一味传统治病良药。《本草纲目·卷24·藊豆》曰："硬壳白扁豆，其子充实，白而微黄，其气腥香，其性温平，得乎中和，脾之谷也。入太阴气分，通利三焦，能化清降浊，故专治中宫之病。消暑除湿而解毒也。其软壳及黑鹊色者，其性微凉，但可供食，亦调脾胃。"这是说扁豆的药性比较平和，扁豆子性偏温，而外面的荚壳性偏凉，所以可以用来解暑。李时珍还说"止泄痢，消暑，暖脾胃，除湿热，止消渴。"

扁豆含有多种维生素和矿物质，是人们喜爱的蔬菜，可增进食欲。一般认为，扁豆所含的蛋白质高于白菜、番茄、黄瓜，微量元素中锌的含量较高。其补脾不滋腻，健脾不燥烈，无燥热伤津之弊，无壅滞之害，为平和的培补脾胃之药。其补气之力虽不及人参、白术、黄芪等药，但补中寓行，补而不滞，为食用佳蔬，也可以单品煎汤服用。肥嫩的豆荚可炒食、腌制和制干菜，老熟的豆籽也可煮食。夏天多吃些扁豆，有调和脏腑、

食疗方

1．夏季暑湿泄泻：扁豆、荷叶、粳米适量，煮粥食。

2. 赤白带下：扁豆炒后，研末，米汤调食。

3. 霍乱转筋：白扁豆为末，醋和服。

4. 消渴饮水：白扁豆浸去皮，为末，以天花粉汁同蜜和，天花粉汁下，每次10g，日2服。

5. 六畜肉毒：白扁豆烧存性研，冷水服之，良。

6. 恶疮痂痒作痛：以扁豆捣封，痂落即愈。

益气健脾、消暑化湿之功。入药适用于脾虚湿滞所致的食少、腹满、便溏或泄泻等，还可用于脾虚湿浊下注所致的白带过多等症。

中医有张很著名的治疗脾胃虚弱的方子，名参苓白术散，其中就配伍有扁豆，取其能开胃健脾、促进食欲，同时也治疗泄泻等病证。泄泻产生的原因有多种，但以脾虚泄泻多见，临床有一种泄泻的表现特点是大便初始呈干结状难于排出，其后大便溏泻而有不尽之感，此时用扁豆即有良好的治疗效果。

择菜时需将扁豆的豆筋摘除，否则会影响口感，而且不易消化。烹调扁豆时间可以适当长些。特别是经过霜打的新鲜扁豆，含有大量皂苷和血球凝集素，生用有毒，加热后毒性大大减弱，所以通常所说扁豆是无毒的。扁豆中毒的主要症状是乏力、头晕、恶心、呕吐、心悸、出汗、腹泻、腹痛等。烹调时如果没有煮熟，食用后会发生中毒。为防止中毒，烹调时一定要煮熟或烧透。

扁豆种子入药，以饱满、色白者为佳，故称为白扁豆。也有用黑色和茶褐色者。扁豆作药用，健脾宜炒用，消暑宜生用。食用方面可以将其与米同煮吃，能开胃健脾，促进食欲，同时也治疗泄泻等病证。

扁豆不宜多食，以免壅气伤脾。现代认为扁豆具有抗菌、抗病毒、提高细胞免疫功能的作用。

胡萝卜

专家提示

1. 健脾化滞：用于脾虚食欲不振、营养不良或久痢之症。
2. 润肠通便：用于肠燥便秘，取胡萝卜捣汁，加适量蜂蜜调敷，每日早晚各1次。
3. 杀虫：用于蛔虫证，将胡萝卜微炒待散发出香味为止，然后与花椒共研末，每次15g，早上空腹服下，连服2～3天。
4. 明目：用于夜盲症，将胡萝卜蒸熟当饭吃，防治夜盲症，常服效果明显。

吃了胡萝卜 百病化乌有

胡萝卜最早记载于《本草纲目·卷26》。据认为胡萝卜原产欧洲寒冷干燥的高原地区，明朝时经西亚传入我国。味道似萝卜，故名。有野生，亦有栽培。野生者俗称野胡萝卜，野生者根很小，种子作药用，即南鹤虱，乃常用的杀虫药，用治肠道寄生虫。通常所说的胡萝卜，乃家种，供食用的部分是肥嫩的肉质直根。按色泽可分为红、黄、白、紫等数种，我国栽培最多的是红、黄两种。胡萝卜可以生吃（一般不宜生吃）、炒吃、炖汤等。以肉质细密，质地脆嫩，表皮光滑，形状整齐，心柱小，肉厚，无裂口和病虫伤害的为佳。其有特殊的甜味。李时珍说胡萝卜："下气补中，利胸膈肠胃，安五脏，令人健食，有益无损。"

胡萝卜含丰富的胡萝卜素，是一种脂溶性物质，科学吃法是将其切成块调味后，与肉一起炖食，用压力锅可以减少胡萝卜与空气的接触，使胡萝卜素的保存率提高，或将胡萝卜切成片，用足量的食用油将其炒熟后食用。若与羊肉炖吃，味道特别鲜美。谚语云"胡萝卜，小人参，经常吃，有精神"。胡萝卜素进入人体后，能在一系列酶的作用下，转化为维生素A，然后被身体吸收利用。如体内维生素A充足，能减轻化疗中的毒性反应，若单纯服用维生素A又不适合，从胡萝卜中摄取大量的胡萝卜素，发挥的效果大大胜过人工合成的药物。吃胡萝卜有利于保护视力、防癌、提高免疫力，煮熟的胡萝卜比生的胡萝卜更有营养价值，因为只有煮熟后，里面所含的β–胡萝卜素才能完全释放出来。

胡萝卜含糖量高于一般蔬菜，成为人体热量来源之一。其中的纤维素刺激胃肠蠕动，有益于消化。将新鲜胡萝卜研碎挤汁服用，有祛斑美容作用，使肤色红润、娇嫩，可预防皮肤粗糙、口唇干燥、延缓皮肤老化，对美容健肤有独到之效。

现多以其作为治疗细菌性痢疾、神经官能症、高血压病的辅助食疗品，预防食道癌、肺癌等的辅助品。高血压病人饮用胡萝卜汁液，可使血压下降。

胡萝卜不宜多食或过食。过食会引起黄皮病，全身皮肤黄染，这与其所含胡萝卜素有关，停食后黄色会自行消退。

胡荽

专家提示

1. 发汗透疹：用于感冒、小儿麻疹或风疹透发不畅等症。其外达四肢腠理，散风寒，透疹毒。常作麻疹患儿的辅助治疗食物。
2. 消食下气：用于食物积滞、消化不良等症。

香菜香菜　调味药用两不赖

香菜以胡荽为正名载于《本草纲目·卷26》，相传胡荽是汉代张骞出使西域带回来的种子种植的，故名胡荽。唐代医家陈藏器说："石勒讳胡，故并、汾人呼胡荽为香荽。"就是讲在南北朝后赵时，赵皇帝石勒认为自己是胡人，胡荽听起来不顺耳，下令改名为原荽，后来演变为芫荽。也因其嫩茎和鲜叶有特殊的很强的香味，故改名为香荽。现一般多称芫荽，口语称香菜。李时珍说："胡荽辛温香窜，内通心脾，外达四肢，能辟一切不正之气。故痘疮出不爽快者，能发之。诸疮皆属心火，营血内摄于脾，心脾之气，得芳香则运行，得臭恶则壅滞故尔。"

香菜以鲜嫩香气浓厚者为佳，营养价值高，因为叶子很嫩，多生吃，也可以炒熟吃，特别是将其作为凉拌食用更多。食用肉食类食物，如鸡鸭、猪肉等，加香菜能使味道更加爽口，并祛除膻腥臊臭。

现我国各地均产，四季均有栽培。其品质以色泽青绿，香气浓郁，质地脆嫩，无黄叶、烂叶者为佳。特点是消食胃口爽，常吃助食欲。

食疗方

1．风寒感冒，恶寒发热，无汗或麻疹初起疹毒不透：芫荽煎汤，喝汤或熏洗。

2．流感：香菜50g，黄豆15g，一起煮汤，食豆喝汤。

3．产后无乳：香菜煎汤饮服。

4. 疹痘不快：胡荽以酒煎沸沃之，以物盖定，勿令泄气。

5．面上黑：日日洗之。

6. 肛门脱出：胡荽烧烟熏之，即入。

7. 虫螫伤：胡荽苗、合口椒等份，捣涂之。

香菜同时也是药物，具有发汗、透疹、消食的作用。能辟除不正之气，对感冒有预防作用。

多食耗血伤气，气虚、麻疹已透，皮肤瘙痒不宜食用。多吃并会使记忆力减退。《千金要方·食治》谓："不可久食，令人多忘。"咯血、慢性皮肤病、胃溃疡、十二指肠溃疡、眼疾、癌症患者不宜食，因香菜属于发物，食用后会加重病情。

韭菜	专家提示	1. 温中开胃：用于脾胃虚寒、呕吐食少，或噎膈反胃，胸膈作痛。 2. 行气活血：用于气滞血瘀所致胸痹作痛、胃脘痛者，或失血而有瘀血，或跌打损伤、瘀血作痛，可用鲜韭菜绞汁加红糖内服，或与面粉捣成糊状，敷患处。 3. 补肾壮阳：用于肾阳虚之腰膝酸痛、阳痿遗精或遗尿等症。

男不离韭 女不离藕

男性多吃韭菜，女性多吃莲藕有益健康。

韭菜又名起阳草、壮阳草，具有补肾益阳之功，治疗腰膝酸疼、阳痿阴冷、遗精、腹冷痛、胃虚寒，故有"男不离韭"之说。韭菜的生长很特殊，当人们将其叶片割取后，很快又长出新鲜的韭菜叶，割而再长，生命力极强。其颜色深绿色，以早春的韭菜最好，也称青韭，香气浓郁，鲜嫩，无论用于荤菜还是素菜，都很提味，最受人们欢迎。一般夏季、秋季的韭菜口感较差，质粗，香气也淡，有"春食则香，夏食则臭"的说法。所以韭菜应该吃青韭，最好不要在农历六月食用，这是因为六月韭味道不佳，加上韭菜壮阳，而六月天热，两阳相合，助火伤阴。在割韭菜时一般要在清晨或晚上，中午割的韭菜不好吃，所以又有"触露不掐葵，日中不剪韭"的说法。

食疗方

1．跌打损伤，瘀血肿痛：鲜韭菜汁入红糖内服，或鲜韭菜、面粉按3∶1捣成糊状，敷于患处。

2．食道癌梗阻：韭菜捣汁滴入或饮服。

3．疥疮：韭菜煎汤洗。

4．牛皮癣、脚干裂、脚气病：将韭菜捣如泥状，入脸盆内，倒入半盆开水，盖严，10分钟后，水稍凉，以纱布蘸水擦洗患处。

韭菜除了初春的韭菜好吃外，冬天捂出来了韭黄也比较好吃。韭黄由于见不到太阳，缺少叶绿素，品质柔嫩多汁且鲜美。有些肠胃不好、平时吃不得韭菜的人，可以吃韭黄。

韭菜为辛温补阳之品，其温阳作用很好，能使机体升温，对于因为阳虚所致性功能减退、腰膝酸软冷痛、阳痿，均有疗效。所以男性吃韭有益。和尚将韭菜作为荤腥而不食用。

唐代孙思邈说："韭味酸，肝病宜食之。"李时珍说："饮生汁，主上气喘息欲绝，解肉脯毒。煮汁饮，止消渴盗汗。熏产妇血运，洗肠痔脱肛。""韭，叶热根温，功用相同。生则辛而散血，熟则甘而补中。入足厥阴经，乃肝之菜也。"

《本草纲目·卷26》介绍：有一贫叟病噎膈，食入即吐，胸中刺痛，或令取韭汁，入盐、梅、卤汁少许，细呷，得入渐加，忽吐稠涎数升而愈。古代所指噎膈，相当于现今之食道癌。韭菜含丰富纤维素，能刺激消化道液分泌，帮助消化，增进食欲，促进肠蠕动，缩短食物在消化道内通过的时间，促使大肠畅通，故能治食道癌、胃癌、肠癌或肠胃溃疡。

中医认为，藕有凉血活血作用，可治各种血证，尤以妇科病如月经病、血崩、产后恶露不净等血证为优。吃藕对身体很有好处，故有"女不离藕"之说。

5. 胸痹痛如锥刺，不得俯仰，汗出，或痛彻背上，不治或至死：可取生韭或根，洗捣汁，服。

6. 卒然中恶：韭汁，灌鼻中，便苏。

7. 喘息欲绝：韭汁饮。

8. 夜出盗汗：韭根水煮，顿服。

9. 消渴引饮：韭苗或炒或作羹，勿入盐，入酱无妨，吃。

10. 喉肿难食：韭1把，捣熬傅之，冷即易。

11. 痢疾：韭叶作羹、粥、炸、炒，任食之。

12. 脱肛不收：生韭以酥拌炒熟，绵裹作2包，更互熨之。

13. 痔疮作痛：用盆盛沸汤，以器盖之，留一孔。用洗净韭菜一把，泡汤中。乘热坐孔上，先熏后洗。

14. 小儿患黄：韭根捣汁，日滴鼻中，取黄水取效。

15. 痘疮不发：韭根煎汤服之。

16. 鼻衄不止：韭根、葱根同捣枣大，塞入鼻中。

17. 五般疮癣：韭根炒存性，捣末，以猪脂和涂之。

18. 金疮出血：韭汁和风化石灰日干，每用为末傅之效。

19. 漆疮作痒：韭叶杵傅。

20. 百虫入耳：韭汁灌之即出。

21. 聤耳出汁：韭汁日滴3次。

22. 食物中毒：生韭汁服数升良。

南瓜

专家提示

1. 补中益气：用于脾虚气虚、营养不良等症。
2. 解毒杀虫：用于肺痈，水火烫伤，下肢溃疡。

南瓜老嫩各有爱好

南瓜最早记载于《本草纲目·卷28》，既可作蔬菜，又可作粮食，很有特点，不含脂肪，属低热量食物。我国有过中秋节的习俗，过去，有钱人家吃月饼，穷苦人家有吃南瓜的风俗。南瓜耐贮藏，即使到了冬天，也可以吃到南瓜，过去食用南瓜，主要不是用其做菜，而是将其当作主食。所以有“南瓜堆成山，无米也吃干”的说法，意思是没有粮食可以将南瓜作为米来代替粮食。

老南瓜很甜，适于当粮食食用，嫩南瓜适于炒菜食用。所以有“葫芦吃嫩，冬瓜吃老，南瓜老嫩，各有爱好”的说法。李时珍说“补中益气”。但又说“多食发脚气、黄疸。不可同羊肉食，令人气壅。”

现在有常吃南瓜降血糖的说法。据报道：日本有位叫山本名和的内分泌医生，一次朋友故意问他，当今世界上最难治的内分泌疾病是哪种，山本答道：糖尿病。朋友说，我到过北海道的夕张，那里简直没有糖尿病人，若君到夕张挂牌营业，就要失业了。山本得到这个消息，专程到夕张进行了调查，结果的确如此，当地居民爱吃南瓜，糖尿病人少，不论富人穷人，都大量地食南瓜。山本大夫选择了一定数量的病人，每人每日食鲜嫩南瓜100～500g，1个月后他惊喜地发现，全部受试者血糖均不同程度地降低，病情好转，少数人奇迹般地痊愈了，由此南瓜在日本顿时身价百倍。食用方法可以南瓜煮粥，常吃；也可将其研细粉应用。

南瓜果胶有极强的吸附性，可保护胃肠道黏膜不受粗食物刺激，从而促进溃疡愈合。能粘合和清除人体内的有害物质，增强肝脏、肾脏细胞的再生能力，提高机体对有害物质的抵抗力。

若连续吃南瓜，皮肤可出现黄染，此为胡萝卜素未经变化由汗排泄，使皮肤角质素的脂肪黄染所引起，对健康并无妨碍。要说明的是，一次性的食用不能太多。多食则易生湿发黄，令人腹胀。

荠菜	专家提示	1. 凉血止血：用于热邪伤络出血。对于肝经血分有热而致崩漏、月经过多，心肝火旺或肺热气火上逆所致吐血、衄血及便血均宜。对肾结核者不但可以止血，而且能促进病灶愈合。 2. 平肝明目：用于肝火上炎所致目赤肿痛，肝阳上亢所致头晕目眩及肝阴不足，目失所养之视物模糊、昏暗不明。 3. 清热止泻：用于湿热泄泻、痢疾。若湿热壅滞肠道传导失司，损伤脾胃出现泻痢，具有良好的清热利湿、调补脾胃之功。亦用治久泻久痢，但以湿热泻痢多用。 4. 利尿消肿：用于水肿、淋证。对于湿热困脾，脾失健运肿满腹大或湿热蕴结膀胱致水湿内停之阳水，以及湿热蕴结下焦，膀胱气化不利之热淋，湿热下注致尿液混浊如米泔、膏淋等均有效果。现常用治疗高血压病及肾炎水肿。

三月三 荠菜当灵丹

《本草纲目·卷27》载有荠菜。民间又名地米菜、地菜，为十字花科一年生或二年生草本植物荠菜的全称。我国南北皆产，多生长于野坡荒地，溪边岩旁，幼嫩者带有一股香味，又称香荠菜，因其叶边缘不齐，又称菱角菜，湖北、贵州叫地米菜。荠菜的生命力极强。春回大地，冰雪消融，这时候，在广阔的原野里，到处有开白色小花的野生荠菜迎风生息，显示着它的生命力。

阳春三月，正是荠菜生长的旺季，吃起来特别柔嫩鲜香，农历三月三左右，正是吃荠菜的季节，民间有不少地方以荠菜煮鸡蛋吃预防疾病。此法可治头晕，大概是荠菜平肝明目的作用。在荠菜花盛开之时，有人还佩带荠菜花，以求驱瘟祛病，以图如意吉祥，古谣甚至有“三月戴荠花，桃李羞繁华”的说法。也有人将其煮粥吃，故又有“粥里加荠菜身，强体不衰”的说法。

食疗方

1. 目赤肿痛：荠菜根，捣，绞汁，点目中。

2. 眼生翳膜：荠菜和根、茎、叶洗净，焙干为细末。每夜卧时先洗眼，挑末米许，安两大眦头。涩痛忍之，久久膜自落也。

荠菜清香扑鼻，鲜嫩爽口，既可作家常菜蔬，又可作筵席佳肴，虽为野菜，但味道非常鲜美，含有多种氨基酸。不仅蛋白质含量在蔬菜中居上乘，而且维生素B_2为群蔬之冠，维生素C 高，钙含量也很丰富，其他如胡萝卜素、叶绿素及多种矿物质含量既丰富又均衡。所以人们对荠菜的评价很高。一般是将荠菜与肉作馅食用，因其味道好，故有“宁吃荠菜鲜，不吃白菜馅”的说法。

在湖北的江汉平原有将荠菜作蒸菜食用的习俗，方法是将荠菜洗净后切碎，加适量米粉拌合后入作料，一起置于蒸笼中蒸熟，再加少许麻油调味食用，此菜味道特别鲜美，刺激食欲。讥讽喜食此菜的女子有“地米菜，蒸蒸菜，好吃婆娘拿碗来”的说法。

荠菜不仅味美、营养丰富，还是一味良药。荠菜具有利尿、解热、收缩血管以及止血等作用，并能轻度扩张冠状动脉、降低血糖以及收缩子宫，故对高血压病、眼底出血、牙龈出血、鼻出血、便血、尿血、肾炎水肿、青光眼、痢疾、冠心病、肾炎患者以及月经过多妇女，颇为适用。有“荠菜春蔬第一鲜，常服祛病又延年”的说法。李时珍说荠菜“明目益胃。”

荠菜虽以农历三月三食用为宜，然由于我国南北季节温差较大，江南以三月三左右为宜，江北食用时间略晚。荠菜若已开花，茎已老则不堪食用，只宜药用。

茼蒿

专家提示

1. 调和脾胃：用于脾胃不和，饮食减少。
2. 通利小便：用于膀胱热结，小便不利。可单用本品绞汁或作凉菜吃。
3. 化痰止咳：用于痰热咳嗽，可单用本品做菜吃，或与萝卜、白菜等煎汤，绞汁服。

清肺化痰吃茼蒿

茼蒿茎叶肥大，气味芬芳，微有蒿气，色彩碧绿，口感清爽，故名茼蒿。幼苗或嫩茎叶供生炒、凉拌、做汤食用。因其开黄色小花很像菊花，所以又有菊花菜的称谓。茼蒿是一种价廉物美的蔬菜，在湖北的荆州地区常将其作为蒸菜食用，味道特别鲜美，深受人们的喜爱。

茼蒿耐寒性强，上市早，是一种早令蔬菜。在农历的三月初即可吃到，有“春日佳蔬食茼蒿”的说法。可惜茼蒿有一种特殊的香气，并不是每个人都喜欢。唐代大医家孙思邈《千金方·卷26》说：“安心气，养脾胃，消痰饮，利肠胃。”《本草纲目·卷26》中载有本品。茼蒿可以消痰开郁，辟秽化浊。常吃茼蒿对咳嗽痰多有效，也可用鲜茼蒿捣汁冲开水代茶饮，可治高血压病、头晕脑胀等疾病。若睡眠不安，可以用其煮汤服。

茼蒿营养丰富，有促进蛋白质代谢的作用，有助脂肪的分解，可促进鱼类或肉类蛋白质的代谢作用，对营养的摄取颇为有益。

茼蒿中含有特殊香味的挥发油，有助于宽中理气，消食开胃，增加食欲，并且其所含粗纤维有助肠道蠕动，促进排便，达到通腑利肠的目的。茼蒿属于发物，患疮毒者忌之。

海带

专家提示

1. 软坚散结：用于瘿瘤，瘰疬，睾丸肿痛等。可取海带经常食用，或加红糖腌食。
2. 祛湿止痒：用于皮肤湿毒瘙痒，可用海带加绿豆、红糖煮粥食。

海带长而宽 常吃保健康

海带因其形状扁长如带，长达6米以上，故名。中医以昆布作为处方名。《本草纲目·卷19》是将海带、昆布作为2味药记载的，它们的区别是海带长而窄，昆布长而宽，现在将海带、昆布作为一物。海带营养丰富，味道鲜美，食、疗皆宜，为海中蔬菜，并且不需要栽种，不怕病虫害，是取之不尽的良好食物。在食用方面，可荤可素，将其与猪排骨炖汤食用，味道鲜美。

食疗方

1．睾丸肿痛：海带15g，海藻15g，小茴香6g，水煎服，每日1次。

2. 膀胱结气：昆布、白米煮熟食用。入葱白更易煮烂食之。

海带中的大量纤维素能刺激肠蠕动增加，加速粪便排泄，对于老年人经常出现便秘者，可以食用，以保持大便的通畅。可以降低肠道内致癌物质的浓度，从而减少结肠癌和直肠癌的发病率，也能预防乳腺癌。患癌肿的病人食用，也可起到消除积块的作用。所含纤维素可以和胆汁酸结合排出体外，减少胆固醇合成，防止动脉硬化的发生，降低人体血清总胆固醇、甘油三酯的浓度。还具有抗凝血的作用，可阻止血管内血栓的形成。常吃些海带，对高血压病、冠心病的防治也有好处，也能预防脑中风。

在食物中，海带的含碘量是很高的，而碘是合成甲状腺素的原料，当碘缺乏时，甲状腺激素的合成减少，引起甲状腺组织增生肿大。海带中的碘，可以纠正由碘缺乏而引起的甲状腺功能不足，从而使肿大的腺体缩小。有“身上含碘少，海带不能少”的说法。

常吃海带，对头发的生长、润泽、乌黑、光亮都具有特殊的功效。有“常吃海带，秀发飘逸”的说法。据认为黄头发的产生主要是由于酸毒症的存在，而白头发的产生主要是由于酸毒症的发展所致。人的体力和精力过于疲劳，吃甜食太多，蛋白质缺乏，尤其是碘元素的缺少，都会助长自身产生酸毒症。海带中的碘极为丰富，此元素为体内合成甲状腺素的主要原料，而头发的光泽与体内甲状腺素有关系。根据《本草纲目》记载，海带现还作为瘦身食物应用。

莴苣	专家提示	1. 清热利尿：用于脾虚小便不利或尿血、小便赤热短少等症。 2. 通乳：用于产后母乳不足。

莴苣通乳利五脏 补铁补钙疗胃伤

莴苣又名莴笋，其质地脆嫩，水分又多，味道鲜美，制作菜肴可荤可素，可凉可热，口感爽脆，是佐食佳品。一般以粗短条顺，茎部肥大而脆嫩，有香气，不弯曲，大小整齐；皮薄，质脆，水分充足，笋条不蔫萎，不空心，表面无锈斑；不带黄叶、烂叶，不老，不抽薹者品质最佳。元代《饮膳正要》称莴笋能利五脏，开胸膈，通血脉。李时珍说“通乳汁，利小便，杀虫、蛇毒。”《随息居饮食谱》说它有消食积和通二便的功效。

莴笋不仅好吃，营养价值也高，含有丰富的铁、钙和维生素。莴笋含铁量与含铁丰富的菠菜相比，也不逊色。含钙丰富的食物很少，而莴笋和莴笋叶都含有相当丰富的钙，所以对特别需要补钙的儿童、老人和产妇最有益，例如儿童常吃对换牙、长牙就很有帮助。

吃莴苣的时候，千万不要丢掉莴苣叶，因为叶里面所含的维生素要比莴笋高出5～6倍，其中维生素C的含量甚至高出15倍之多。莴苣中含有烟酸，而烟酸能激活胰岛素，很适合糖尿病人食用。

现代民间用法主要有两种，一是用新鲜莴笋叶煎水，吃叶喝汤，可使大小便明显增多，用于辅助治疗水肿和腹水病人；二是生产后乳汁不通和乳腺炎初起之时，每天炒食莴笋，并用莴笋叶做汤喝，也有一定的效果。若产后婴儿不善哺乳，乳汁未能吮吸干净，致生乳痈，疼痛难忍，夜不能寐，服食凉拌莴苣，其乳房疼痛肿胀之感会逐渐消失。

食疗方

1．乳汁不通：莴笋煎汤服。

2．小便不利，尿血：鲜莴苣切丝，调味凉拌食用。或用莴苣菜敷肚脐。

3．百虫入耳：莴苣捣汁滴耳。

4．食欲不振，大便不通：莴苣切细丝，加作料凉拌食用。

李时珍在《本草纲目·卷27》中还介绍了两种具体做法，治疗产后乳汁不通，用莴笋加酒煎水服用。治疗小便不通则将莴笋捣烂敷于肚脐上面，也可用新鲜莴笋叶煎水，吃叶喝汤，可使大小便明显增多，用于辅助治疗水肿和腹水病人。

现代研究，其可促进胃液、胆汁和消化酶的分泌，刺激胃肠道平滑肌的蠕动，刺激食欲，帮助消化和通大便；含丰富的钾，有利于体内水盐平衡，促进排尿。

菠菜

专家提示

养血止血，滋阴润燥：用于体虚大便涩滞不通，肠燥便秘或便血，消渴，眼目昏花等。

多吃鲜菠菜补铁又补血

菠菜在《本草纲目·卷27》以菠薐为正名。菠菜碧绿的身姿加上红紫色的短根，犹如一只美丽的鹦鹉，又叫做鹦鹉菜。菠菜茎叶柔软滑嫩、味美色鲜，含有丰富的铁质，比一般蔬菜多，其所含铁质和胡萝卜素是人体造血的重要原料，能促进红细胞和血红蛋白的生成，故认为有补血作用、对缺铁性贫血有较好的辅助治疗作用。富含胡萝卜素，在人体内转换成维生素A，能增强抗病能力。菠菜中的叶绿素对血液有清洁作用，贫血和气血亏虚的人吃菠菜大有好处。李时珍说："通血脉，开胸膈，下气调中，止渴润燥。根尤良。"

菠菜含有大量纤维素，能润燥通便，若习惯性便秘和痔疮患者食用有利于排便。李时珍曰："按张从正《儒门事亲》云：凡人久病，大便涩滞不通，及痔漏之人，宜常食菠薐、葵菜之类，滑以养窍，自然通利。"古代本草认为菠菜能利肠胃，用菠菜煮粥食，既能养血润燥，又能助消化，可促进食物的吸收。菠菜的维生素比较软滑，易在肠壁的蠕动中顺利排出，并带走废物和细菌寄生的有毒物质及胆固醇。凡习惯性便秘或痔疮、痔漏、肛裂者可煮食之。也适合于高血压病、糖尿病、贫血、胃肠失调，坏血病、皮肤粗糙、过敏、呼吸道和肺部疾病的人食用。

近来发现，菠菜中的草酸含量较高，而豆腐中镁、钙含量也较高，菠菜炖豆腐，虽口味美，但极易使草酸与钙、镁结合，形成草酸钙、草酸镁，不能被人体吸收，长期食用会使人体内缺钙，还极易导致肾结石。菠菜有明显的涩味，是因其含较多的草酸的缘故，在烹调前，可以将菠菜放在热水中浸泡15分钟，大部分的草酸会溶解在水中，吃时就无涩味了。然后再烹调菠菜，就能保持营养成分。

菠菜为养颜佳品，常吃菠菜，令人面色红润，光彩照人，且不易患缺铁性贫血。

食疗方

1．消渴多饮：菠菜250g，鸡内金10g，（焙研为末），煎汤取汁送服。亦可单用菠菜根煮汤吃。

黄豆芽

专家提示 去黑痣，治赘疣，润肌肤：可用治寻常疣、鸡眼等。将黄豆芽切碎，用酱油冷拌，分次食用，可以润肤。若治鸡眼，亦可随时食用。

黄豆芽吃菜 绿豆芽吃芽
黄豆芽的菜 绿豆芽的汤

古人赞誉黄豆芽是“冰肌玉质”、“金芽寸长”、“白龙之须”，因豆芽的样子又像一把如意，所以人们又称它为如意菜。

黄豆芽虽源于黄豆，但营养却更胜黄豆一筹。这是因为黄豆在浸透清水出芽后，在豆内所含各种生物酶的作用下，其中的蛋白质和淀粉发生了量与质的变化。生成黄豆芽后，其含量虽有所降低，但生物利用率却大大增高了，且更容易被人体所吸收。黄豆芽中所含的核黄素明显增加，营养价值更高。

食用黄豆芽时不要将豆芽瓣丢掉，烹调豆芽时加少许醋，使豆芽中的蛋白质凝固，从而使口感脆嫩而软烂，同时可减少对维生素C 的破坏，还能使豆芽中的钙质溶解，提高营养价值，并可祛除豆腥味，使炒出的菜更加可口。

黄豆芽是无土菜，尤其适宜在不便于栽种蔬菜的地方食用，可解决缺菜问题，对提供新鲜蔬菜大有益处。

根据研究，在有益的延年益寿的食品中，排在第一位的就是黄豆和黄豆芽，排在第六位的是绿豆芽。在所有的豆芽中黄豆芽的营养价值最高，含丰富的维生素C 和维生素E，可防止皮肤衰老变皱，保持皮肤弹性。黄豆被称为豆中之王，蛋白质含量很高，其中含有一种胰蛋白酶抑制剂，不仅影响蛋白质的利用，吃后还会引起腹胀。但黄豆芽的蛋白质利用率要比黄豆高10%左右，另外，发芽过程中由于酶的作用，更多的钙、磷、铁、锌等矿物质元素被释放出来，此外，还有一种叫门冬氨酸的物质急剧增加，所以人吃了黄豆芽能减少体内乳酸堆积，消除疲劳。黄豆芽中的叶绿素能分解人体内的亚硝酸胺，进而起到预防直肠癌等多种恶性肿瘤的作用。

勿食无根豆芽，因无根豆芽在生长过程中喷洒了除草剂，而有些除草剂可致

食疗方

1．周身肿满，大小便涩：黄豆芽以醋炒干，食用。

2．皮肤粗糙：经常食用黄豆芽。

癌、致畸、致突变。又白又嫩又粗的豆芽不宜食，这些多用了化肥催生剂，其发芽时间短，留在豆芽内的化肥一并被摄入人体将会造成慢性中毒。

绿豆芽

专家提示

1. 清热解毒：用于热毒壅盛口渴、烦躁、大便不利等。
2. 通利小便：用于小便不利、赤热短少、口渴、舌尖红、脉数等症。
3. 醒酒：用于伤酒后胃中不适，将本品凉拌多食。

平常绿豆芽 通便解毒佳

绿豆芽是人们喜爱的食品，其价廉物美，在家庭里即可制作。将绿豆浸泡在水中，过夜，沥去水，然后放置在湿容器中，不断换水，保持湿度发芽而来，一般6天左右就可以应用了。

绿豆经发芽后，比起它的前身——绿豆，营养价值更胜一筹。其蛋白质的营养基本不变，而维生素含量大大增加，尤其是维生素B_{12}、维生素C 会增加很多，而维生素C 有清除血管壁中胆固醇和脂肪的堆积、防止心血管病变的作用。对于维生素B_2缺乏引起的舌疮口炎作用好。又由于酶的作用，促使磷、锌等矿物质被释放出来，这更有利于增加其可食性。

绿豆芽含水分多，食入后产生的热量少，不容易形成脂肪堆积皮下，有利于健康减肥。因为含纤维素，有润肠通便的作用，可用于防治便秘，也有预防消化道癌症的功效。绿豆芽可以吃饱肚子，但又不发胖，所以为糖尿病、肥胖病的首选食品。在解毒方面，与绿豆作用相似，但较之力量稍弱。

李时珍在《本草纲目·卷24》中载“解酒毒热毒，利三焦”。“诸豆生芽皆腥韧不堪，惟此豆之芽白美独异”。正常的绿豆芽略呈黄色，不太粗，水分适中，无异味；不正常的颜色发白，豆粒发蓝，芽茎粗壮，水分较多，有化肥的味道。在烹煮绿豆芽时不能加碱，因为碱可破坏绿豆芽中的维生素、胡萝卜素等营养成分。

食疗方

1．解酒毒、热毒：绿豆芽200g，水煎服。

2．暑热烦渴：绿豆芽和冬瓜皮，加醋煮汤饮用。

黄瓜

专家提示

清热解毒，生津止渴：用于热病烦渴，咽喉肿痛，目赤火眼，水火烫伤。治热病烦渴，可用黄瓜生吃。若咽喉肿痛，可将老黄瓜去子，填入芒硝，阴干，待硝析出后以鹅毛扫下，吹于咽喉部，可取消肿之功。若长痱子，可用鲜黄瓜捣烂，涂患处。黄瓜加蜂蜜腌渍食，可治疗热痢、腹泻。

小小黄瓜是个宝 减肥美容少不了

黄瓜以胡瓜载于《本草纲目·卷28》。黄瓜老后颜色是黄色的，故名，从食用季节来看，清明前后为最好。

黄瓜是常用食蔬，脆嫩清香，碧绿青翠，爽甜可口，味道鲜美，而且营养丰富，含有多种维生素，一般以幼嫩供食用。其所含的水分尤多，在瓜果中居前列。所以李时珍说："生熟可食，兼蔬之用。"

黄瓜对火热证、阴虚证尤为适宜。糖尿病患者可用以代水果，现在认为有降血糖的作用。炎夏季节，口干舌燥，一根黄瓜就可以使人口渴顿解，甘凉满口，具有极好的生津解渴的作用。某些干燥综合征和糖尿病患者，饮水或吃瓜果不能解渴，嚼几条鲜黄瓜会感到舒适。

黄瓜所含的纤维素非常丰富，在促进肠蠕动、通利大便和排泄肠内毒素方面有很好的作用。其所含成分，可抑制糖类物质转变为脂肪，并降低胆固醇，使其成为一种较为理想的减肥蔬菜。

黄瓜是十分有效的天然美容品，黄瓜汁能舒展皱纹，可以有效地对抗皮肤老化。据研究，鲜黄瓜所含的黄瓜酶，是一种很强的活性生物酶，促进机

食疗方

1. 水火烫伤：老黄瓜去皮及子，放在瓶内化水后外搽。

2. 咽喉肿痛：老黄瓜1个，顶上开1小口，挖去瓤及种子，将玄明粉塞入黄瓜内，塞满为止，再将切开的黄瓜盖上，固定，取一网袋，挂阴凉处，待黄瓜外皮析出白霜，用鹅毛或棉花刷下，装瓶中备用，用时将其吹入咽喉部。

3. 小儿热痢：嫩黄瓜同蜜食。

4. 水病肚胀，四肢浮肿：胡瓜1个破开，连子以醋煮一半至烂，空腹食。

体的代谢，扩张皮肤毛细血管，加速血液循环，增强皮肤的氧化还原作用，有令人惊异的润肤美容效果。如果要使皮肤好，最简单的方法是每日用鲜黄瓜汁涂搽皮肤，就可以收到滋润皮肤、减少皱纹，使皮肤洁白润滑的美容效果，并可防治唇炎、口角炎。有“黄瓜丝瓜加番茄，美容不找郎中爷”的说法。

5．杖疮焮肿：暑天黄瓜入瓷瓶中，水浸之。每以水扫于疮上，立效。

6．汤火伤灼：掐黄瓜入瓶内封，挂檐下，取水刷之。

据认为，黄瓜含有维生素C 分解酶，可破坏维生素C 的吸收，因而维生素C 缺乏的人不宜食黄瓜。维生素C 是一种活性很强的还原性物质，参与体内重要的生理氧化还原过程，是机体新陈代谢不可缺少的物质。黄瓜通常不宜与其他果蔬搭配食用，如果生吃黄瓜再同食富含维生素C 的任何一种食物，如番茄、青椒、油菜、包心菜、花菜、香菜、芹菜、菠菜、小白菜、胡萝卜等，维生素C 就会被黄瓜的维生素C 分解酶破坏，也不宜与大枣、荔枝、橘子、杨梅、枇杷、樱桃、猕猴桃、花生等富含维生素C 的果品同食。

黄瓜性寒，一次性不宜食用过多，泄泻者不宜食用，食后会导致脾虚泄泻加重。人们通常更喜欢将黄瓜生食，但洗涤不净往往因此感染各种寄生虫，所以有“黄瓜上市，医生走运”的说法。

黄花菜

专家提示

1. 养血平肝：用于肝血亏虚、肝阳上亢所致头晕、耳鸣等症。
2. 利尿消肿：用于小便不利、水肿、淋证等。
3. 止血：用于吐血、衄血、便血等。
4. 催乳：用于产后体虚乳汁分泌过少，可以以黄花菜炖猪瘦肉等，吃肉喝汤。

萱草忘忧

黄花菜在古时也称萱草，我国南北各地均有栽培。因干品外观为金黄色的针状形态，所以又叫金针菜。金针花形十分美丽，在花未开时就采收下来，干燥金针则为新鲜金针花蒸后干燥而制成。食用部位是其花蕾，呈细长条状，黄色，有芳香气味，其品质以洁净、鲜嫩、不蔫、不干、芯尚未开放、无杂物者质优。因其花瓣肥厚，色泽金黄，香味浓郁，食之清香，鲜嫩，爽滑，营养价值高，被视作“席上珍品”。

据《诗经·国风·卫风·伯兮》记载：“焉得谖草？言树之背。”这里的谖（xuān）草即萱草。李时珍在《本草纲目·卷16·萱草》中解释：“萱本作谖。谖，忘也。《诗》云：焉得谖草，言树之背。谓忧思不能自遣，故欲树此草，玩味以忘忧也。”这是讲古代有位妇人因丈夫远征，女子思念远方的爱人，爱而不能相见，只能背靠着树，对着失落的天空喃喃倾诉，长久之间，竟生出相思病来。遂栽种萱草，借以解愁忘忧，从此世人称之为“忘忧草”。

《本草纲目》引《周处风土记》载：“怀妊妇人佩其花，则生男。故名宜男。”此说虽不可信，但说明古人对于此物的认识却很丰富。古时人们认为佩带萱草可以忘却忧愁，故又称萱草为忘忧草。李时珍认为其“消食、利湿热”。金针菜能健脑除烦、减压镇静，对神经官能症、失眠有疗效。而民间则盛传，如果有小便涩痛、尿血，或是产后缺乳等症状，也可以多吃金针菜来改善。在古代，人们还把萱草作为慈祥母亲的象征，种植萱草表示对母亲的孝心。因为黄花菜的催乳作用很好，对产后乳汁少为常用食物，所以又有“宜母草”的称谓。

食疗方

1．心情不畅：忧郁不乐：黄花菜煎水服。

2．烦热失眠：黄花菜、冰糖炖食。

3．产后乳汁少；黄花菜炖瘦肉吃。亦可用黄花菜50g，猪蹄1只，黄豆适量，入调味品，水煨熟，分次饮服。

4．急性乳腺炎：以新鲜的黄花菜捣烂外敷。或黄花菜根捣敷。

5. 通身水肿：萱草根叶，晒干为末。每服6g，食前米饮服。

6. 小便不通：萱草根煎水频饮。

7. 大便后血：萱草根和生姜，油炒，酒冲服。

8. 食丹药毒：萱草根研汁服之。

在食用方面，一般是将其制成干品，食用时用水发开烹调。黄花菜能滋润皮肤，增强皮肤的韧性和弹力，使皮肤细嫩饱满、润滑柔软，皱褶减少、色斑消退，有美容功效。李时珍说萱草能“消食，利湿热。”治疗“吹乳、乳痈肿痛，擂酒服，以滓封之。”

新鲜的金针菜所含的秋水仙碱在人体内易被氧化成2—秋水仙碱，是一种剧毒的物质，过量食用后轻者出现头晕、恶心、呕吐、腹痛，重者可导致死亡。所以新鲜的金针菜不宜食用，若食用时，一定要放入水中浸泡2小时后彻底煮熟才可。为安全起见，食用黄花菜时，以干品为好。

现常用其治疗肝炎、神经衰弱、肺结核、风湿性关节炎、乳房肿痛等症。黄花菜是发物，疮疡患者不宜食用。

萝卜	专家提示	1. 清热生津，凉血止血：用于消渴口干、衄血、咳血等。萝卜因其味甘能生津而止渴，性凉能清热又凉血，故可治疗口渴多饮以及出血病症。 2. 下气宽中，消食化痰：用于食积胀满，咳喘泻痢，咽痛失音。其味辛可行气消食，可治食积腹胀。对于咳喘、咽痛痰多病证亦为常用食品，亦可用治细菌性痢疾。 此外，外用可治冻疮、偏头痛等。

冬吃萝卜夏吃姜
小病小灾一扫光

萝卜古称莱菔，味甜，脆嫩、汁多，熟食甘似芋，生吃脆如梨。有“蔬中圣品”之称。生萝卜甘凉，熟萝卜甘温。消食宜生食，养身宜煮食，化热痰宜捣汁饮。萝卜作药一般用红皮、白肉、味辣者为佳。《本草纲目·卷26》有记载，李时珍说：“根、叶皆可生可熟，可菹可酱，可豉可醋，可糖可腊，可饭，乃蔬中之最有利益者。”“主吞酸，化积滞，解酒毒，散瘀血，甚效。末服，治五淋。丸服，治白浊。煎汤，洗脚气。饮汁，治下痢及失音，并烟熏欲死。生捣，涂打扑汤火伤。”

为什么萝卜要在冬天吃呢？萝卜的化痰、平喘、止咳的作用是很有名的，而咳喘病证又多发于冬季。过去萝卜多在秋冬收获，故云“冬吃萝卜”。

萝卜可以帮助消化，促进食欲，尤其是对于咳嗽多痰、胸闷气喘、胃脘胀

食疗方

1．鼻衄不止：萝卜捣汁半盏，入酒少许热服，并以汁注鼻中，或以酒煮沸，入萝卜煮，饮。

2．久咳痰喘：将萝卜切成薄片，置于碗内，加入适量饴糖，待溶解后将萝卜糖水频频饮服。

3. 反胃噎疾：萝卜蜜煎浸，细细嚼咽良。

满、伤风感冒等病证有良好的效果。有“十月萝卜小人参，家家药铺关大门”的说法。意思是说十月的萝卜，补益作用几乎可与人参相媲美，连生病的人也没有了，药铺就只有关门了。

萝卜治头痛效果好。萝卜虽是家常菜，但也能够治疗一些疾病。《东坡杂记》中有一条“禁中秘方”治偏头痛：“用生萝卜汁一蚬壳注鼻中，左痛注右，右痛注左，或两鼻皆注亦可，虽数十年患，皆一注而愈。荆公（王安石）与仆言之，已愈数人矣。”这是说王安石患头痛病，久治不愈，后来用萝卜汁滴鼻子竟然一下子就好了。后来清代《本草备要》亦记载了此事。这张方子现在可以用来治疗所谓的神经性头痛、血管性头痛。

4. 消渴饮水：用出了子萝卜3枚，净洗切片，日干为末。每服6g，煎猪肉汤澄清调下，日3服。生者捣汁亦可，或以汁煮粥食之。

上床萝卜下床姜 不劳医生开处方

为什么姜和萝卜要在一天之内不同的时间进食呢？这是由其性质决定的。萝卜性凉，清热祛火，下气消食，劳累一天，吃点萝卜，润喉消食，祛燥热，有利于休息，故晚上吃萝卜较好。

萝卜能治鼻衄。鼻衄就是流鼻血，用萝卜治疗流鼻血效果很好。南宋张杲《医说》有这样一则记载：“饶民李七病鼻衄甚危，医以萝卜自然汁和无灰酒饮之即止。盖血随气运，气滞故血妄行，萝卜下气而酒导之故也。”这是说李七流鼻血过多，非常危险，医生用萝卜汁兑酒饮用，一下子就把李七危重的鼻出血治好了。所以当您偶然出现流鼻血，不妨就用萝卜汁来滴鼻子。

萝卜还能解豆腐的毒。豆腐吃多了会中毒，出现胃脘不适、胸闷、腹胀、恶心、想吐，也就是所说的中毒了。《医说》载：“有人好食豆腐中毒，医治不效，忽见卖豆腐人言其妻误以萝卜汤入锅中，遂致不成，其人心悟，乃以萝卜汤饮之而瘳。”这是说有一家人家，因误将萝卜汤倒入到豆腐锅中，结果豆腐不能凝固，由此知道萝卜可以解豆腐之毒。生活中如果

食疗方

1. 食积不化：萝卜切成丝，加入食盐少量，拌匀后挤出汁，加麻油几滴服之。

2. 食积饱胀：鲜萝卜250g。切成小块，或捣成萝卜汁，与粳米100g同煮粥，加少量食盐调味食用，每日3次。

3. 失音不语：萝卜捣汁，入生姜汁同服。

4. 石淋、热淋、小便不利：鲜萝卜以蜂蜜炙香，熟后嚼食。

5. 肺痿咳血：萝卜和羊肉或鲫鱼，煮熟频食。

吃豆腐过多，适量吃点萝卜就妙极了，既可以防止豆腐中毒，也可以帮助消化。

用了中药熟地后千万不要吃萝卜。据《国老谈苑·卷2》载："寇准年三十余，太宗欲大用，尚难其少。准知之，遽服地黄，兼饵芦菔以反之，未几，髭发皓白。"芦菔就是萝卜。这是说，宋太宗赵光义想重用寇准，但当时寇准只有三十 多岁，显得年轻，皇帝担心寇准太年轻，群臣不服管，所以一直不能下决心。寇准知道皇上想提拔自己，就服用地黄，又吃萝卜，结果没有多久，头发胡须都白了。头发一白，就显得成熟，寇准如愿以偿。

萝卜不能与熟地同用，此种认识在唐代甄权所著《药性本草》就有记载：云服地黄"忌葱、蒜、萝卜、诸血，令人营卫涩，须发白"。

所以现在临床上经常见到所谓的少年白、青年白，与服用中药生地、熟地又吃了萝卜，或用了莱菔子有关，只是医生自己不知道用错了药，病人也不知道是萝卜惹的祸。

其实头发变白是可以延缓的，只要用中药进行预防和治疗，就可以推迟头发变白。通过多年的临床实践摸索，作者总结出了一首治疗脱发的方子，命名为侧柏叶生发酒，效果很好。组方：三七、侧柏叶、红参、天麻、制首乌、当归、骨碎补，取全部药物各等量，用45° 左右白酒浸泡，半月后，以药酒外搽，每日3次。若身体虚弱，还可以在方中加用黄精、熟地。现代研究，萝卜促进胃肠蠕动，其所含芥子油，也是辛辣味的来源，能帮助消化，增进食欲。

6. 下痢禁口：萝卜汁、蜜、水各1盏，同煎服。

7. 便血：大萝卜皮烧存性，荷叶烧存性，蒲黄生用，等分为末。每服3g，米饮下。

8. 肠风下血：蜜炙萝卜，任意食之。

9. 大肠脱肛：生莱菔捣，实脐中束之。

10. 沙石诸淋疼不可忍：用萝卜切片，蜜浸少时，炙干数次，不可过焦。细嚼盐汤下，日3服。

11. 遍身浮肿：出了子萝卜、浮麦等分，浸汤饮之。

萝卜作用多
生吃熟吃都有效

生萝卜捣汁，加入少量的糖后饮服，或经霜萝卜，水煎代茶，可以用于痰多病证，若黄稠浓痰，则可加荸荠汁炖服。

《本草纲目·卷26·莱菔》中称萝卜"根、叶皆可生可熟，可菹（即酸菜）可酱，可豉可醋，可糖可腊，可饭，乃蔬中之最有利益者，而古人不深详之，岂因其贱而忽之耶，抑未谙其利耶"。按照李时珍的介绍，萝卜的吃法有多种。

入秋萝卜胜似药。因入秋的萝卜水分充足，清甜爽口，生吃时有同梨子脆爽之感，故萝卜有“不是水果，胜似水果”之誉。

萝卜可以戒烟。具体方法是：将萝卜洗净，挤去苦涩汁液，加入白糖适量即成戒烟药，每天清晨吃1小碟，吃后不想再吸烟，或吸时觉得无味，据研究是来自于其所含的萝卜酸。

萝卜解煤毒。《延寿书》载：李师逃难入石窟中，贼以烟熏之垂死，摸得萝卜菜一束，嚼汁咽下即苏。据此现有用萝卜救治煤气中毒。具体方法：当遇煤气中毒者，首先开窗通风，将患者搬离现场，然后立即用生萝卜捣烂取汁，亦可加白糖，用筷子将患者口撬开，将萝卜汁徐徐灌入，可配合针刺按掐人中、内关等穴，若神志清者，可将萝卜切成细条，令其嚼食即可。

萝卜治咳嗽。近代河北名医张锡纯有一条治慢性咳嗽的方子，秋分那天，用鲜槐树枝条穿十几个萝卜，挂在枝叶茂盛的树上，一百天后取下，去槐枝，切片煮烂，拌糖吃，每次1个，几天就好了。据说，一位孙姓患者，劳嗽多年，什么药也治不好，用此方治愈。

食疗方

1．吐酸水：鲜萝卜嚼数片。

2．脚气走痛：萝卜煎汤洗之。仍以萝卜晒干为末，铺袜内。

3．偏正头痛：生萝卜汁一蚬壳，仰卧，随左右注鼻中，神效。

4．喉痹肿痛：萝卜汁和皂荚浆服，取吐。

5．满口烂疮：萝卜自然汁，频漱去涎妙。

6．汤火伤灼：生萝卜捣涂之。

吃过萝卜的人都知道，如果萝卜长的奓了口，就是因为所含的水分充足，说明这种萝卜很甜，尤其是生吃味道特佳，有“奓口萝卜甜蜜蜜，癞子萝卜像板栗”的说法，也有“冬至萝卜赛鱼肉”；“打春萝卜立秋瓜”；“经过雨雪见过霜，萝卜白菜格外香”的说法。萝卜以熟吃为佳，“萝卜萝卜，生克熟补”说的就是这个意思。

萝卜的辛辣味来自所含的芥子油，能促进肠蠕动，增进食欲，帮助消化。当人们吃了肉类等其他油腻食物后，吃点生萝卜会感到很舒服。如果因为饮食过度，生嚼萝卜有很好的作用。

萝卜缨也可以吃，将鲜嫩的萝卜缨洗净，用开水氽一下，再用冷水过一遍，切成小节，加白糖、香油和酱油，拌成凉菜，吃起来相当可口。“常吃萝卜菜，啥病也不害。”

萝卜不能与人参同吃有道理吗？其实这是没有道理的。在李时珍的《本草纲目·卷12》中黄芪、人参条下就记载有人参与莱菔子（或萝卜）同用的方子。张锡纯在所著《医学衷中参西录》说："凡理气之药，单服久服，未有不伤气者，而莱菔子（即萝卜）炒熟为末，每饭后移时服钱许，借以消食顺气，转不伤气，因其能多进饮食，气分自得其养也。若用以除满开郁，而以参、芪、术诸药佐之，虽多服久服，亦何至伤气分乎？"张锡纯在这里就强调可以将莱菔子与人参同用，并且不伤气。现在编写的一些中医书或食疗书都说二者不能同吃，既然萝卜有"小人参"之称，为什么不能和人参同吃呢？有人说萝卜能行气，人参补气，行气会损伤人参的补气作用，这种说法实际上是不对的。

葱

专家提示

1. 通阳发表：用于风寒感冒，头痛鼻塞，阴寒腹痛。
2. 解毒止痛：用于乳痈初起，胸胁痛，阴寒腹痛。

葱蒜不离口 百病绕着走

葱蒜不仅是调味品，还具有很高的药用价值。葱、姜、蒜、椒并称为食品中的四辣，葱含有葱蒜辣素，能祛除荤、腥、膻等油腻厚味及菜肴中的异味，并能产生特殊的香味，是其他食物所不及的。在各式烹饪中使用也很普遍，因能调和众味，日常饭菜中均可用到葱，可以增加菜肴的香味，刺激食欲。在家庭中，如下面条时入葱就能使面食更香，制作肉鱼汤时加葱使汤更耐闻、耐吃。所以有"葱是和事佬，做菜不可少"的说法。葱载于《本草纲目·卷26》，李时珍说："葱乃释家五荤之一。生辛散，熟甘温，外实中空，肺之菜也，肺病宜食之。肺主气，外应皮毛，其合阳明。故所治之症多属太阴、阳明，皆取其发散通气之功，通气故能解毒及理血病。气者血之帅也，气通则血活矣。金疮磕损，折伤血出，疼痛不止者，《王璆百一方》，用葱白、

食疗方

1．小便不通：将葱白捣烂调蜂蜜敷下腹部。

2．牙酸：将葱叶放在口中咀嚼。

3．急性皮肤化脓性炎症：将葱白捣烂外敷。

4．感冒风寒初起：即用葱白1握，淡豆豉半合，泡汤服之，取汗。

5．伤寒头痛如破者：连须葱白，生姜，水煮温服。

6．时疾头痛，发热者：连根葱白和米煮粥，入醋少许，热食取汗即解。

砂糖等分研封之。云痛立止，更无痕瘢也。葱叶亦可用。又葱管吹盐入玉茎内，治小便不通及转脬危急者，极有捷效。余常用治数人得验。”

香葱、大葱等品种，性能大致相近，入药多用香葱。葱的鳞茎称为葱白，作药用用小葱葱白。葱白具有较强的杀菌作用，冬、春季呼吸道传染病流行时吃些生葱有预防作用，谚语讲“管你伤风不伤风，三片生姜一根葱”。凡感受风寒，无论感冒与否，都宜服用适量的葱姜汤，姜中含有姜辣素，具有发汗解表的作用，葱中含有挥发油，也能解表，二者都能刺激心血管，使血管扩张，血流加快，全身温热，汗毛孔张开，汗液增加，故用葱姜汤，能治疗风寒感冒所致发热恶寒、头痛鼻塞等病症。也能辅助治疗气管炎、糖尿病、小便不利、高脂血症、肠炎等多种疾病。

葱并可防治脑血管硬化。谚云“香葱蘸酱，越吃越壮”，意思是说葱有增强体质的作用。葱含有的葱素对预防心血管硬化有较好的作用，经常吃葱还有一定的健脑作用。农历正月长出的葱最嫩、最香、最好吃，也最有益于人的身体健康，有“正月吃葱赛补品”的说法。

至于大蒜更是家喻户晓的防病抗病的妙药兼食物。

7. 大小便闭：捣葱白和酢敷小腹上。

8. 急淋阴肿：泥葱半斤，煨热杵烂，贴脐上。

9. 阴囊肿痛：葱白、乳香捣涂，即时痛止肿消。

10. 肠痔有血：葱白煮汤熏洗立效。

11. 赤白下利：葱白1握细切，和米煮粥，日日食之。

12. 一切肿毒：葱汁渍之，日4~5次。

13. 乳痈初起：葱汁顿服即散。

14. 刺疮金疮，百治不效：葱煎浓汁渍之。

番薯

专家提示

1. 补益脾胃：用于脾胃虚弱少气乏力。
2. 生津止渴：用于烦热口渴，可生食。
3. 通利大便：用于大便秘结，可煮食或烤熟食。

红薯屎多 芋头屁多

番薯也称红薯，武汉人称为苕。红薯含有大量膳食纤维，在肠道内无法被消化吸收，能刺激肠道，增强蠕动，通便排毒，所以吃了红薯便多，尤其是对于老年性便秘有较好的疗效。有“要排毒，吃红薯”的说法。《本草纲目·卷27》载甘薯，李时珍说：“补虚乏，益气力，健脾胃，强肾阴，功同薯蓣。”

食疗方

1．乳痈：将番薯捣烂外敷。

红薯属于碱性食品，吃红薯有利于体内的酸碱平衡，也是营养均衡的保健食品。能防止疲劳，提高人体免疫力，促进胆固醇的排泄，维护动脉血管弹性，降低心血管疾病的发生。并可提供人体大量的粘液物质，防止脂肪沉积于血管壁，保护呼吸道、消化道和骨节的黏膜组织，并起到润滑、消炎的作用。使皮肤细腻，延缓细胞衰老。所以有“常吃红薯，延年益寿”的说法。

红薯无论是作主食还是副食，都是一种良好的减肥食品。红薯含热量低，又容易产生饱胀感，是很好的低脂肪食品，同时又能有效地阻止糖类变为脂肪，吃红薯不仅不会发胖，相反能够减肥、健美、通便解毒。

生食红薯不宜消化，因含有大量的淀粉，只有煮熟蒸透，淀粉才会发生变化，一次性不宜食之过多，因其含有一种气化酶，吃后在胃肠道中产生大量的二氧化碳，使人有烧“心”的不适感，若与其他食物一起食用就不会出现此种情况。有一种说法是不宜与白酒同吃，有“白酒忌红薯，同食患结石”的说法。

芋头在肠内产生气体，容易引起腹胀，过多食用，会引起滞气，不利于消化，加重胃痛，所以吃了芋头屁多，腹胀者不宜多食。另外芋头含有皂苷，能刺激皮肤，若剥芋头皮时，出现皮肤痒，可在火上烤一下，或用生姜擦一下。生品有毒刺激嗓子，不可生吃。

葫芦

专家提示

1. 清肺热：用于燥热咳嗽，烦热口渴。
2. 利尿通淋：用于湿热小便不利、水肿、腹胀、黄疸、淋病等症。尤宜于水湿停蓄之面目浮肿、大腹水肿。

悬壶济世

在《后汉书·方术列传》中有一则故事：街市中有一老翁卖药，悬一壶（葫芦）于店铺，到了店铺关门时，老翁就跳到壶中，市面上的人们不能看到此景，只有一个叫费长房的人在楼上看到，感到很奇怪，于是前往拜会，老翁见费长房也通神，对他说，你明日可再来。第二天，费长房又去拜会老翁，老翁和费长房都到壶中，只见玉堂壮丽，好酒美味佳肴尽有，二人饮食毕，老翁告之他，不要随便与人谈这事，并说自己是神仙之人，现在事情办完，你愿意相随吗？楼下有点酒与你话别。费长房叫人取酒，结果十人扛不动，老翁笑而下楼，用一指就提上来了，二人饮了一整天也没有饮完。费长房知道老翁的道术高深，乃随之入山，从医众病。“悬壶济世”由此而来。

食疗方

1．腹水，全身浮肿：葫芦30～60g，西瓜皮、冬瓜皮各30g，水煎服，多服、久服无副作用。

2．黄疸：鲜葫芦捣烂绞汁，以蜂蜜调服。

古代医家，常以一只葫芦挂在门前作为开业接诊的标志，云游四方的江湖郎中，更是随身携带盛装各种膏丹丸散的葫芦，摇铃行医救民，若遇病人，便从葫芦里倒出药来，葫芦也是药物的代名词。中医挂牌行医看病，称为悬壶，葫芦也作为中医的代名词。

唐代药王孙思邈也是背着一个葫芦，里面装着药物。从葫芦里倒出药来，所以至今人们仍说“不知他葫芦里卖的什么药”。传说中的八仙各有一宝，铁拐李的宝贝就是一个大葫芦，《西游记》中八卦炉炼出的灵丹妙药，也是装在葫芦里的。

老葫芦作为药用，早在南朝梁代《本草经集注》中就有葫芦入药的记载。药用其壳，中医处方称蒲壳，为治疗水肿、黄疸的要药。取其利水消肿，尤以陈葫芦作用好，所谓陈葫芦，就是人们将葫芦剖开，长期作为瓢用，晒干后入药，此种葫芦利水作用最好，当然也可用瓢壳。《本草纲目·卷28》以葫卢为正名，也称瓠瓜、匏瓜。

从食用的节令来看，夏天的嫩葫芦可以食用。嫩葫芦的味道与冬瓜、瓠子很相似，作为夏季、秋季的蔬食，葫芦的味道未免清淡了些，做出的品种似乎也少了些，并不怎么受欢迎。过去常将老葫芦从中间锯破后做瓢用，食用较少，现多用来作装饰品。

椿叶

专家提示

解毒杀虫：用于痢疾、疔疮、漆疮、疥疮、白秃等。治疗痢疾可以将其炒吃；治疗体表疾患，可以将其捣烂，取汁外敷；治漆疮，可煎水外洗。

雨前椿芽嫩如丝 雨后椿芽生木质

椿叶为香椿嫩叶，又名香椿，色赤而香，可食。《本草纲目·卷35》将椿、樗载于一起。并云“椿香而樗臭”春季的香椿是上等的蔬菜，自古以来颇受人们的青睐，与鸡蛋同炒为时令名馔。一般在阳春三四月间春暖花开季节采摘。其生长期极短，以谷雨前采的最嫩，谷雨前后的香椿为最佳，鲜嫩，味足，营养价值极为丰富。

香椿叶嫩芽长成后可食用，但叶老柄硬时即不能食用。其开胃的作用很好，又极清香，深受人们喜爱，但过了谷雨后椿芽已变老，不堪食用，吃到口中只是一种木质的感觉。

有的地方将其制干磨成粉，作为烹饪时的调料加在菜肴中。也可将香椿摘取嫩芽后，盐腌晒干，用水一泡，便可恢复原状，常年可食，香美可口，有清火的作用，也能增进食欲。研究表明香椿芽中所含蛋白质居群蔬前列，钙含量也名列前茅。

在春季经常食用香椿食品，能清热除湿，对胃肠有热、有湿的患者很有帮助。若目赤肿痛，小便短赤、涩痛，食欲不振，食之更好。

香椿芽属发物，易动风疾，有宿疾者不宜食用。

食疗方

1．气滞食欲不振：嫩香椿叶适量，切碎，微炒吃。

2．痈肿疮疡肿毒：鲜香椿叶、大蒜等量，加食盐少许，同捣烂敷于患处。

3．脏毒下痢赤白：香椿洗刮取皮，日干为末，饮。

蕹菜

专家提示

1. 清热解毒：用于疮疡肿毒、疮疹、蛇虫咬伤及食物中毒等症。
2. 凉血利尿：用于血热所致的衄血、咳血、吐血、便血、尿血及热淋、湿热带下等症。
3. 润肠通便：用于大便秘结，痔疮。

新出蕹菜芽 香过猪油渣

我国种植蕹（wèng）菜的历史较久，大概有上千年。蕹菜茎中空，中有一条通道，故名空心菜，因其叶片类似竹叶，所以又名竹叶菜。《封神榜》上说：比干被妲己剜了心，归途遇农妇叫卖空心菜，便疑问："菜怎么有空心的？"卖主答曰："人都有空心的，何况菜呢？"比干明白过来，倒地而亡。

新鲜的空心菜微香，爽脆而滑，可口怡人。李时珍《本草纲目·卷27》云："蕹与壅同，此菜惟以壅成，故谓之壅（蕹）。"则"蕹"字乃来自于此菜的种植方法，也就是壅以粪土，使之节节生芽。并引晋人张华《博物志》云："魏武帝噉野葛至一尺，应是先食此菜也。"但考张华《博物志》，现今的版本中不见此文，可能是后人的书出现了佚文。这是说早在晋时，已有"蕹菜"，也常作"瓮菜"，意思是"以瓮盛来"之菜；后来才因"蕹"、"瓮"同音，而被置换为"蕹菜"。有认为"瓮菜"也非原名，原名应为番语。但《辞海》说蕹菜"原产中国，主要分布在长江以南地区。嫩时供食用，为夏秋高温季的主要叶菜之一"。蕹菜有洁身自守之美德，不管跟肉类或别的原料同烹，从不夺其他佳肴的原味，无喧宾夺主之虞。根据《本草纲目·卷27》记载，传统将其作为解毒食物应用。

蕹菜是夏秋季节的重要蔬菜，常以嫩茎、叶炒食或作汤。其富含各种维生素、矿物盐。空心菜的生命力极强，生长也很特别，当将其嫩茎叶割取后，很快在原株上又长出新的嫩茎叶，生长速度非常快。新鲜的空心菜微香，爽脆而滑，可口，所以说它"香过猪油渣"。

食疗方

1．肺热咳嗽，咳血，鼻出血，尿血：蕹菜、萝卜捣烂取汁，调以蜂蜜服。

2．尿血，便血，淋浊：蕹菜捣汁，调以蜂蜜服之。

蕹菜呈碱性，能中和体内过多的酸，使体内环境保持平衡，与肉类食用，可防止食肉引起的不适。含有丰富的纤维，有降血脂的作用。含胰岛素样成分，可治糖尿病，好处多多。

蕹菜可解野葛毒，也解狗肉中毒，还可解食物中毒，可取蕹菜汁大剂量灌服。外用能治一切胎毒。有认为蕹菜能降低血压和治疗高血压病引起的头痛。所含的烟酸、维生素C 等能降低胆固醇、甘油三酯，具有降脂减肥的功效。可洁齿防龋除口臭，健美皮肤，堪称美容佳品。其粗纤维素的含量较丰富，具有促进肠蠕动、通便解毒作用。

藕	专家提示	1. 清热生津：用于热病口渴，喜饮，可取鲜藕捣汁，加蜜，搅匀服。 2. 凉血散瘀：用于瘀血所致出血证，如吐血、衄血、呕血，可将鲜藕适量切块，小火煨炖至烂熟，饮汤食藕，或加蜂蜜适量蒸熟嚼服。 3. 补脾开胃止泻：用于脾虚久泻，久痢或病后食欲不振，本品熟食补而不燥、不腻，味道鲜美，尤宜于体虚者应用。

女子多吃藕养颜美面孔

莲、藕同出一物。藕为荷的根茎，生长于浅水塘的淤泥中，也称莲藕。莲花常偶生，不偶不生，藕生水中，一节生二荷，俩俩相偶，成双成对，偶、藕同音，故莲根名藕。莲者，连也，花实相连，故名。藕横长在泥中，靠基茎节上的须状根吸取养分。由于藕肉质肥厚，脆嫩微甜，含有大量的淀粉，营养丰富，所以自古以来就是人们喜爱的食物。

食疗方

1．热病口渴：鲜藕生嚼或捣汁饮。

2．脾胃虚弱，食欲不振：嫩藕150g，煮烂食用。亦可将其拍烂，以米粉蒸熟吃。

古代文学著作中对荷的描写不乏佳作。屈原的代表作《离骚》中有“制芰

3. 热病烦渴、小便热痛、产后血瘀、暑热证：鲜藕50g，切片，加水1碗半，文火煮至1碗，加入适量白砂糖拌匀，放凉代茶饮。

4. 口干舌燥，咽部不适：藕粉30g，用滚开水冲搅成糊状，加入蜂蜜30ml 温服。

5. 肺热咳嗽，咽干喉痛，血热鼻衄：鲜藕汁100ml，蜂蜜30ml，拌匀服用，每日1次，连服数天。

6. 时气烦渴：生藕汁、生蜜和匀，细服。

7. 伤寒口干：生藕汁、生地黄汁、童子小便各半盏，煎温，服之。

8. 霍乱烦渴：生藕汁1份，姜汁半份，和匀饮。

9. 霍乱吐利：生藕捣汁服。

10. 上焦痰热：藕汁、梨汁各半盏，和服。

11. 小便热淋：生藕汁、生地黄汁、蒲萄汁各等分，每服1盏，入蜜温服。

荷以为衣兮，集芙蓉以为裳”。宋朝周敦颐的《爱莲说》中有：“予独爱莲之出淤泥而不染，濯清涟而不妖，中通外直，不蔓不枝，香远益清，亭亭静直，可远观而不可亵玩焉……莲，花之君子者也”。从古至今的文学作品，无不赋予了莲高尚的品格。

《本草纲目·卷33》对莲、藕记载很详细，李时珍说：“白花藕大而孔扁者，生食味甘，煮食不美；红花及野藕，生食味涩，煮蒸则佳。夫藕生于卑污，而洁白自若。质柔而穿坚，居下而有节，孔窍玲珑，丝纶内隐，生于嫩蒻，而发为茎、叶、花、实，又复生芽，以续生生之脉。因四时可食，可谓灵根矣。故其所主者，皆心脾血分之疾，与莲之功稍不同云。”将藕称为“灵根”，这是李时珍对藕的评价，是说藕具有很好的医疗作用。将藕蒸食，大能开胃。

藕为什么会“藕断丝连”呢？植物运输水和养料的组织，叫导管和管胞。在折断藕时，导管内壁增厚的螺旋部脱离，成为螺旋状的细丝，这些细丝很像被拉长后的弹簧，在弹性限度内不会被拉断，一般可拉长至10厘米左右，所以断开藕后，仍可看到有丝相连。“藕断丝连”现今比喻没有彻底断绝关系，多指男女之间情思难断。

藕的营养价值很高，富含铁、钙等微量元素，植物蛋白质、维生素以及淀粉含量也很丰富，有明显的补益气血作用，民间有“女子三日不断藕，男子三日不断姜”；“妇女产后禁生冷，唯独不忌藕”的说法。因为藕有活血作用，而女子有来月经的生理情况，故吃藕有利于排出瘀血。

藕的特点是鲜藕止血，熟藕补血。生莲藕性甘寒，有清热除烦的作用，将鲜藕榨汁，可生津止渴除烦闷。熟用健脾开胃，养血生肌，止泻。藕煮熟以后，性由凉变温，对脾胃有益，也用于血虚病证。

常吃藕对血小板性紫癜有一定疗效，也可治疗肺炎、肺结核、肠炎、脾虚下泻、妇女血崩等诸症。谚语云："莲藕解酒清烦躁"，喝酒后口干烦躁，可饮用藕汁来解酒。吃藕要生吃甜，炒吃脆，煨吃粉。一般以冬天的藕味道最好，有"生吃葱花熟吃韭，过了立冬才炖藕"的说法。

鲜藕榨取的藕汁具有生津止渴的作用，常用其治疗津伤口渴、消渴、唇干口燥、便秘等，古方五汁饮便是由藕汁、梨汁、荸荠汁、麦冬汁、芦根汁组成，用来治疗津伤口渴的疾病，效果很好。

炒藕丝或滑藕片时，边炒边略加清水，就不会越炒越黑，炒出来的藕丝或藕片会又白又嫩，若再加上适量的葱末、姜末和醋，就可能色、香、味都齐全了。

12. 坠马血瘀，积在胸腹，唾血无数者：干藕根为末，酒送服，日2次。

13. 食蟹中毒：生藕汁饮之。

14. 冻脚裂坼：蒸熟藕捣烂涂之。

鼻子爱出血 赶快吃藕节

藕节为根部的结节，亦名藕节疤。具有收敛止血、散血的作用。尤其是在止血方面效果好，对吐血、咯血、咳血、衄血、尿血、血痢、月经过多等多种出血证均可使用。李时珍说："能止咳血唾血，血淋溺血，下血血痢血崩。"并介绍："一男子病血淋，痛胀祈死，予以藕汁调发灰，每服二钱，服三日而血止痛除。按赵溍《养疴漫笔》云：宋孝宗患痢，众医不效。高宗偶见一小药肆，召而问之，其人问得病之由，乃食湖蟹所致。遂诊脉，曰：此冷痢也，乃用新采藕节捣烂，热酒调下，数服即愈。高宗大喜，就以捣药金杵臼赐之，人遂称为金杵臼严防御家，可谓不世之遇也。大抵藕能消瘀血，解热开胃，而又解蟹毒故也。"

在家庭中，洗藕时可将藕节留下晒干备用，以防出血病证。

莲藕里面有很多洞，这和它长在水底的淤泥中

食疗方

1. 食欲不振：鲜藕200g，大米100g，砂糖少许。同煮为粥，待熟时调入砂糖服食。

2. 吐血、衄血、便血：藕汁以开水冲服。亦可用藕节捣汁饮服。

3. 呕血：鲜荷叶1张，榨汁，加冰糖适量，饮用。

4. 痢疾：藕加适量蜂蜜，隔水蒸成膏服。

5. 吐血，咳血，鼻衄血：藕节30g，水煎服。

有关，因为植物也有呼吸作用，莲藕长在淤泥中没办法接触空气，这些孔洞和叶柄里的孔洞相通，有助于空气和水气的流通。莲藕里有洞，可以减轻重量，以免莲藕越大越重，在淤泥里越陷越深，叶子来不及长长，莲藕就被“淹死”。

包饭用荷叶，清香又解热。荷叶出淤泥而不染，洁白无瑕，素雅纯洁。用荷叶包饭有一种独特的清香，可以增进食欲，还有很好的清热作用。若呕血可用鲜荷叶1张，榨汁，加冰糖适量，饮用。荷叶具有清热利湿、升发清阳、减肥、止血的作用，用于暑湿泄泻、眩晕、浮肿、吐血、衄血、便血，尤为治疗肥胖病的要药。李时珍引戴原礼《证治要诀》的话说“荷叶服之，令人瘦劣”，根据此论述，现常用其治疗肥胖病。作者有一首治疗肥胖病的验方可以选用（此方载于本书“山楂”一节）。

6．鼻衄不止：藕节捣汁饮，并滴鼻中。

7．卒暴吐血：藕节、荷蒂各7个，以蜜少许擂烂，水煎，去滓，温服。或为末丸服亦可。

8．大便下血：藕节晒干研末，人参、白蜜煎汤，调服6g，日2服。

9．鼻渊脑泻：藕节、川芎H焙研，为末。每服6g，米饮下。

莲藕的全身都是药和食物，俗称莲藕十姐妹，即藕、藕节、荷叶、荷花、荷蒂、荷梗、莲房、莲须、莲子、莲心以及藕汁。

藠头

专家提示

1. 通阳散结：用于胸痹心痛彻背、不得平卧、短气、胸脘痞闷等症。可以藠头泡白酒服用。
2. 理气导滞：用于赤白痢疾，里急后重，可用藠头切碎，捣敷或捣汁涂。亦治咳嗽痰多疮疖痈肿等。

拔薤 藠（jiào）头在本草书中亦名薤白。是一味药食两用之品。可食可药，使用历史悠久，在《神农本草经》中就有记载。薤是一种多年生草本植物，叶细长，叶类葱而根如蒜，亦似韭菜，俗称野蒜，开紫色小花，地下的鳞茎作药用和食用。

藠头鳞茎色白，以个大，饱满，质坚，黄白色，半透明者为佳。在食用时一般是将其腌制食用。加工成酱菜味道尤其好吃，其香脆可口，腌后无蒜头的特殊臭味，受到人们的喜爱。一般是在农历三四月间食用较好，民间有“葱三薤四”的说法。

《后汉书·卷51》载：东汉时的庞参被任命为汉阳太守，郡内有一名士叫任棠，隐居与此，庞参刚上任就去拜访任棠。任棠得知新任太守来了，不仅不按常礼迎接，竟然连话也不说一句，只是把一大株薤，一盆水放在屏风前面，自己则抱着孙子趴在门口，从人均认为任棠太傲慢。庞参看到这种特殊的迎客方式开始亦颇为惊异，但马上就明白了任棠的用意，笑着对任棠说：“我知道您提醒我这个新太守的一番用意了。您那一盆水，是希望我做官清如水，廉洁自律，拔来这根很粗的薤，是希望我打击豪强，在门口抱上孩子是希望我抚恤孤儿，任棠先生，我绝不辜负您的一番教诲。”后来庞参果然打击豪强，扶助弱势，得到了人们的赞颂。

文中所说的“拔薤”，就作为打击铲除豪强的代名词。薤白具有很浓烈的辛烈大蒜味，将豪强之徒喻为薤是很恰当的。

今人将薤白的功效总结为：通阳泄浊开胸痹，利窍滑肠散结气。藠头生用则辛散，熟则甘补，一般多煮极烂食用。久服对胃黏膜有刺激性，易发嗳气。吃薤白后出现口臭，可参考大蒜的除口臭的方法。唐代孟诜说：“治女人带下赤白，作羹食之。骨哽在咽不去者，食之即下。”《本草纲目·卷26》李时珍说：“温补，助阳道。”

食疗方

1．心绞痛，脘腹胀痛：鲜薤白100g，或干薤白50g，捣烂，冲入开水，浸取汁液内服。

2．气滞胃脘痛：薤白10g，大米50g，煮粥食，常服。

3．冠心病：薤白30g，瓜蒌20g，半夏15g，水煎服。

4．动脉硬化：薤白适量，煮粥吃。

5. 赤痢不止：薤白同黄柏煮汁服之。

6. 赤白痢下：薤白1握，同米煮粥，日食之。

7. 小儿疳痢：薤白生捣如泥，以粳米粉和蜜作饼，炙熟与食。

8. 疥疮痛痒：煮薤叶，捣烂涂之。

9. 灸疮肿痛：薤白，猪脂，切，以醋浸1宿，微火煎，去滓涂之。

10. 手足瘑疮：生薤1把，以热醋投入，敷疮上。

11. 毒蛇螫伤：薤白捣敷。

12. 咽喉肿痛：薤根醋捣敷肿处。

蘑菇	专家提示	1. 补益脾气：用于脾胃虚弱，饮食不佳，胃胀不适，体倦乏力，乳汁减少，以本品与猪瘦肉同用，炖汤食用。 2. 润燥化痰：用于肺虚蕴热，咳嗽痰多，色黄黏稠。

春吃鲜花夏吃果
秋吃野菌冬喝汤

《本草纲目·卷28》首载蘑菰蕈，又名肉蕈，现多称蘑菇。蘑菇是世界上人工栽培最广泛、产量最多、消费量最大的食用菌。我国的蘑菇种类很多，其味道可口、鲜嫩，含有很高的蛋白质，人工栽培的鲜菇洁白细嫩，鲜美可口，但香味较差。人工栽培的和野生种类在营养成分方面相差不大，但野生的在整体上更胜一筹。从传统的食用方法来看，以秋天采收者更佳，做汤食用味道也很好。

食疗方

1. 脾胃虚弱，食欲不振：蘑菇炒食或煨汤食用。

蘑菇在高温条件下正常发育，新陈代谢旺盛，生长速度快，产量高，营养丰富，味道鲜美，自古以来被列为上等佳肴。蘑菇为高蛋白、低脂肪、低热量食品，多食也不会发胖，是一种较好的减肥美容食品，并享有“植物肉”之称。有一个说法，“四条腿的（兽类）不如两条腿的（禽类），两条腿的不如一条腿的”，“一条腿”即是指蘑菇、蔬菜。李时珍说：“益肠胃，化痰理气。”

蘑菇具有降血压、降血脂作用，适合肥胖人和老年人食用。能抗病毒、保护肝脏，是治疗肝炎的辅助食品。对白细胞减少、消化道功能障碍有一定治疗作用，对促进食欲、恢复大脑功能、促进乳汁分泌也有一定辅助作用。蘑菇中的胡萝卜素可转化为维生素A，因此蘑菇又有“维生素A 宝库”之称。蘑菇中纤维素含量也超过一般蔬菜，能有效预防便秘。从现在的认识来看，蘑菇有抑制癌细胞的作用，能诱发干扰素的产生，对于防治癌症有一定作用，还能增强人体对癌细胞的抵抗力。

蘑菇能提高机体抵御各种疾病的能力。能降低血液胆固醇，降低血糖，对于传染性肝炎、白细胞减少、高血压病、心脏病患者有益。含有人体难以消化的粗纤维，可保持肠内水分平衡，对预防便秘、肠癌、动脉硬化、糖尿病等都十分有利。

蘑菇表面有一层黏液，泥沙粘在上面，很不容易洗干净。洗蘑菇时，水里放少量食盐搅拌，泡一会儿再洗就很容易将泥沙洗干净了。在做菜时要尽可能把蘑菇切得小一点，增进食欲，促使胃液分泌，便于消化。蘑菇的味道很鲜，与其他食物一起烹饪时风味极佳。

在采摘野生蘑菇时要注意，凡颜色鲜艳、样子好看，生长在肮脏潮湿环境中或菌盖长有疣子，有腥臭味、怪味，碰破后流汁、变色，和大蒜同煮后变黑者多有毒，不能食用。

在煮野蘑菇时，放几根灯芯草、些许大蒜或大米同煮，蘑菇煮熟，灯芯草变成青绿色或紫绿色则提示蘑菇有毒，变黄者无毒；大蒜或大米变色有毒，没变色仍保持本色则无毒。

水产篇

一日三两鱼　血流没问题

一日三两虾　血管不硬化

少吃肉　多吃鱼

健康美丽又不愚

无鱼不成席

吃鱼要用醋和酒

腥味怪味都没有

……　………

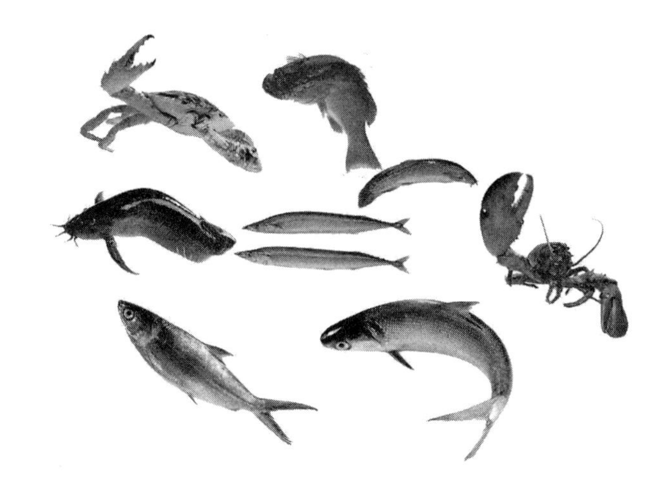

一日三两鱼　血流没问题
一日三两虾　血管不硬化

鱼类食品营养丰富，能促进血液循环，尤其是吃鱼对人的大脑发育十分重要，孕妇、婴幼儿，要适当进食鱼类食品。鱼所含的钙、磷，有助于骨骼和大脑的发育，对于防止佝偻病、骨质疏松、骨质脆弱有良好的作用。为了提高钙、磷的利用率，可将鱼在烹调时加醋。

虾虽然富含蛋白，但含脂肪较少，而低脂肪不会引起血管硬化，如果是河虾，可以将壳也一起吃进。所以说吃鱼虾均有好处，能软化血管，保健长寿。

吃鱼一般认为小比大好，野比养好，瘦比肥好，肥中之瘦更好；虾比鱼好，鱼比肉好，肉比蛋好；水里比地上好，小鱼小虾最好，连头带尾全吃挺好。

人到了中年很容易患冠心病、脑溢血等，这些疾病的病因多由动脉硬化所引起，而动脉硬化则与饮食有非常密切的关系。有人建议，如果摄入肉食30～50g，则应摄取鱼类食品60～100g，也就是说，鱼类食品应多于肉类食品。

鱼和肉虽然都是高蛋白食品，但在与动脉硬化有关的动物性脂肪方面，有很大的区别。这是因为，脂肪是由脂肪酸分子结合而成，而鱼和肉的脂肪酸的组成是不同的，在常温下，肉脂肪里的饱和脂肪酸的含量很多，过多摄取会使血液中的胆固醇增加，促使动脉硬化。

鱼油里含的是较多的不饱和脂肪酸，有预防动脉硬化的作用。此外鱼肉里面还含有促进血液循环、抑制血液凝固而产生血栓。尤其是人到了中年以后，血液循环变慢，摄取脂肪类食物过多，就容易致病，所以提倡到了中年以后，多吃鱼类食物有益于健康。

少吃肉　多吃鱼
健康美丽又不愚

鱼类食物所含营养丰富，尤其是对于大脑的正常发育有积极作用。经常食用鱼类食品可使思维敏捷，睡眠质量好，防止心脑血管疾病，提高机体活力。

鱼肉不仅鲜美可口，营养丰富，而且极易消化吸收。鱼肉中含有大量不饱和脂肪酸和多种微量元素，经常吃鱼可以增强免疫力，预防心脑血管病，强身健体，延年益寿，多吃鱼还可预防老年痴呆。

鱼油中含有丰富的不饱和脂肪酸，有调节血脂的作用，尤其能显著降低血中的甘油三酯，减少心血管病的患病率，同时改善记忆力减退的速度。多吃海鱼，对预防老年痴呆有益。淡水鱼中，如鲢鱼、鳊鱼、鳙鱼等鱼的鱼油也有此作用。

吃鱼吃出好心情。人在感觉情绪低落时，有意识地多吃一些鱼，心情会渐渐好起来，经常吃鱼肉可以使紧张的情绪得到缓解。民间所谓山珍海味中的海味，主要是指水产动物。

民间说“吃四条腿的不如吃两条腿，吃两条腿的不如吃一条腿，吃一条腿不如吃无腿的”。所谓四条腿指的是猪、牛、羊等家畜肉，两条腿指的是鸡、鸭、鹅等禽类，这是对家畜肉不如家禽肉有营养的幽默说法。家畜肉色红，有利于血红蛋白的形成，但胆固醇含量较高，多食对中老年人的健康不利；家禽肉色较浅，是比家畜肉有益于健康的食物。

一条腿指的是蘑菇、海带等菌类食品和蔬菜，这是指家禽肉又不如蘑菇类有营养的概括总结，香菇、蘑菇、木耳、银耳等食用菌类含有丰富的植物蛋白质、维生素、氨基酸和微量元素等，其所含蛋白质人体吸收率高。蘑菇所含的干扰素诱生剂和多糖能增强人体的免疫作用，抑制肿瘤的发生，因此被誉为“抗癌保健珍品”。此外蔬菜类也是属于此类食品。无腿的指的是鱼类。鱼类含有较高的蛋白质和较低的脂肪，并且纤维短，肉质细腻，是动物性食物中最容易消化吸收的，老年人食用鱼类对于身体非常有益。

无鱼不成席

过年过节，婚丧嫁娶，招待宾朋，宴席上都要有鱼。“鱼”“余”谐音，寓“吉庆有余”“年年有余”之意。吃鱼还有很多学问。鱼的性质有温、凉、寒、热之分，吃鱼应根据自身体质选择食用。在中国民俗中，凡是宴请宾客，多要用鱼来招待客人，故有“无鱼不成席，食不可无鱼”之说。尤其是逢年过节更要有鱼，若少了鱼，筵席就好似少了点什么一样。

鱼肉鲜嫩可口，营养丰富，脂肪少，是餐桌上的佳肴，是现代人健康长寿必不可少的食物。随着生活水平的提高，富含营养的鱼，愈来愈受到人们的欢迎。吃鱼使人更漂亮，吃鱼使人更强壮，吃鱼使人更聪明，吃鱼使人更健康，这些观念已深入人心。众所周知的鱼与熊掌不可兼得说法，在我国已流传了2000多年，把鱼与作为山珍之首的熊掌相提并论，足见人们对鱼的味道鲜美、营养丰富早有认识。

从食用来看，鱼类食品较之肉类食品味道好些，更能刺激食欲，并且鱼类一般不太滋腻，补益的作用也平和一些，容易消化，所以吃鱼时，更能吃饭。而肉食食品，尤其是猪肉食品，很滋腻，容易腻膈、饱肚，吃了肉食后往往不想吃饭，只想吃点青菜，故有“有鱼多吃饭，有肉少打米”之说。

在吃鱼时，有“鱼煮千滚，吃上安稳”的说法。这是告诫人们在烹调鱼类食品时，一定要将其烹调熟透，因为吃生鱼容易导致寄生虫感染，诱发疾病。有人喜欢吃一些生品食物，认为这样食物的风味就好些，但实际上并不是如此，尤其是生长在受到污染的水源中的鱼类，在食用时更要注意。

多吃鱼，对高脂血症患者利大于弊。一般降血脂药物主要是促使甘油三酯的分解代谢，但对肝肾有毒性，鱼油则没有，鱼油可预防心脏血管疾病。

鱼类不仅是美味佳肴，更是保健康、求长寿的良药。吃鱼最明显的疗效是能够减少心血管病的发病率。海水鱼比淡水鱼油量高，而海水鱼治疗冠心病的效果要好得多。所以“要长寿，多食鱼”。

吃鱼要用醋和酒 腥味怪味都没有

鱼有腥味，当加入醋和酒时，鱼油中某些造成腥气的物质会变成可溶性盐类，从而使腥气减轻。而且醋和酒都带有香气，还有以香压腥的作用。

烹调鱼类食物时加醋，可以使鱼肉内的丰富蛋白质在酸的作用下发生水解，不仅生成许多具有鲜味特征的氨基酸，还能使鱼的骨和刺在烹调过程中得到软化酥松，并转化为醋酸钙。醋酸钙易溶于水，便于人体吸收，提高了钙的利用率。

据传说，隋炀帝有一次大宴群臣，有一道烧牛肉的菜，久炖不烂，急乱中有人误将醋倒进了锅内，结果肉烂味香，人们从中得到启发，将醋列为家庭中常用调味品。食物中加用醋后，会使维生素C 减少损失，同时使菜肴更加鲜美，增进食欲。许多食物中的无机盐较易溶于酸性液体，做鱼时加点醋，不仅可以解除腥味，还可使食物的钙、铁、磷易于溶解出来，提高营养价值，尤宜于吸收和利用。过咸、过辣、过油腻的食物加点醋，可以减轻咸、辣味，减少油腻感，吃起来更加爽口。炒青菜时加点醋，可使菜蔬脆香可口，还可保存菜中的维生素，溶解钙、铁等成分，有助于消化。

烹调鱼类食物时加酒，既可以使鱼不腻，且更容易使鱼香味散发出来，刺激食欲。另外洗鱼时弄破了苦胆，若立即用白酒洗刷，就不会有苦腥味了。煎鱼时，向锅内喷上点酒，还能防止鱼皮粘锅。

乌龟

专家提示

1. 滋阴补血：用于阴虚所致的劳瘵骨蒸、咳嗽、咯血、心烦失眠、五心烦热、口干咽燥。为滋养补益的峻品。
2. 止血：用于血痢、肠风痔血以及久疟等症。

千年的王八万年的龟

民间传说“千年的王八，万年的龟”，意思是说龟是世间最长寿的动物。现代科学考证，龟的确能存活100~300年，在不吃不喝的情况下生命力也极强，其原因是它的细胞可以分裂到110代之多，而人类仅能分裂到50代，另外龟也没有癌细胞，可以永不生癌。乌龟肉对于肺结核、肝炎、肾炎，特别是防治癌症有辅助治疗作用。

《本草纲目·卷45》中，李时珍说：“甲虫三百六十，而神龟为之长龟。”在中国古代，人们一直将龟、龙、麟、凤看成四大生灵，古人以龟为灵物，《礼记·礼运》云：“何谓四灵？麟凤龟龙谓之四灵。”秦汉以前，乌龟一直被视为“灵物”或“吉祥之物”。从作用特点来看，李时珍说“治筋骨疼痛及一二十年寒嗽，止泻血、血痢。”现将其作为滋补良药。要说明的是，在民俗中，古今人们均是不吃乌龟的，因为龟既为神灵之一，又具有长寿的特点，食用就会触犯神灵，不得安宁，因此对乌龟要放生，庙宇喂养乌龟也是有此根据的。餐馆一般也是不卖乌龟肉的。

乌龟为什么又称王八？《史记·卷一百二十八·龟策列传第六十八》载：“能得名龟者，财物归之，家必大富至千万。一曰北斗龟，二曰南辰龟，三曰五星龟，四曰八风龟，五曰二十八宿龟，六曰日月龟，七曰九州龟，八曰玉龟：凡八

食疗方

1．肺结核、咯血、咳嗽、虚热不退：乌龟1只（250g），煨食。

2．体质虚弱，脱肛，子宫脱垂：乌龟取肉，加调料与糯米蒸熟食用。

3．胃下垂、子宫下垂：龟肉250g，炒枳壳15g，共煮熟，食肉喝汤。

4．筋骨疼痛：乌龟1个，入天花粉、枸杞子、槐花煎服。

5．多年咳嗽：乌龟去肠，煮，浸曲，酿秫米如常法，饮。

6．痢及泻血：乌龟肉，以沙糖水拌，椒和，炙煮食之。

7．劳瘵失血：田龟煮取肉，和葱、椒、酱、油煮食。

8．年久痔漏：田龟煮取肉，入茴香、葱、酱，常常食。

名龟。”以至于有“龟王八”或“王八龟”了。“王八”还是“忘八”的谐音，是指忘记了“礼义廉耻信忠孝悌”这八种品德的人。

也有人说“王八”指的是五代十国时的前蜀主王建。《新五代史·卷六十三·前蜀世家第三》：“王建，字光图，许州舞阳人也。隆眉广颡，状貌伟然。少无赖，以屠牛、盗驴、贩私盐为事，里人谓之‘贼王八’。后为忠武军卒，稍迁队将。”因为王建年轻时乃是个无赖之徒，专门从事偷驴、宰牛、贩卖私盐的勾当，王建在兄弟姊妹中排行第八，所以和他同乡里的人都叫他“贼王八”。

甲鱼 专家提示

1. 滋阴补血：用于阴血亏虚所致的骨蒸劳热、五心烦热，午后低热、遗精等症。尤对于妇女因阴血不足所致的经少、经闭、崩漏、带下等多用。
2. 补虚调中：用于身体虚弱所致的四肢无力、腰膝酸软、羸瘦。现用于胃及十二指肠球部溃疡、子宫出血、发热、肝炎、肺结核、贫血、慢性痢疾、脱肛、痔疮等疾病均有良好的作用。甲鱼滋养作用很好。
3. 散结消痞：用于肝脾肿大，体内赘生物，如结肿、瘰疬、痰核等。

西风起甲鱼肥

甲鱼的滋味不在肉，而在鳖甲四周的柔软部分，它下垂似裙，故名鳖裙，甲鱼以鳖裙的营养最丰富，味道最美，滋补作用最佳。鳖蹼热量最高，味道也很鲜美。所以古代有人说，“饮酒食鳖，但愿鹅生四掌，鳖生两裙”。意思是说，鹅掌、鳖裙为美味佳肴。

甲鱼多清水煮食，甲鱼具有鸡肉、鹿肉、牛肉、羊肉、猪肉五种滋味，为菜肴中的上品。尤其是在桂花飘香时食用，味道最美，故有“桂花甲鱼”的称谓。甲鱼记载于《本草纲目·卷45》，李时珍说：“作臛食，治久痢，长髭须。作丸服，治虚劳痃癖脚气。”所以历来将其作为滋补品食用。

清代文人兼美食家袁枚认为甲鱼大则老，小则腥，不大不小则好，滋味属于上乘。食鳖的季节以秋、冬季为好，此时鳖肥，春季也可，质稍次，夏季的鳖最次。

据《左传》载：公元前605年的郑灵公元年，楚国送一只大鳖给郑国国君郑灵公。一天郑国大夫子宋和众臣上朝，忽然子宋的食指无缘无故的颤动起来，就对子家说：以前我指颤时，都预示着有异味可尝，看来今天又有好吃的了。入朝后果见厨师在杀鳖，两人相视而笑，灵公问他们笑什么，子家把此事告诉了郑灵公，当鳖烧熟时，郑灵公将鳖肉分食众臣，偏就不给子宋。子宋觉得伤了面子，一气之下，不顾一切地从鼎中捞起一块肉，弄得他手指都染满了汤汁，边吃边走了出去。灵公大怒，想杀子宋又忍住了，不料反而让子宋抢了先，子宋把郑灵公杀掉了。因为吃鳖竟酿成一起弑君的大变故，这就是历史上有名的"染指于鼎"，于是后人就用"染指"来比喻沾取非分的利益。

甲鱼营养价值高，味道尤其鲜美，并且作为上等菜肴用来招待客人则表示对于客人的尊敬，即使甲鱼瘦小，不肥，也是风味独特的美味佳肴。所以有"肥猪脚赶不上瘦团鱼"的说法。团鱼就是甲鱼。肥猪脚虽然也是肉食类食物，但从食用的作用和身价来看，就远不及甲鱼高了。

甲鱼能抑制结缔组织的增生，可消结块以治疗癥瘕。现常用其治疗各种肿瘤。又具有增加血浆蛋白的作用，用于肝病所致的贫血。能调节免疫机能，提高淋巴细胞的转化率，使机体存在的时间延长，促进骨髓造血机能，保护肾上腺皮质功能，防止癌细胞突变，以达到延长寿命。并有较好的净血作用，常食可降低血胆固醇，因而对高血压病、冠心病患者有益。

吃甲鱼要活宰放血，不能吃已死去的甲鱼，否则容易引起中毒。甲鱼不宜与苋菜同用。甲鱼滋腻，性寒，一次性不宜食用过多。患有胆囊炎、胆石症、肠炎、痰湿盛者不宜，因甲鱼含有丰富的蛋白质，不易消化，故忌用。动物类的胆多为极苦之品，但是甲鱼的胆不但不苦，反而有点甜，一般在清洗甲鱼时也是不去胆的，因为甲鱼胆是可以吃的。所以有"甲鱼胆不苦，随着肉儿煮"的说法。

食疗方

1．消化道溃疡：鳖肉250g，装入猪肚内，用小火炖烂，食用。

2．腰痛：甲鱼、枸杞子各适量，炖食。

3．脱肛、子宫脱垂：鳖头烧焦，研细末，每次2g，开水冲服。

4．阳痿、遗精，头昏、眼花：甲鱼、枸杞子、女贞子、熟地各适量共煮，去药食肉饮汤。

5．肺结核：甲鱼、龟肉、百部、紫菀、款冬花（后3味包），水煮去药，食肉饮汤。

6．寒湿脚气，疼不可忍：团鱼水煮取汁，加苍耳、苍术煎水，去渣，以盆盛熏蒸，待温浸洗。

另外鳖甲也是一味非常好的中药，能滋阴潜阳，退热除蒸，软坚散结，用于肝肾阴虚如虚热不退，骨蒸潮热、盗汗，头晕目眩症，癥瘕、积聚。鳖甲对于肝脾肿大有非常好的疗效。可提高机体的免疫力，对癌细胞有抑制作用，尤其是对肝癌敏感，是目前用治多种癌症的首选药。

李时珍云："鳖，甲虫也。水居陆生，穹脊连胁，与龟同类。四缘有肉裙，故曰龟，甲里肉；鳖，肉里甲。无耳，以目为听。纯雌无雄，以蛇及鼋为匹。故《万毕术》云：烧鼋脂可以致鳖也。夏月孚乳，其抱以影。《埤雅》云：卵生思抱。其状随日影而转。在水中，上必有浮沫，名鳖津。人以此取之。今有呼鳖者，作声抚掌，望津而取，百十不失。《管子》云：涸水之精名曰蚴。以名呼之，可取鱼鳖。正此类也。《类从》云：鼍一鸣而鳖伏。性相制也。又畏蚊。生鳖遇蚊叮则死，死鳖得蚊煮则烂，而熏蚊者复用鳖甲。物相报复如此，异哉。《淮南子》曰：膏之杀鳖，类之不可推也。"

这段话有6个意思：①鳖是肉里甲。无耳，以目为听。②鳖是纯雌无雄，以蛇及鼋（yuán）为匹。当然此说不对。③鳖在水中，上必有浮沫，人们根据水上浮沫捕鳖，且百十不失。④鼍一鸣而鳖伏。性相制也。这是说鳖求偶于鼍。因为鳖乃是"纯雌无雄，以蛇及鼋为匹"。⑤鳖畏蚊子。活鳖被蚊子叮咬后即死。⑥熏蚊子可用鳖甲。方法是关好门窗，将鳖甲淋上酒精点燃后燃烧，可以将蚊子熏死。

牡蛎	专家提示	1. 滋阴生津：用于津伤口渴、精少遗精等症。 2. 养血安神：用于心血不足之烦热失眠、盗汗、心神不安。 3. 软坚散结：用于瘰疬，瘿瘤。

冬至到清明 蚝肉肥晶晶

牡蛎，俗称蚝，别名蛎黄、海蛎子。牡蛎属贝类。每年深秋是牡蛎开始收获的季节，而从冬至到次年清明是牡蛎肉最为肥美、最好吃的时候。牡蛎肉肥美爽滑，味道鲜美，营养丰富，素有"海底牛奶"之美称。通常人们将山珍海味总结有上八珍、中八珍、下八珍，共二十四种食物为美味佳肴，而牡蛎因味道鲜美，属于下八珍之一，一向为美食家推崇。故有“天上地下，牡蛎独尊”的赞美之词。《本草纲目·卷46》载唐代医家陈藏器云：“煮食，治虚损，调中，解丹毒，妇人血气。以姜、醋生食，治丹毒，酒后烦热，止渴。“而宋代苏颂云”炙食甚美，令人细肌肤，美颜色。“

作为食用的称为蚝肉、蛎黄，作为药用的是壳，称为牡蛎。牡蛎肉能细肌肤，美容颜，补血气，健身体，治虚损，降血压等，被视为美味海珍和健美强身食物。可使面容红润，皮肤细嫩。资料记载，早于唐代就用牡蛎壳粉等洁肤美容，治疗面色黧黑。

牡蛎有益智海鲜的美称，也是很好的补钙食品，含磷丰富，而钙的吸收需要磷的帮助，这更有利于身体健康。能增强儿童的智力发育。

现在认为牡蛎肉对于男性性功能和生精有促进作用，因精子的生成及维持正常性功能与锌有关，肾功能不良的人多有阳痿，补充锌就能减轻或消除阳痿，也能够调节人体防御机能，改善整体状况，提高抗病能力和人体免疫力。

牡蛎可以制成有名的调味品蚝油，蚝油不是油质，而是在加工过程中，蚝豉剩下的汤，经过滤浓缩后即为蚝油。

食疗方

1．妇女月经过多、崩漏：鸡汤或猪瘦肉汤适量，煮沸后，加入鲜蚝肉250g，略煮沸即可，用食盐、味精调味食用。

2．淋巴结核：牡蛎肉炖食。

3．眩晕：牡蛎20g，龙骨20g，菊花10g，枸杞子12g，何首乌12g，水煎服。

4．滑精、早泄：煅牡蛎50g，莲须10g，芡实20g，水煎服，每日2次。

5．白带不止：煅牡蛎、炒槐花各等分为末，每次10g。

6. 面色黧黑：食牡蛎肉。

7. 虚劳盗汗：牡蛎粉、麻黄根、黄芪等分为末，每服10g。

8. 产后盗汗：牡蛎粉、麦麸炒黄等分，每服5g。

9．小便数多：煅牡蛎水煎服。

10. 金疮出血：牡蛎粉敷。

11．发背初起：牡蛎粉以鸡蛋白和，涂四围。

12．痈肿未成用此拔毒：水调牡蛎粉末涂之。

蚌肉

专家提示

1. 清热解毒：用于热毒所致目赤火眼、小儿胎毒，以及湿疹、痔毒、酒毒。
2. 滋阴明目：用于肝肾不足所致的目昏眼干、眩晕。

春天喝碗河蚌汤不生痱子不长疮

清明前是吃河蚌的最好季节，此时水中的蚂蟥、微生物活动很少，河蚌最干净，且肉质肥厚，劈开蚌壳后肉鲜红厚实，肉感足。蚌肉硬肉边儿不容易煮烂，可以事先用刀背将边上的硬肉捶松，下锅就很容易烂了。

河蚌吃法以煲汤居多，将河蚌与豆腐做汤，实为美味佳肴。方法是将河蚌洗净后，先用热油爆炒，杂以姜丝、黄酒，然后豆腐随之下锅，直炖到豆腐起孔就可以了，多炖就会把蚌肉煮老了。民间有“五月螺蛳二月蚌，三月泥鳅四月鳝”的说法，意思是这几味食物多在农历的三四月间食用为好。《本草纲目·卷46》载蚌肉“止渴除热，解酒毒，去眼赤。”“明目除湿，主妇人劳损下血。”“除烦，解热毒，血崩带下，痔瘘，压丹石药毒。”现主要用其解毒。

蚌肉中的锌，有参与黑色素合成，维护皮肤的弹性、光泽、光滑等作用。蚌肉中的核酸，有消除老年斑，使皮肤变得丰润、光滑和消除皮肤皱纹等作用。当青春期面部长粉刺或脸部有感染者，吃蚌肉有较显著的美容效果。此外，蚌肉可培育珍珠。

蚌肉可作为胆囊炎、胆结石、泌尿道结石、急性肝炎、急慢性肾炎患者的辅助食疗佳品。

食疗方

1．糖尿病：河蚌捣汁，以开水冲饮。

2．肺结核：鲜河蚌肉用陈菜油浸泡，每次煮服60g。

3．小儿胎毒、湿疹：鲜河蚌1个，烧存性，研细，麻油调敷患处。

4．痈疽赤肿：用米醋和蚌蛤灰涂之。

5．脚指湿烂：用蚌蛤粉干搽之。

泥鳅

专家提示

1. 补中益气：用于脾虚体弱，形体消瘦，乏力。
2. 除湿退黄：用于小便不利，黄疸。
3. 益肾助阳：用于肾阳不足之阳痿。
4. 祛湿止泻：用于湿盛泄泻。

天上斑鸠 地下泥鳅

泥鳅以鳝鱼名称载于《本草纲目·卷44》。根据李时珍的解释，原名鳝（qiú）鱼，生长在海中，为海鳝鱼，个体极大，生长在江中为江鳝鱼，生长在湖池泥中，为泥鳝鱼，个体最小，鳝、秋同音，故名泥鳅。泥鳅喜欢生活在静水的池塘、沟渠及水田等富有腐败物的淤泥表层，对环境的适应力很强，在水中空气不足时常露出水面吞服空气，废气由肛门排出。

泥鳅肉质细嫩，爽利滑口，清鲜腴美，营养丰富，属高蛋白低脂肪食物，胆固醇更少，有利于抗衰老。含有多种维生素，有“天上斑鸠，地下泥鳅”、“水中人参”的说法，有益于老年人及心血管患者食用。李时珍说：“暖中益气，醒酒，解消渴。”

泥鳅对于各类心血管系统疾病、水肿、盗汗、糖尿病、阳痿、痔疮、皮肤瘙痒、疥癣、维生素D缺乏性佝偻病、骨折、骨质疏松、跌打损伤大有裨益。能促使黄疸消退及转氨酶下降，对于急性黄疸性肝炎的疗效显著，对慢性肝炎的肝功能异常同样有较好的改善作用。尤其是夏天天气炎热，许多人会出现头昏乏力、精神萎靡、食欲减退、口渴等现象，若吃些泥鳅，能补充能量，有利于身体健康。泥鳅所治的疾病很多，但以治阳痿为主。其貌不惊

食疗方

1．阳痿：泥鳅400g去肠杂，鲜虾250g同煮汤，用盐、味精、大蒜共焖调味食用。

1．营养性水肿：泥鳅100g，大蒜头2个，同煮汤淡食。每日1～2次。

2．小儿盗汗、泄泻：泥鳅150克，剖腹去肠杂，入热油锅内煎至金黄色时，加入清水、佐料调味，煮熟食用。

3．消渴（糖尿病）：泥鳅阴干，去头尾烧存性，荷叶等份研末，每次10g，每日服2次。

4．揩牙乌髭：泥鳅鱼，槐蕊、狼把草各50g，雄燕子1个，酸石榴皮25g，捣成团，入瓦罐内，盐泥固济，先文火后武火，煅，取研，外用。

人，治阳事不起，颇有效验。

5. 牛狗羸瘦：取鳅鱼，从口鼻送入，立肥。

有一道菜肴称为泥鳅钻豆腐，制作方法是，先将泥鳅置于淡盐水中放养几天，使其体内污物排尽，然后与豆腐一起放入冷水锅中，用文火加热，使水温慢慢增高，因泥鳅不耐水温而开始钻入豆腐。将其烧熟，加上佐料，食用。此菜肴味道鲜美，制作独特，很受人们的喜爱。泥鳅味道鲜美，并且营养价值也很高，有“烧鱼炖肉，端起饭碗等泥鳅”；“羊肝美酒，赶不上火烧泥鳅”的说法。泥鳅有一股土腥味，但如果在烹调时加点牛蒡子，可以消除土腥味。

泥鳅用清水漂洗干净，装入有少量水的塑料袋中，在冰箱中冷冻，可以使泥鳅呈冬眠状态，不会死掉。若吃时，取出泥鳅，倒在冷水盆内，待冰块化冻后，泥鳅就会恢复生机。

泥鳅是鱼类中活动力最强和最不容易死亡的，在水中放几条泥鳅，在运送鲜鱼时，可降低鱼的死亡率。值得提醒的是，因为活泥鳅体内可能有寄生虫等病原体，所以生吃泥鳅治病是绝不可取的。

海蜇

专家提示

1. 清热化痰：用于痰热咳嗽，哮喘，小儿食积。
2. 润肠通便：用于阴虚肠燥，大便秘结。
3. 软坚散结：用于瘰疬，痰核。

凉拌海蜇莫太鲜

海蜇在《本草纲目·卷44》记载为海蛇，李时珍说：“乍、宅二音。南人讹为海折，或作蜡、鲊者，并非。”海蜇是一种生活在海洋的大型低等腔肠类动物，其貌酷似一顶正在冉冉飘落的降落伞，通体呈半透明，白色、青色或微黄色，伞盖扁平如圆盘，利用大伞在海中游动，只要触动它的触手，就会立即放出毒刺，使对方中毒。其作用是在触及小动物时，可释放毒液将其麻痹，以做食物。根据《本草纲目》记载，海蜇主治妇人劳损，积血带下，小儿风疾丹毒，汤火伤的作用。

海蜇的加工品分为两种，用伞盖制成的制品就是海蜇皮，也称皮子；伞盖下是口腔与触须，其加工品是海蜇头。海蜇皮贵于海蜇头。海蜇头品质好的，朵大，瓣完整，边沿无杂物，肉坚实有韧性，有光泽，脆嫩。

海蜇皮、海蜇头有新旧两种货色，新的较淡，旧的较黄，越陈旧者越脆嫩。海蜇须加工方可食用。海蜇皮、海蜇头食用前均须水发，使之重新吸收水分，恢复原有的鲜嫩脆性，并能除去臊味及杂质。

海蜇的营养极为丰富，可以治疗多种疾病，能扩张血管、降低血压、防治动脉粥样硬化等，同时也可预防肿瘤的发生，抑制癌细胞的生长。现用于气管炎、哮喘、高血压病、胃溃疡等症的治疗。常吃海蜇，有利于身心健康。

海蜇是餐桌上的美味佳肴，滋味很好，尤其是能清热化痰、消积润肠、扩张血管、降低血压。在食用方面，凉拌海蜇味道更好。吃东西往往是越新鲜越好，但海蜇恰恰相反，越新鲜的海蜇越不能吃。这是因为鲜海蜇的刺丝囊内的毒液一般要用食盐、明矾经过加工、腌制，滤去水分制成盐渍海蜇，才能去除毒素。

海蜇在食用前需反复浸泡、漂洗，脱去食盐、明矾后才能更安全地食用。凉拌海蜇要首先放在淡水里，将海蜇泡上两天。在吃前切好，再用醋浸泡5分钟以上，这样就可以全部杀死孤菌，免致腹泻、呕吐等症状。

海蜇含碘，对于甲状腺疾病、缺碘性疾病有防治作用，被视为水中瑰宝。根据人们的生活实践，认为海蜇和荸荠一起食用，可以治多种病症。

食疗方

1．阴虚肺燥咳嗽：海蜇同蜂蜜蒸食。

2．肠燥便秘：海蜇50g，麻油拌食。

3．阴虚痰热，大便燥结：海蜇30g，荸荠60g，煎汤服。

鲫鱼	专家提示	1. 补益脾胃：用于脾胃虚弱之消化不良，食少乏力，少气懒言，面色萎黄等。 2. 除湿利尿：用于脾虚水肿，小便不利，白带清稀。 3. 和胃止呕：用于胃炎、食道癌引起的反胃呕吐。 4. 通乳：用于产后气血不足，乳汁减少。 5. 暖胃补虚：用于脾胃虚弱脘腹疼痛，以及头晕头痛、腰膝酸痛。 6. 滋阴利尿：用于水肿，小便不利。 7. 催乳：用于产后乳汁减少。 8. 健脾开胃：用于久病体虚，消化不良，血虚眩晕。

鲫鱼背　鳙鱼头　鲇鱼尾巴一兜油　这是说吃鱼讲究部位，鲫鱼背、鳙鱼头、鲇鱼尾巴最好吃，“鱼肉穿肠过，腥味全不留”，因此在食用时，这几味鱼类多是按照上述部位进食的。鲫鱼又称喜头鱼，因鲫鱼之鲫与着急之急同音，生活中谁愿意买一条令人着急的鱼回家呢？后来人们在汉字中发现吉祥如意的吉字和着急的急字读音相同，人们便灵机一动，用吉字来代替鲫鱼的鲫字，人们都希望在生活中多遇到吉祥称心的吉事，而不是让人着急。因“喜”字的字头为吉，故有“喜头鱼”之说。

鲫鱼的脂肪含量较少，味道清淡，适合于各种料理。冬天的鲫鱼肉质较其他季节质地更为细嫩，营养更为丰富，更适宜于食用。现在人们多根据李时珍所说鲫鱼“冬月肉厚子多，其味尤美”食用鲫鱼。所以有“冬天鲫鱼味更美”的说法。《本草纲目·卷44》载鲫鱼，李时珍说：“合小豆煮汁服，消水肿。炙油，涂妇人阴疳诸疮，杀虫止痛。酿白矾烧研饮服，治肠风血痢。

食疗方

1．胃寒腹痛，消化不良：鲫鱼250g左右1条，洗净，入生姜30g、橘皮10g、胡椒5g，入鱼腹内，加作料煮熟食用。

2．脾胃虚寒腹痛证：鲫鱼、草豆蔻、生姜、胡椒、陈皮各适量，同煮吃。

3．久泻久痢；鲫鱼1条，去内脏不去鳞腮，在腹下开1小孔，放入白矾，用草纸或荷叶包裹，放入火灰中煨熟，随意食之。

酿硫黄煅研，酿五倍子煅研，酒服，并治下血。酿茗叶煨服，治消渴。酿胡蒜煨研饮服，治膈气。酿绿矾煅研饮服，治反胃。酿盐花烧研，掺齿疼。酿当归烧研，揩牙乌髭止血。酿砒烧研，治急疳疮。酿白盐煨研，搽骨疽。酿附子炙焦，同油涂头疮白秃。”

冬季食鲫鱼，是因为在冬令时节，河流、溪渠、湖泊、池塘水质清冽纯净，其他鱼类一般不太活动，而生性活泼的鲫鱼却仍在清甜的水域中争食鱼饵，这时的鲫鱼肉质丰腴、肥厚、细嫩，味道鲜美。鲫鱼食法多种多样，既可清蒸、炖煮，亦可红烧、煎炸、煮汤，其中尤以清炖鲫鱼汤为最美。民谚有“冬鲫夏鲤”之说。在食用方面，还有“春头、夏尾、秋背”的说法。鲫鱼的头也可以吃，有“鲫鱼头，四两油”之说。

鲫鱼具有良好的滋补作用，可以用于多种虚损病证，鲫鱼的蛋白质很高，药用价值也高。鲫鱼的催乳作用，是人们皆知的，民间有用鲫鱼煨汤食用，与猪爪同食，作用会更好，效果也更强，更显著。用鲫鱼治疗糖尿病有十分显著的效果。

鲫鱼不可同鸡、羊、狗、鹿肉同食，食之易生热。阳盛之体和素有内热者食之则不宜，易生热而生疮疡。

鲫鱼刺多，稍不小心就会导致鱼刺卡在咽喉部，介绍二方：

1．取面粉120g，以冷水调成糊状敷在两膝头上，口含白糖，当糖化后，再含1口，至鱼刺消失。此方经多年的临床验证，见效快，无痛苦，无副作用，方法奇特。

2．取紫皮大蒜1瓣去皮，塞鼻，左之右，右之左，至互不通气为止，然后堵住另一侧鼻，用口吸气，不多时打喷嚏或小呕，鱼刺可出。此方对于小的鱼刺可以应用，大的鱼刺则不宜应用。

4．乳腺增生：活鲫鱼1条，除去内脏、骨刺，鲜山药去皮，共捣如泥，加微量麝香，外敷病变部位。

5．食欲不振，虚弱无力：鲫鱼1条，加胡椒、干姜煮熟，食用。

6．卒病水肿：用鲫鱼3尾，去肠留鳞，以商陆、赤小豆等分，填满扎定，煮糜去鱼，食豆饮汁。

7．消渴饮水：鲫鱼1枚，去肠留鳞，以茶叶填满，纸包煨熟食之。

8．肠风下血：《活鲫1大尾，去肠留鳞，入五倍子末填满，泥固煅存性，为末。

9．酒服4g。日3服。

10．酒积下血：酒煮鲫鱼，常食最效。

11．肠痔滴血：常以鲫鱼作羹食。

12．肠风血痔：用活鲫鱼，翅侧穿孔，去肠留鳞，入白矾末6g，以棕包纸裹煨存性，研末。每服6g，米饮下，每日2服。

13. 妇人血崩：鲫鱼一个，长五寸者，去肠，入血竭、乳香在内，绵包烧存性，研末。每服三钱，热酒调下。叶氏《摘玄方》。

14. 小儿齁喘：活鲫鱼7个，以器盛，令儿自便尿养之。待红，煨熟食，甚效。

15. 小儿舌肿：鲜鲫鱼切片贴之，频换。

16. 小儿丹毒：鲫鱼肉5份，赤小豆末2份，捣匀，入水和，敷。

17. 小儿秃疮：鲫鱼烧灰，酱汁和涂。

18. 恶疮似癞：鲫鱼烧研，和酱清敷。

19. 浸淫毒疮：生鲫鱼切片，和盐捣贴，频易之。

鳙鱼的头味美，现在市面上的鳙鱼头就比鱼身要贵，就是因为鱼头好吃，营养价值高的缘故。

鲇鱼的尾巴很好吃，尤以春天的味佳。鲇鱼煮汤味道很鲜美，产妇吃后可下奶。对身体虚弱，营养不良者有较好的疗效。

鲤鱼	专家提示	1. 温中益气：用于营养不良，身体虚弱等。 2. 利水：用于小便不利，水肿。 3. 补益气血：用于气血不足、虚劳羸瘦、体虚乏力、令人不振等证。

鲢鱼肚子鳜鱼花 胖头脑袋鲤鱼杂

鲢鱼是比较廉价的鱼类，味道不是太好，有股土腥味，此鱼生长快。李时珍认为鲢鱼的美味主要在腹部，有“鲢之美在腹”的说法，故云“鲢鱼肚子”。一般做鱼丸子，餐馆多用此鱼。

鳜鱼肉洁白，细嫩而鲜美，无小刺，富含蛋白质。一般以清蒸或将其清洗干净之后，以刀划成斜纹放油锅中炸，成为一种很特别的形状，所以有“鳜鱼花”之说。其味清香扑鼻，鲜脆可口。有“席上有鳜鱼，熊掌也可舍”的夸张说法。

胖头鱼就是鳙鱼，其主要精华在脑袋，李时珍

食疗方

1. 咳嗽气喘：鲤鱼1条，切作鲙，与姜、醋或大蒜烹调食用。

2. 咳嗽气喘：大鲤鱼1条去鳞，泥裹炮熟，去鱼刺研末，同糯米煮粥，空腹吃，每日1次。

3. 乳少：鲤鱼1条，当归15g，黄芪30g，煎汤服。

认为鳙之美在头，故鳙鱼以吃脑袋最有营养价值。鳙鱼营养价值高，特别是头部的脑髓含量很高，头肉味美。

鲤鱼因产卵很多，而鲤鱼子味道鲜美，较之鲤鱼肉更好吃，故有“鲤鱼杂之”说。

我国饲养鲤鱼有2400年历史。鲤鱼属杂食性鱼类，生活能力特别强，在静水或流水中都可产卵繁殖，种种优点使之成为人们的主要养殖对象。凡是宴请宾客一般也都用鲤鱼，并有“没有老鲤鱼不成席”的说法。民间以鲤鱼象征勤劳、善良、坚贞、吉祥，赠鲤以示尊敬和祝贺。以鲤鱼为吉庆有余的年画是久传不衰的民俗。鲤鱼以中间一段的味道最为可口，有“鸡子腿，鲤鱼腰，不吃有点苕”（苕：武汉人形容为不聪明）的说法。旧时读书人求功名，就如鲤鱼能跳过龙门，因此读书人对于鲤鱼敬而远之，不敢吃它。鲤鱼载于《本草纲目·卷44》中，李时珍说：“烧末，能发汗，定气喘咳嗽，下乳汁，消肿。米饮调服，治大人小儿暴痢。用童便浸煨，止反胃及恶风入腹。”“鲤乃阴中之阳，其功长于利小便，故能消肿胀黄疸，脚气喘嗽，湿热之病。作鲙则性温，故能去痃结冷气之病。烧之则从火化，故能发散风寒，平肺通乳，解肠胃及肿毒之邪。按刘河间云：鲤之治水，鹜之利水，所谓因其气相感也。”

4. 痈肿：鲤鱼烧成灰，醋和敷之。

5. 水肿：用大鲤鱼1条，醋适量，煮干食。一日1次。或与赤小豆煮食。

6. 妊娠感寒：鲤鱼1条，烧末，酒服，令汗出。

7. 胎动不安及妇人数伤胎，下血不止：鲤鱼1条治净，阿胶炒5g，糯米100g，入葱、姜、橘皮、盐各少许，煮食。

鲤鱼两侧正中皮内各有一条似白线的筋，应抽去，该筋腥臊，是发物，可诱发疾病。中医认为鲤鱼属于发物，患有宿疾者不宜食用。

鲤鱼两侧正中皮内各有一条似白线的筋，应抽去，该筋腥臊，是发物，可诱发疾病。

螃蟹	专家提示	1. 活血化瘀、续筋接骨：用于跌打损伤，瘀血肿痛以及产后瘀血腹痛，难产，胎衣不下。 2. 清热利湿退黄：用于湿热黄疸，但力量较弱，多做辅助治疗食用。

秋风响蟹脚痒

《本草纲目·卷45》载有螃蟹，云："杀莨菪毒，解鳝鱼毒、漆毒，治疟及黄疸。捣膏涂疥疮、癣疮。捣汁，滴耳聋。"螃蟹一般要在九月份开始食用，有"秋风凉，蟹儿黄"的说法。有人形容螃蟹肉洁白晶莹，胜似白鱼；大腿肉丝细纤短，味同干贝；小腿肉丝长细嫩，美如银鱼；蟹黄味，妙不可言，无法比喻。

九月吃母，十月吃公，过了重阳节，肉满黄多，公母皆宜。就是指阴历九月吃雌蟹，此时雌蟹成熟度最好，蟹黄（卵巢）丰富；十月吃雄蟹，此时蟹膏（精巢）丰富。

螃蟹、海参、鲍鱼被称为"水产三珍"，螃蟹的味道美极了，为百鲜之首，吃了螃蟹以后，再吃其他食物就索然无味。苏东坡形容"不到庐山辜负目，不食螃蟹辜负腹"。

在吃螃蟹的时候不加醋盐而仍然五味俱全，螃蟹的滋味，只有亲自吃才能体会到。

家庭食用以蒸为主，螃蟹生吃、腌吃或醉吃，都有可能会感染肺吸虫。所以吃蒸煮熟的螃蟹是最卫生安全的，在水开后至少还要再煮20分钟，煮熟煮透才可能把蟹肉的病菌杀死。吃多少蒸多少，最好不要吃剩蟹。

吃蟹顺序是先揭脐，后掀盖，再吃躯体，最后吃八只脚和双螯，若不注意顺序，很可能会误食蟹体内的糟粕，即蟹肠，蟹腮，蟹心。吃蟹至鲜至美，至趣至乐。

蟹味美妙，不可乱吃。过去有"生吃螃蟹活吃虾的说法"，这是讲在吃螃蟹、虾时多生吃，这样味道更鲜美，但从安全的角度来说，不能生吃。

吃蟹有许多禁忌。

忌吃生蟹。螃蟹种类虽多，都是在淤泥中生长的，以动物尸体及腐殖质为食，其体表、腮，和胃肠中布满了各种细菌。如果生食，极易被细菌感染。生螃蟹不能吃，一定要洗净、蒸熟煮透后，才能放心食用。

忌吃死蟹。螃蟹死后，僵硬期和自溶期大大缩短。蟹体内的细菌会迅速繁殖并扩散到蟹肉中去。在弱酸的条件下，细菌会分解蟹体内的氨基酸，产生大量组胺和类组胺物质。螃蟹死的时间越长，体内积累的组胺和类组胺物质越多。人吃了死蟹后，组胺会引起过敏性食物中毒，类组胺会引发呕吐、腹痛、腹泻等，危害人体。

忌蟹与柿子同吃。从食物药性看，柿、蟹皆为寒性，同食则寒凉伤脾胃，体质虚寒者尤应忌之；螃蟹体内含有丰富的蛋白质，柿子含有较多的鞣质和果胶。螃蟹与柿子同吃时，蛋白质与鞣质相结合，容易沉淀，凝固成不易消化的物质。因鞣质具有收敛作用，故还能抑制消化液的分泌，致使凝固物质滞留在肠道内发酵，使人出现呕吐、腹痛、腹泻等中毒症状。所以，吃螃蟹时忌吃柿子，吃柿子后也忌吃螃蟹，故又有“柿子螃蟹也相背，同食之后会腹泻”的说法。

忌吃蟹过多。蟹肉性寒，不可吃得过多。尤其是脾胃虚寒、伤风感冒者和心血管病人，以及易过敏者，吃螃蟹更要节制，最好不吃。

食疗方

1．病中及病后体虚食欲不振：螃蟹1只，切开，加油盐等配料蒸熟作菜食。每日1~2次。

2．骨折损伤：螃蟹焙干，研末，每次10g，酒送服。

3．咽喉肿痛：将螃蟹捣烂，盐腌，取汁，内服。

4．水肿、纳差、产后乳汁少：螃蟹1只切开，糯米或粳米100g，同煮粥食。每日1~2次。

5．湿热黄疸：蟹烧存性研末，酒糊丸服，每次10g，日服2次。

6．中鳝鱼毒：食蟹即解。

蟹与梨不能同吃。梨性冷利，多食损人，俗谓之“快果”。民间有“食梨喝开水，可致腹泻”之说。由于梨性寒冷，蟹亦冷利，二者同食，伤人肠胃。

孕妇忌食螃蟹。因螃蟹活血化瘀，食易流产。

食蟹中毒后可用紫苏、生姜煎水温服来解，或用冬瓜、芦根、蒜汁解，若腹痛用木香解。

《本草纲目》引用洪迈《夷坚志》载一故事，云：“襄阳一盗，被生漆涂两目，发配不能睹物。有村叟令寻石蟹，捣碎滤汁点之，则漆随汁出而疮愈也。用之果明如初。漆之畏蟹，莫究其义。”这是说若生漆中毒，可以用螃蟹捣碎取汁外涂。李时珍还介绍：将蟹壳烧存性，蜜调，涂冻疮及蜂虿伤，酒服，治妇人产后腹痛及血崩腹痛，消积。

鳊鱼

专家提示 健脾和胃：用于消化不良，脘腹胀满。

又食武昌鱼

《本草纲目·卷44》以鲂鱼之名载之。李时珍说因“腹内有肪，味最腴美。”鳊鱼是比较高档的鱼类，冬天的鳊鱼最肥美，其生活在江河、湖泊中，平时栖于水的中下层。鳊鱼的特点是体侧扁、吻圆钝、口裂宽、体色灰黑。为我国主要的淡水鱼。《本草纲目》引唐代《食疗本草》云“调胃气，利五脏。和芥食之，能助肺气，去胃风，消谷。作鲙食之，助脾气，令人能食。作羹臛食，宜人，功与鲫同。疳痢人勿食。”

湖北现在的鄂州在历史上叫武昌，因鳊鱼主要产于武昌梁子湖，所以鳊鱼又叫武昌鱼。现在在武汉、鄂州均将鳊鱼叫武昌鱼。毛泽东所说的“才饮长沙水，又食武昌鱼”中的武昌鱼就是鳊鱼。

鳊鱼一般是13肋，而真正的武昌鱼有13．5肋，较一般的鳊鱼多半肋。武昌鱼头圆、背厚、肉细，两侧呈菱形，口较宽，背鳍短，尾柄高，味道更鲜美，适宜于贫血、体虚、食欲不振、营养不良患者食用。武昌鱼受到人们的青睐，它似乎也是惟一一个代言“文化节”的鱼种。武昌鱼较一般鳊鱼味道更加鲜美。

从传统的食用方法来看，鳊鱼以清蒸者最好吃，在武汉地区一般多是如此食用。有人说“吃鱼的女士更漂亮，吃鱼的先生更健壮，吃鱼的儿童更聪明，吃鱼的民族更兴旺”。这首民谣，是对武昌鱼和其他鱼类的赞赏。

食疗方

1．身体虚弱，疲乏无力：鳊鱼清蒸食用。

鲩鱼

专家提示

1. 暖胃和中：用于胃寒冷痛，消化不良，食欲不振，呕吐。
2. 平肝祛风：用于肝阳上亢之头痛、头胀、口苦目赤、烦躁易怒等证。

鳙鱼头　鲩鱼尾
鳝中段　蛤蟆腿

鳙鱼主要以吃头为主，因鳙鱼头味道鲜美。通常有“鲜美莫过鳙鱼头”的说法，鳙鱼是我国四大淡水鱼（鳙鱼、草鱼、鲢鱼、鳊鱼）之一，鳙鱼与鲢鱼很相似。李时珍说：鳙鱼“处处江河有之，状似鲢而色黑，其头最大，有至四五十斤者，味亚于鲢。鲢之美在腹，鳙之美在头，或以鲢、鳙为二物，误矣”。同时认为鳙鱼是鱼中之下品，常以此“供羞者食”，即供庸人食用，因此得名为鳙鱼、慵鱼。

其实鳙鱼很好吃，尤其是其精华在于头。鱼头可以补脑，对于用脑过度的人食用很有好处。若记忆力不佳，用鳙鱼鱼头1个（整个头不剖开），加山药、枸杞各10g，生姜3片，红枣5个，一同放入炖盆内，加水浸过鱼头，放锅内隔水炖熟后食用。

鲩鱼吃草，又名草鱼。草鱼和青鱼样子差不多，都能长到很大，身体都是圆筒形，鳞片整齐而大，只是颜色和食性不同。青鱼颜色乌黑一些，所以一般称为黑鲩。草鱼和青鱼的肉质味道一样，但青鱼更受人欢迎一些，因为它的食肠小，又食螺蛳之类的肉食，而草鱼味道稍差一些。草鱼通常其尾巴的食用价值较好。鲩鱼有平肝作用，能降低血压，改善头胀、头痛、目赤、易怒，在民间用于高血压病所致肝阳上亢者。如头痛，可以用草鱼煨汤吃。鲩鱼载于《本草纲目·卷44》，李时珍认为能“暖胃和中。”

鳝鱼则以吃中间段最好，因为鳝鱼的头基本不能吃，而尾巴很细，没有内容

食疗方

1．肝阳上亢高血压病，头痛：鲜草鱼250～500g，去鳞、鳃及肠杂，先用植物油炸至金黄色，与去皮的冬瓜500～1000g同煮汤，用食盐调味食用。

2．消化不良：草鱼肉150g，麦芽10g，山楂30g，陈皮10g，水煮食，每日2次。

3．慢性肝炎、肝硬化：大活鳝鱼取血，拌糖生吃，再将鳝鱼肉煮熟食。

物，故鳝鱼以吃中间段为佳。春末夏初是食鳝鱼的最佳时节，尤以小满前后一个月的夏鳝最能补养身体，此时的鳝鱼肥大，味道鲜美。黄鳝补虚损作用显著，营养丰富。

蛤蟆腿，此处指的是青蛙腿，因为青蛙主要就是吃其腿，尤其是大腿部位肉多且鲜美。但要说明的是青蛙现属于保护动物，不能随便捕杀，也不要食用。

鳝鱼	专家提示	1. 补益气血：用于气血不足、虚羸瘦弱、体倦乏力、产后恶露不尽及久痢、痔疮出血等。 2. 强壮筋骨：用于风寒湿邪，肢体酸痛，腰脚无力。 3. 止血：用于久痢，痔疮出血。

夏令之补 黄鳝为首

鳝鱼头大，口大，唇厚，眼小，无鳞，体细长，身黄背黑，体多涎液，乍看起来似蛇，在古代本草中被列为上品。鳝鱼几乎不含碳水化合物，乃低热量、高营养的食物，是人们喜爱的水产品之一，且尤以农历小暑前后者最为肥美。《本草纲目·卷44》载有：补虚损，用于血气不调，羸瘦，冷漏、痔瘘、臁疮等病证。

鳝鱼的特点是没有鳞片，无胸鳍和腹鳍，背鳍和臀鳍也退化得仅留皮褶，身体细长而与蛇相似，这些特征很适合鳝鱼在淤泥中钻洞或在堤岸有水的石隙中穴居。

鳝鱼有两个奇特之处，一是鳝鱼尸体不变臭，不腐烂，连苍蝇也不叮咬。传说唐僧师徒去西天取经，在经过了火焰山之后，唐僧感到脚板不舒服，就来到溪边泡脚，唐僧不断的刮下脚板下面的脚皮污物，正好泥鳅、鳝鱼在此寻觅食物，一发现有唐僧肉，即拼命抢食，有一小块脚皮掉到石缝中，鳝鱼则硬是将身子伸进石缝中吃掉了这块唐僧肉，因受石缝挤压，身子就变成了细长细长的，泥鳅则因为没有钻石缝，所以就较鳝鱼短、粗。二者因吃了唐僧肉，身体也变得光滑无鳞，死后身体也不变臭。

鳝鱼雌雄同体，中国科学院水生生物研究所的刘建康教授是著名的鱼类学家。抗日战争期间，人们吃鱼比较困难，刘教授便在重庆从事黄鳝的养殖研究，为此特意收集了一批个体较大的黄鳝进行饲养，谁知养了一段时间，黄鳝除了个体增大外，却没有一条产卵孵化，通过解剖，发现这批大黄鳝竟然全部是雄性的，于是到野外又收集了许多大小不一的黄鳝，经解剖发现幼鳝全部是雌的，体长34cm 以下雌性占绝大多数，体长大于40cm 则绝大多数为雄性，经过深入研究，发现了“鳝鱼的始原雌雄同体现象”，在世界上首次揭示了鳝鱼性别自幼体到第一次性成熟为雌体，产卵后卵巢逐渐变为精巢，最终变成雄体。也就是说，黄鳝鱼一生要经过先雌后雄的两个发育阶段，即先当妈后当爹。

鳝鱼的呼吸也是独具一格的，鱼是用腮来呼吸的，可鳝鱼的腮退化了，它靠喉部口咽腔的细微血管直接呼吸空气中的氧气，因此要保持鲜活的鳝鱼，必须置于阴凉、潮湿之处。

黄鳝是高蛋白低脂肪的优良食品，在河鲜食品中，黄鳝补虚损作用显著，因为黄鳝经过春季的觅食摄生，到夏季圆肥丰满，肉嫩鲜美，营养丰富，刺少肉厚，又细又嫩。春末夏初是食鳝鱼的最佳时节，尤以小满前后一个月的夏鳝最能补养身体。有“小暑黄鳝赛人参”，“冬天一枝参、夏天一条鳝”之说。

相传，古代有些大力士，之所以力大无穷，就是由于常吃鳝鱼的缘故。旧时把走江湖的人通称为卖大力丸的。其实，清代张璐所著《本经逢原·卷4·鳝鱼》条下，还真有“大力丸”的配方：“大力丸方用熊筋、虎骨、当归、人参，等分为末，酒蒸大鳝鱼，取肉捣烂为丸，每日空腹酒下两许，气力骤长。”上方中就用了鳝鱼。不过上方中的熊筋、虎骨已不能配到。鳝鱼特别适宜身体虚弱、气血不足、营养不良之人食用；脱肛、子宫脱垂、妇女劳伤、内痔出血、风湿痹痛、四肢酸疼无力、高脂血症，冠心病、动脉硬化者都可食用。

近年还发现黄鳝中含有一种黄鳝素，具有显著的调节血糖功能，对糖尿病有良好的治疗作用，故糖尿病人常吃黄鳝大有裨益。

吃黄鳝不宜过量，肠胃欠佳的人更应慎食。黄鳝由于死后会产生毒素，容易引起食物中毒，所以死黄鳝切不可食用。

食疗方

1．面神经麻痹：活鳝鱼血涂面部，有明显的效果。一般不超过30分钟。涂5分钟后，皮肤会有收缩的感觉。亦可用鳝鱼血与面粉调成膏状，敷于患部。取鳝鱼血的方法：用镊子或止血钳将鳝鱼颈部钳住，用消毒剪刀将尾巴剪断，让鲜血流出供药用。

2．化脓性中耳炎：鲜鳝鱼血滴耳中，有奇效。

3．湿疹：鲜鳝鱼血搽患处。

4．风湿痹痛：黄鳝加酒炖食。

鳜鱼

专家提示 补益气血，补益脾胃：用于气血不足、虚劳羸瘦、体虚乏力、食欲不振等症。尤适于肺结核患者食用，有良好的强壮作用。

桃花流水鳜鱼肥

鳜鱼，又叫桂鱼，为淡水鱼，因身体不能屈曲如僵蹶，故有鳜鱼之称。鳜鱼喜食鱼、虾，是一种凶猛的鱼类。肉质十分鲜嫩，生长期短，天然产量大，是我国名贵的淡水鱼类之一。招待客人，如果有鳜鱼上桌，则对于客人就更尊敬一些。所以李时珍称鳜鱼为“水豚”，意思是说如同河豚一样味道鲜美。

鳜鱼肉质细嫩，肉多刺少，营养丰富，味道鲜美，极易消化，既可大饱口福、增加营养，又较少有鱼刺卡喉之虞。适于儿童、老人及体弱、脾胃消化功能不佳者食用；并具有补气益脾的滋补功效。其尾可治小儿软疖，其胆可治骨鲠在喉。

鳜鱼含有丰富的蛋白质，维生素A 的含量也颇多，一直被视为“鱼之上鱼”、“鱼中上品”。可增强人体免疫机能，提高抗病能力，补充机体所需要的营养物质，利于防治癌症。

食疗方

1．肺结核咳嗽，贫血：鳜鱼1条，洗净，加黄芪、党参各15g，怀山药40g，当归15g，同煮食。

2．身体虚弱，食欲不振：鳜鱼1条，加作料煮汤食用。

3．化脓之软疖：生鳜鱼尾，捣烂贴患处。

4．骨鲠咽喉：腊月取鳜鱼胆，悬挂高处风干，加少许黄酒煎，缓缓咽服。

《本草纲目·卷44》载有张杲《医说》一个医案云：“越州邵氏女年十八，病劳瘵累年，偶食鳜鱼羹遂愈。观此，正与补劳、益胃、杀虫之说相符，则仙人刘凭、隐士张志和之嗜此鱼，非无谓也。”劳瘵相当于现在所说的肺结核一类的疾病，而将鳜鱼羹食用，竟然达到病愈的作用，说明其补益作用好。

由于鳜鱼每到春天最为肥嫩鲜美，所以被人们称为“春令时鲜”。民间有“正月塘里鱼头细，二月桃花吃鳜鱼”的说法，意思是在农历二三月间食用鳜鱼为最佳时间。

值得注意的是，鳜鱼的12根背鳍刺、3根臀鳍刺和2根腹鳍刺均有毒腺分布，若被刺伤后肿痛甚烈，发热、畏寒，在捕捉和剖杀鳜鱼时，应特别小心。

调味造酿篇

红糖生姜开水泡　可以饮用治感冒

花椒杀虫又止痒　外用效果强

饮茶有益　消食解腻

冷饮降温一时凉　热茶解暑益健康

常喝茶　少烂牙

菜饭易清淡　少盐少病患

早上盐水漱口　百病自动逃走

……　……

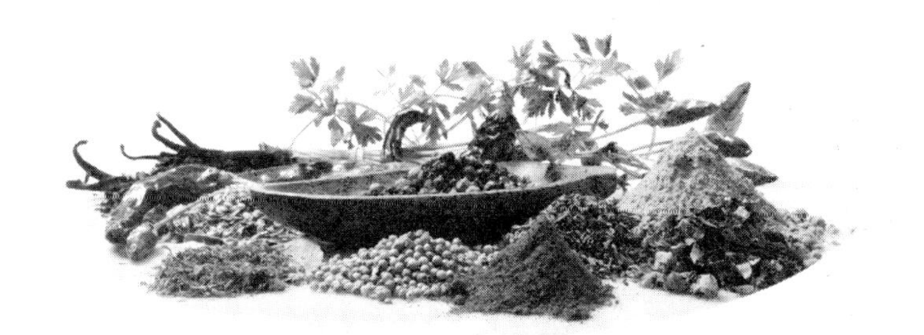

红糖

专家提示

1. 温中补虚：用于体虚诸症。
2. 缓急止痛：用于虚寒腹痛，下痢噤口。
3. 活血化瘀：用于瘀血内阻之月经不调，产后恶露不下等。
4. 补血养肝：用于血虚诸症。

食疗方

1．咳嗽：生姜15g，红枣50g，红糖50g，水2碗，煎服。

2．血虚，月经量少：鸡蛋2个，水煎加入红糖，经后服，产后更佳。

3．妇女血虚，月经不调：红糖60g，鸡蛋2个，水煮，于月经干净后食。

4．慢性气管炎：红糖60g，豆腐250g，生姜10g，每晚睡前吃豆腐饮汤，连服1周。

5．痛经：白酒40ml，入瓷缸中，火炭上烧开，入红糖25g，煎熬，待红糖溶解后，趁热口服，1日2次，早晚炖服，连服2～3天。行经期间用更好。

红糖生姜开水泡可以饮用治感冒

《本草纲目·卷33》载有沙塘，李时珍解释："此紫砂糖也。"能"和中助脾，缓肝气。""沙糖性温，殊于蔗浆，故不宜多食。与鱼、笋之类同食，皆不益人。今人每用为调和，徒取其适口，而不知阴受其害也。但其性能和脾缓肝，故治脾胃及泻肝药用为先导。红糖有活血化瘀的作用，生姜具有解表作用，二味食物同用，可以用于感冒病证。这是因为生姜有辛辣的特性，加用红糖以后，可以减少生姜的辣味，同时又能促进红糖的活血作用，所以一般轻微感冒，可以将二者同用。

红糖是用甘蔗汁经炼制白砂糖后的母液再经炼制的红色结晶体。单纯就营养成分而言，红糖较白糖要好。产后的妇女喝红糖水有利于子宫复原和将恶露排出，取其活血化瘀的作用，所以产后宜食红糖。

红糖能够润白肌肤，可使皮肤光滑美丽，促进日晒皮肤的新陈代谢。所含热量低，但因口感、颜色不及白糖，故较白糖用得要少。

中医常用红糖治疗女子痛经、月经不调、腹胀腹痛、产后瘀滞所致病证。其实，红糖不仅仅是治疗妇科疾病的良药，还是年老体弱、大病初愈者的进补佳品。老人吃红糖有利于促进血液的运行，加速体内的物质代谢。有“女子不可无糖，男子不可无姜”之说。

红糖不宜久存，红糖中糖蜜的含量较高，水分和杂质也较多，在存放中极易受乳酸菌的侵害。特别是潮湿时，乳酸菌繁殖迅速，使红糖中的蔗糖成分逐渐分解成葡萄糖及乳糖，然后转化为乳酸及其他有机物质，使红糖营养价值降低，甜味也会下降，甚至带有酸味。一般来讲，红糖在干燥通风的地方放1～2个月是可以的，再长时间存放质量就要受损。

6．下痢禁口：沙糖250g，乌梅1个，水煎，时时饮之。

7．腹中紧胀：白糖以酒煮服之。

8．痘不落痂：沙糖调新汲水服。

9．上气喘嗽烦热，食即吐逆：沙糖、姜汁等分，相和，慢煎，每咽半匙，取效。

10．食韭口臭：沙糖解之。

花椒	专家提示	1. 温中止痛：用于脾胃虚寒所致的脘腹冷痛、呕吐、泄泻、消化不良、疝痛、牙痛。也能治疗冻疮，风湿痹痛。 2. 杀虫止痒：用于蛔虫所致腹痛、呕吐，以及皮肤瘙痒、阴囊湿疹、疥疮。 3. 解鱼腥毒：烹调鱼类菜肴时加入花椒可以消除鱼腥味。 4. 芳香健胃：用于食欲不振，食少纳差。花椒能增进食欲，刺激唾液分泌，改变口感。

花椒杀虫又止痒外用效果强

花椒载于《本草纲目·卷32》，李时珍说：“散寒除湿，解郁结，消宿食，通三焦，温脾胃，补右肾命门，杀蛔虫，止泄泻。”花椒是一味重要的烹饪佐料，具有浓郁的麻香味，是调味佳品，是川菜中不可缺少的调味品。川菜的主要配料为花椒，故以麻为主，而湖南的湘菜以辣椒为主要配料，故以辣为主。

花椒以颗粒大、外皮紫红、有光泽者质量优。其作为调味品，一般是将花椒炒热或用油炸，待出香味以后再出锅，随后加入菜肴中，以消除鱼、虾、牛、

食疗方

1．蛔虫腹痛：花椒6g，乌梅30g，煎水服。

2．脚癣：花椒、丁香各15g，黄柏、苦参、白鲜皮、地肤子、生大黄、五倍子、枯矾各30g，有脓加金银花、连翘、败酱草各30g，水煎加醋150ml，泡脚。

3．龋齿疼痛：将花椒10g，浸泡在30ml白酒中，用棉球蘸花椒酒塞在龋齿蛀洞内。

4．脘腹冷痛：将花椒炒热，布包熨疼痛处。

5．虚冷短气：川椒浸酒中3日，随性饮之。

6．心腹冷痛：以布裹椒安痛处，用熨斗熨令椒出汗，即止。

7．阴冷入腹：以布裹椒包囊下。

8．呃噫不止：川椒粉面糊丸，每服3g，醋汤下。

9．寒湿脚气：川椒疏布囊盛之，日以踏脚。

10．手足皴裂：椒以水煮之，去渣渍，载以猪脂搽。

11．漆疮作痒：椒煎汤洗。

风虫牙痛：川椒粉以水和白面为丸大，咬之。

12．蝎螫作痛：川椒嚼细涂之，微麻即止。

13．百虫入耳：川椒碾细，浸醋灌之。

14．毒蛇咬螫：以闭口椒及叶捣，外敷。

15．阴囊痒：川椒、杏仁研膏，涂掌心，合阴囊而卧。

鸡、鸭等的腥味。花椒可促进食欲，是因为具有麻辣味，能使人提神醒脑，促进消化，尤其在食用火锅食物时加入花椒更能刺激食欲。油炸食物时，热油容易从锅内溅出，此时放几粒花椒，沸油就不会外溅。在油脂中放入适量的花椒末，可防止油脂变味。腌制萝卜丝时放入花椒，味道绝佳。

花椒具有良好的杀虫作用，包括三个方面的内容。一是驱杀肠道寄生虫，尤对蛔虫有直接杀灭作用，汉代大医学家张仲景创制的乌梅丸用治蛔虫就配伍了花椒。若患胆道蛔虫，或蛔虫性肠梗阻，将花椒用麻油炸，取花椒油顿服，能排除蛔虫。二是杀皮肤寄生虫，同时也达到止痒的作用，如疥虫、阴道滴虫。三是能抑杀细菌、真菌、霉菌，故在保管一些贵重药品如人参、冬虫夏草等时，常放入花椒以防生虫。花椒用纱布包好，放入衣箱中，可防虫蛀，置入米中，可防米生虫。甚至在装修房屋时，在地板下也撒上花椒。在菜橱内放置数十粒鲜花椒，蚂蚁就不敢进去。在食品旁边和肉上放一些花椒，苍蝇就不会爬。

据说汉代成帝的爱妃赵飞燕乃绝代佳人，轻盈善舞，宠冠后宫，后封为皇后。赵飞燕一心想生个太子，遗憾的是久不受孕，御医诊断为寒邪入里，导致宫冷不孕，奏请在后宫所住的四壁涂上花椒，取花椒温暖之气，以利于受孕，椒房的名称由此而来。后来椒房就成了后妃居住处所的代名词。现代也认为，少量持续服用花椒，可使多种腺体发育，多量则可促进生殖腺的功能，以花椒涂四壁，并不一定能受孕，但确实符合花椒的药性。

李时珍介绍过一个病例："一妇年七十余，病泻五年，百药不效。予以感应丸五十丸投之，大便二日不行。再以平胃散加椒红、茴香、枣肉为丸与服，遂瘳。每因怒食举发，服之即止。此除湿消食，温脾补肾之验也。"花椒的温暖脾胃作用可见一斑。并认为"惟脾胃及命门虚寒有湿郁者相宜。若肺胃素热者，大宜远之"。

作者有一首经验方，命名为苦参止痒汤，用治湿疹、皮肤瘙痒：花椒20g、苦参30g，百部30g，蛇床子30g，白鲜皮30g，地肤子30g，芒硝50g，冰片1g，樟脑10g，煎水外洗或坐浴。此方尤对于阴道瘙痒止痒效果佳。

茶叶

专家提示

1. 清热除烦：用于热病心烦口渴，暑热证。
2. 清利头目：用于风热头痛，目赤，神昏，多睡善寐。
3. 消食化积：用于宿食停滞之消化不良，脘腹疼痛，嗳腐纳差，泄泻。还可用于痢疾，肠炎，消化道溃疡。
4. 通利小便：用于小便涩滞等。

外用可治烧伤，烫伤。

饮茶有益 消食解腻

茶以茗记载于《本草纲目·卷32》。唐代陆羽（湖北竟陵人，今天门），写成世界上第一部《茶经》，书中记载了茶的起源，茶树的品种，种茶技术，加工方法，烹法，饮法，采制烹饮有关的各种器具。所以后人将陆羽称为"茶圣"。

通常茶树种植三年就可采茶。明前茶（清明前采摘）最好；雨前茶（谷雨前

食疗方

1．食积：茶叶煎成浓汁，入红糖煮至发黑，内服。

2．消化不良、急慢性胃肠炎：茶叶浓煎，频服。

3．腹泻：茶叶30g，水煎浓汁，再加红糖100g，煎至发黑，饮服。

4．热毒下痢，久痢：好茶叶，捣末浓煎服。

5．小便不通，脐下满闷：海金沙30g，腊茶15g，共为末，煎生姜5g，甘草3g，服，不拘时，未通再服。

6．大便下血，营卫气虚，或受风邪，或食生冷，或啖炙煿，或饮食过度，积热肠间，使脾胃受伤，糟粕不聚，大便下利清血，脐腹作痛，里急后重，及酒毒一切下血，并皆治之：用细茶碾末，每服6g，米饮下，日2服。

采摘）稍次，采摘时间愈迟，品次愈次。茶叶是越新越香，白酒是越陈越香。一般将五月底以前采摘的茶称春茶，六月初至七月初采摘的称夏茶，七月中以后采摘的称秋茶。

饮茶已成为中国人的一种文化、习俗，当客人拜访时，首先就送一杯茶接待客人，表示对客人的尊敬。一些酷爱饮茶的人，将“可以清心也”五字排成圆形，组成回文，写在茶杯上，这五个字无论从哪个字起读，其意义均一样，使人感到饮茶的好处。

茶又称茗。茶为万病之药，茶叶溶解脂肪，消食解腻，减轻动脉粥样硬化，内含一种具有收敛性和酸涩味的鞣质（茶单宁），肥胖者可多饮，反之瘦人不宜多饮。当食用油腻食物导致胃部不适时，饮茶可以帮助消化、解除油腻，但不要饮浓茶。

茶叶含有儿茶酸，能增强血管壁韧性、弹性、渗透性，使血管不容易破裂。茶叶具有抑制流行性感冒病毒的作用，因流感病毒会附着在鼻腔与咽喉中的表面细胞上增殖，使用茶叶漱口，茶中的茶素会覆盖在黏膜细胞上，杜绝病毒与黏膜接触，并杀死病毒。

饮茶一般要在饭后，若饭前喝茶，饮食无味。空腹喝茶，伤脾伤胃，有“饮了空腹茶，疾病身上爬”的说法。

凡是服用药物，均应用温开水送服，不宜用茶叶水送服，因为茶叶含有鞣质，会和蛋白质、生物碱或重金属盐起化学反应而发生沉淀，影响药物的吸收，进而影响疗效。

茶叶中的咖啡因、茶碱、可可碱等成分，具有兴奋高级神经中枢、强心、利尿、刺激胃酸分泌的作用，所以不宜用茶叶水送服药物，因此有“吃药不宜用茶水，饭后不宜喝浓茶”的说法。

冷饮降温一时凉 热茶解暑益健康

茶叶分绿茶、红茶、乌龙茶、白茶、紧压茶、花茶等，其香气清雅，滋味醇和，饮后神清气爽。茶的香气成分主要是挥发油，茶的儿茶素类似咖啡因，经常饮用茶水有益健康。

炎炎夏日，有一些人喜欢喝冰水冷饮降温，以求得一时之凉爽，有的甚至在烈日下行走以后，进入室内大量饮用冷饮，其实这是对身体的一种摧残。从医疗保健的健康角度来看，这样做有害于身体。当炎热导致身体渴热，此时喝杯热茶反而更能解暑，降温的效果也会更好，这是因为喝热茶后一方面能促使汗腺分泌，带走体内的部分热量，同时，茶叶中的茶碱也具有利尿作用，随着尿液的排除，又能带走部分热量。茶碱还有提神醒脑、兴奋中枢神经的作用，饮热茶后，随着体内热量的散发，会感到周身凉爽，同时也不会损伤身体。

饮冷饮时，由于身体此时处于一种热性状态下，突然饮进大量冷水，血液循环速度明显减缓，并产生对体内各个部位的不良刺激，尤其是损伤脾胃。其降温并不像饮热茶那样顺应生理，所以不宜饮冷。

另外早茶助精神，晚茶导不眠。茶叶具有提神醒脑的作用，当一个人精神疲倦、头昏欲睡的时候，饮茶能解除困倦，因茶叶中的咖啡因就有兴奋作用。尤其是新茶作用更强，谚语云“烫茶伤人”，头遍茶兴奋力大，三遍茶收敛力强。饭后茶消食，空腹茶令人心慌，隔夜茶伤脾胃，过量茶使人消瘦，淡茶、温茶清香

食疗方

1．热病烦渴：茶叶、竹叶、芦根泡水服。

2．暑热感冒，暴发火眼，肺热咳嗽：茶叶8g，杏仁10g，同煮10分钟，加适量冰糖同服。

3．解暑，解酒毒：茶叶、生姜浓煎，服。

4．烟酒过度引起的声音沙哑：陈年茶叶3g，橄榄5个，竹叶3g，乌梅2个加1杯水放进锅中，煮好后，滤去残渣，在汁液中加少许砂糖，调拌后食用。

5．腰痛难转：煎茶半碗，加少量食醋，1次服。

6．产后秘塞：以葱涎调蜡茶末服。

7．久年心痛：煎湖茶，以头醋和匀，服之良。

8．腰痛难转：煎茶，加少许投醋，顿服。

9．嗜茶成癖：新茶任意食。

10．解诸中毒：芽茶、白矾等分，碾末，冷水调下。

痘疮作痒：房中宜烧茶烟恒熏之。

养人；新沏清茶香有味，隔夜再饮伤脾胃；喝茶不洗杯，阎王把命催。尤其不要过量饮茶，李时珍告诫说："时珍早年气盛，每饮新茗必至数碗，轻汗发而肌骨清，颇觉痛快。中年胃气稍损，饮之即觉为害，不痞闷呕恶，即腹冷洞泄。"这是经验之谈，应予注意。

食疗方

1. 口臭、消除大蒜臭味：浓茶漱含，口嚼茶叶。

2. 口疮烂嘴，烂牙龈，牙本质过敏：红茶煎液含漱，或饮服。

3. 痰喘咳嗽：好末茶，白僵蚕30g，研末，以开水冲泡，临睡饮之。

4. 脚趾缝烂疮：细茶叶研末，调醋敷之。

5. 稻田性皮炎：老茶叶60g，明矾60g，加水浸泡煎煮，下水田前将手脚浸泡，让其自然干燥。

6. 阴囊生疮：用蜡面茶为末，先以甘草汤洗，后贴之妙。

7. 霍乱烦闷：茶末煎水，调干姜末，服。

8. 月水不通：茶清1瓶，入沙糖少许，露一夜服。

常喝茶少烂牙

茶叶有保护牙齿的作用，绿茶里含有氟，氟不仅能坚固牙齿，还能消灭虫牙，消灭菌斑。饭后3分钟，牙齿的菌斑就要出现，此时饮茶最有益。所以有"平常喝好茶，绝对保护牙"的说法。人们总结姜茶能治痢，红茶能和胃，菊花茶明目，浓茶伤五内。午茶长精神，晚茶难入睡。饭后茶漱口，洁齿除污垢；过量茶人瘦，淡茶保年岁。

茶叶可以作为健身减肥饮料。用茶叶水洗澡有美容的作用，浴后会使全身发出茶叶的清香，给人以美的享受，也会使皮肤变得光滑细嫩。用茶水洗头，可促进头发生长和血液循环，有护发美发作用，会使头发乌黑柔软，光泽亮丽。

有人建议，春天宜饮花茶，夏季宜饮绿茶，秋季宜饮清茶，冬季宜饮红茶。其实可以因个人嗜好、饮用习惯而定。总结茶叶的作用，是上清头目，中消食滞，下能利尿。

饮茶要注意的是，不饮空腹茶，因为空腹饮茶会稀释胃液，降低消化功能，容易引起胃炎。而且在空腹状态下，胃肠道的吸收率高，当茶叶中的成分被大量吸收进入体内以后，会引起诸如头昏、心慌、神志恍惚，出现醉茶现象。

食盐	专家提示	1. 调味：用于各种菜肴加工后的调味，所有菜肴如无其调味，则食物索然无味。 2. 涌吐痰积：对痰积胸中、食停上脘可用之涌吐，一般是将食盐炒后大剂量用。 3. 清火凉血：对于火热致咽喉肿痛、齿龈出血、口舌生疮可以其漱口。 4. 引药归肾：在炮制药物时加盐后能使药物更好地入肾走肾。

菜饭易清淡 少盐少病患

《本草纲目·卷11》载有食盐。李时珍说食盐："解毒，凉血润燥，定痛止痒，吐一切时气风热、痰饮关格诸病。"食盐是调味品，食物用盐调味，能解腻提鲜，汤菜多加点盐，其味更鲜、更美。盐有海盐、井盐、湖盐、岩盐等不同种类，都可食用和药用。其主要成分为氯化钠，为人们生活中不可缺少的调料，盐之咸味，素有"百味之王"的称谓。食盐在古代有着显赫的地位，并一直受到官府的垄断。开门七件事，柴米油盐酱醋茶，别的可以选用代用品，而食盐却不能。

食盐对维持体内正常渗透压和酸碱平衡起着重要的作用。当人们大量呕吐时，临床就要注射氯化钠以补液治疗。如肌肉缺盐会导致抽筋痉挛，心肌缺盐会导致心脏的异常搏动等。

食疗方

1. 防治脱发，头皮屑：将浓盐汤轻轻涂敷头发根部，约5分钟后再用清水洗净，每日早晚各1次，连续15～20天为一疗程。

2. 局限性皮炎引起的皮肤红肿瘙痒：用食盐水洗。

3. 粉刺：食盐1茶匙，白醋半茶匙，以棉花蘸洗面部，或用食盐1茶匙，鸡蛋清2个，冰片2g，混合后涂于面部5分钟，以温水洗去。晚上用。

4. 小儿尿闭不通：将食盐置于肚脐眼上，以艾条灸。

5. 下部蚀疮：炒盐布裹，坐熨之。

6. 霍乱腹痛：炒盐一包，熨其心腹，令气透，又以一包熨其背。

7. 霍乱转筋，欲死气绝，腹有暖气者：以盐填脐中，灸盐上七壮，即苏。

8. 一切脚气：盐，蒸热分裹，以脚踏之，令脚心热。

9. 脚气疼痛：每夜用盐擦腿膝至足甲，淹少时，以热汤泡洗。

10. 妇人阴痛：青布裹盐，熨之。

11. 小便不通：湿纸包白盐，烧过，吹少许入尿孔中。

12. 二便不通：盐和醋敷脐中，干即易。

13. 下痢肛痛，不可忍者：熬盐包坐熨之。

食盐中的主要成分——氯和钠，在体内还会影响血浆渗透压，激活唾液淀粉酶并参与胃液形成，所以盐能维持正常的血压、预防低血压等，并改善机体的营养状况、增强抗病力、维持正常的生理机能。

盐是人们日常生活中必不可少的调味品，缺了它就会饮食无味，但若长期摄入过多，则很容易影响健康，诱发疾病。中医认为过量食盐会伤血、害肺、损肾，颜面和皮肤失去光泽。

饮食过咸易患感冒，当人体内氯化钠浓度过高时，钠离子可抑制呼吸道细胞的活性，使细胞免疫能力降低，同时由于口腔内唾液分泌减少，使口腔内溶菌酶减少，这样口腔咽部的感冒病毒就易于侵入呼吸道。同时，由于血中氯化钠浓度增高，也可使人体内干扰素减少以致抵抗力降低。所以，日常多吃盐的人易感冒。

饮食过咸可以引起胃炎、胃癌的发生，食入过量的高盐食物后，因食盐的渗透压高，对胃黏膜会造成直接损害。高盐食物还能使胃酸减少，并能抑制前列腺素E 的合成，减弱胃黏膜抵抗力的作用，因而使胃黏膜易受损而产生胃炎或胃溃疡。同时高盐及盐渍食物中含有大量的硝酸盐，它在胃内与食物中的胺结合成亚硝酸胺，具有极强的致癌性。所以又有“酒喝多了伤心肺，盐吃多了伤脾胃”的说法。

饮食过咸会加重糖尿病。食物中的钠含量与淀粉的消化、吸收速度和血糖反应有着直接的关系。食盐可以通过刺激淀粉酶的活性而加速对淀粉的消化，或加速小肠对葡萄糖的吸收。因此，进食高盐食物者，其血糖浓度普遍高于进食低盐食物者，故限制食盐摄入量，是防治糖尿病的一种辅助措施。

饮食过咸会伤骨。饮食中钠盐过多，过多的钠离子与钙离子相竞争，使钙的排泄增加。同时，钠盐刺激分泌较多的甲状腺素，促使骨盐溶解，破坏了骨质代谢的动态平衡，就容易发生骨质疏松甚至骨折。

饮食过咸易诱发支气管哮喘。当哮喘病的患者在摄入钠盐量增加后，对组织胺的反应性增加，易于发病，使病情加重。因而限制钠盐，可以在一定程度上预防支气管哮喘的发生和加重。

饮食过咸是高血压病的触发剂，使身体组织内的水钠潴留而引起水肿，也容易导致动脉硬化、心肌梗死、中风以及肾脏病的发生。因此在某种意义上来说，长期过量食盐等于慢性自杀。

一般正常人每天盐的摄入量应低于10g，按照世界卫生组织推荐的标准，每人每天摄入食盐的量应为4～6克。调查显示，我国人均食盐量大大超过世界卫生组织推荐的食盐标准。所以“人体不可一日无盐，饮食不可一餐过咸”；“多吃咸盐，少活十年”。

减少食盐量，不仅做菜时要少放盐，同时要少吃腌制食品。

早上盐水漱口 百病自动逃走

古代人用盐来刷牙，盐为什么能刷牙？因为食盐不但能稳固牙齿，还具有清火、凉血、解毒的作用。按照中医的理论，食盐味咸，入肾，齿为骨之余，肾又主骨，所以，食盐能稳固牙齿。西医学、中医学也赞同用食盐保健口腔，每天早晚用温的淡盐水漱口，牙齿疼痛或者牙龈出血的时候，直接将食盐撒在疼痛处和出血处，可以

食疗方

1．咽痛：淡盐水漱口。

2．祛痘：洗澡后将盐在皮肤上慢慢移动，或用淡盐水泡浴。

3．蜈蚣、蝎子蜇伤：立即用细盐1汤匙用热水调敷患处。

4．腹部冷痛：将食盐放锅内炒热，以布包温熨患处。

5．粉刺，除脂美容：夜晚临睡前用食盐约20g置于盆中热水里，待溶化后趁热洗面。

6．血痢不止：白盐，纸包烧研，调粥吃，三、四次即止也。

7．金疮血出甚多，若血冷则杀人：炒盐，酒调服之。

8．饮酒不醉：凡饮酒，先食盐2g，则后饮必倍。

9．明目坚齿，去翳，大利老眼:海盐，以百沸汤泡散，每早揩牙漱水。

10．齿动:盐，皂荚等量，同烧赤，研，夜夜揩齿。

11．齿龈宣露：每旦噙盐，热水含百遍。

12．风病耳鸣，耳卒疼痛：盐蒸热，以耳枕之。

13．目中泪出：盐点目中，冷水洗数次。

14．目中浮翳遮睛：白盐生研少许，频点屡效。

15．酒齄赤鼻：白盐常擦之。

16．口鼻急疳，蚀烂腐臭：盐、白面等分，为末。每以吹之。

17．面上恶疮，盐汤浸绵拓疮上。

18．疮癣痛痒，初生者：嚼盐频擦之。

19．手足心毒，风气毒肿：盐末、椒末等分，醋和，敷。

20．下部有疮：熬盐熨之。

21．一切漏疮：布裹盐，烧赤为末。每服2g。

22．臁疮：经年盐中黑泥，晒研搽之。

23．溃痈作痒：以盐摩其四围，即止。

帮助消炎止痛、解毒凉血。也可以用湿牙刷蘸些食盐，每天早晚或者吃完东西后，刷一刷，可以促进整个口腔的健康和卫生。

食盐只能辅助治疗口腔疾病，不能代替看医生和用药。患有高血压病和糖尿病的病人，用食盐漱口或者刷牙的时候，尽量在刷完牙或漱完口后，再用清水把口腔漱干净，减少盐的额外摄入。

酒

专家提示

1. 温通经脉：用于寒滞经脉，瘀血内阻所致的跌打损伤，瘀血肿痛，胸痹，冻疮。
2. 散寒止痛：风寒湿痹，筋脉拘急。
3. 引行药势：能引导其他药物到达特定的部位。

美酒不过量 美食不过饱

《本草纲目·卷25》载有酒。李时珍说酒："和血养气，暖胃辟寒，发痰动火。""酒，天之美禄也。面曲之酒，少饮则和血行气，壮神御寒，消愁遣兴；痛饮则伤神耗血，损胃亡精，生痰动火。"在酒文化中，素有"医源于酒"、"酒为百药之长"之说，汉字繁体字的"醫"的下半部分"酉"在古汉语中即代表酒。酒为多种谷物类如米、麦、粟、黍、高粱等酿成的一种饮料。我国各地均产，尤以高粱酒最好。通常所说的酒指的是蒸馏水酒，即白酒，以陈久者为佳。按酒与水的容积比，又分为高度酒、中度酒、低度酒。

古代将各种酒统称为醪醴，醪为浊酒，醴为甜酒。无酒不成宴，餐桌上肯定不能少了酒，少了酒就没有气氛。

饮酒要慢斟缓饮，酒食并用，适量而为，意到为止。朋友聚会，职场应酬，都免不了要喝点酒。酒有裨益，但也滋害，因为“少饮如蜜，醉饮似毒”。

品酒均以慢饮为好，古有“饮必小咽”的说法。

饮酒不宜狂饮，因为速饮伤肺。肺为五脏华盖，伤则气短胸闷。速饮伤胃，因为胃受到酒精的强烈刺激，会造成急性胃炎。速饮伤肝，因肝脏承受不了突如其来的酒精刺激，会导致肝脏功能受损。速饮伤肾，因为酒精到达肾后，给肾脏强烈刺激。如此一来，脏腑受到损害，尤其是在人体剧烈运动以后，全身极度疲乏，还有导致脑溢血的危险。所以饮酒要适量、适度。

个人要选择适合自身的酒类饮用，不可过量，不可暴饮，不可乱饮。少量饮用质量高的酒也有一定好处，“经常喝好酒，精神好抖擞”。李时珍说：“少饮和血行气，醒神御

食疗方

1. 肝肾虚损引起的目暗、目涩、视弱、迎风流泪：枸杞子浸于45° 左右白酒内，15天后饮用，每日20ml。

2. 劳动过度后的身痛疲倦，妇女痛经：干山楂片250g，浸于45° 白酒300ml内，1周后饮用，每次20ml。

3. 延缓衰老：枸杞子100g，三七50g，红参50g，当归50g，黄精50g，五加皮10g，熟地50g，海马30g，浸泡45° 白酒中半月后饮用。（注：此方为作者多年来使用的一首经验方，坚持用，效果明显。具有强壮作用，也能防病治病。）

4. 妇女血虚、血瘀性痛经：红花100g 浸于45° 白酒（400ml），浸泡1周即可饮用。每次10ml，亦可兑凉开水或加红糖适量饮用。

5. 神经衰弱，失眠，疲倦，心悸，短气，阳痿：红参50g（捣碎或切片），浸于45° 白酒500ml内，浸泡半个月后可饮用，每日饮用20ml。

6. 惊怖卒死：温酒灌之即醒。

7. 蜘蛛疮毒，毒蜂螫人：暖酒淋洗疮上，日3次。

8. 咽伤声破：酒、酥，干姜末，每次少许，和服，日2次。

9. 耳聋：酒渍牡荆子，7日，去滓，任性饮之。

10. 产后血闷：清酒和生地黄汁煎服。

11. 脚冷不随，不能行者：淳酒入瓮，灰火温之，渍脚至膝。

12. 偏风不遂，强筋坚骨：仙灵脾浸酒，饮之。

13. 去风湿，强筋骨，健脾胃：薏苡仁粉，同曲、米酿酒，或袋盛煮酒饮。

14. 和血脉，坚筋骨，止诸痛，调经水：当归浸酒服。

风，消愁迁兴；痛饮则伤神耗血，损胃无精，生痰动火。”千万要注意的是，“今朝有酒今朝醉”绝不可取。所谓“不染烟和酒，活到九十九”；“尽量少喝酒，病魔绕道走”。但少量饮酒可以扩张血管，改善睡眠。所以酒有裨益，又能滋害。

在家庭中，泡点药酒饮用对身体是有益的，那么怎样泡药酒呢？

1. 选药：应选用具有甘味的药，这样口感好，便于饮用，忌苦味、怪味、异味药物。宜选用根类、果实类，如人参、枸杞等。不要选用质地疏松的药材，因为其占空间大，吸酒多，浪费酒。选药还要注意的是，要选择自己能够接受的药材，如有人怕蜈蚣等，就不要选用。

2. 选酒：以选用45度左右的白酒为宜，不要高度酒、低度酒。高度酒会使药材变硬，有效成分不易溶解出来，低度酒会使药酒变质，不易保存。

3. 比例：一般酒应高于药面3cm 左右，使药材全部浸入酒中。如吸酒性强，可多放点酒，如吸酒性不强，耗酒不多，可少放点酒。

4. 时间：一般冷浸法泡半个月后可饮用，热浸法1周时间可以饮用。

5. 饮量：每日不超过50ml。

酒过三巡 菜过五味

这是古代留下来的酒场谚语，在喝酒时强调吃菜的重要性。所谓“三巡”，就是三遍。主人给每位客人斟一次酒，如巡城一圈，斟过三次，客人都喝光了，这就叫“酒过三巡”。在喝酒时，饮前三杯酒，上前五道菜时，客人之间一般比较客气，筵席上表现为轻声细语，此时应尽量多吃点菜，然后再喝酒，这样当酒精进入体内以后，可以减少乙醇进入血液的速度，以利于保护身体的各个脏器。

要想饮酒不醉，就要注意以下几点：

1. 不要空腹饮酒：因为空腹时酒精吸收快，人容易喝醉，又容易伤胃。当饮了三杯酒、上了五道菜以后，一般筵席上才开始出现豪言壮语、胡言乱语，直至喝得默默无语。因此为了防醉，最好的方法就是在喝酒之前，先进食油质食物，如肥肉等，利用食物中脂肪不易消化的特性来保护胃部，以防止酒精渗透胃壁，这样可使乙醇在体内吸收时间延长。

2. 多吃蔬菜：酒精对肝脏的伤害较大，喝酒的时候多吃蔬菜、含糖量高的食品，有保护肝脏的作用。

3. 宜选食硬菜、耐咀嚼的菜：因为吃菜怕硬，喝酒不怕，如五香豆、牛肉干、猪脚、排骨、凤翅、毛豆、螺蛳、猪尾均可选用。这样可以减慢饮酒速度，降低酒精的吸收速度。

4．宜慢饮：慢饮可使体内有充分的时间把乙醇分解掉，就不易喝醉，饮酒快则血中乙醇浓度升高得也快，很快就会出现醉酒状态。更不要饮赌酒。

5．不要与饮料同饮：碳酸饮料如可乐、汽水能加快身体吸收乙醇。

6．多饮热汤：饮酒后尽量饮用热汤，具有解酒效果，一般认为鱼汤更好。

7．食饮结合：饮酒时，以吃猪肝最不易醉，因其营养丰富，可提高机体对乙醇的解毒能力，常饮酒的人会造成体内维生素B 的丢失，而猪肝又是维生素B 最丰富的食物，故吃煮猪肝或炒猪肝是很理想的伴酒菜。

8．酒醉后多吃水果：水果和果汁中的酸性成分可以中和乙醇，如果有人身不由己喝得太多，可以事后吃一些水果，或者喝一些果汁。“酒后吃甜柿，酒味会消失。”甜柿子之类的水果含有大量的果糖，可以使乙醇氧化，使乙醇加快分解代谢。

9．酒后要吃饭：因为吃饭可以冲淡乙醇的浓度，减缓乙醇的吸收速度，保护胃黏膜。

食疗方

1．口腔溃疡：噙口白酒，使其浸润整个口腔，稍后可吐可咽，亦可用棉蘸溃疡部。

2．去油腻：烹调较肥的肉类食品加白酒。

3．跌打损伤：以酒揉擦患处。

4．小面积烫伤烧伤：可浸于酒中或用草纸浸酒覆盖于伤面上，达到止痛效果。

5．风湿痹痛：五加皮10g，当归50g，三七50g，狗脊50g，独活50g，红参30g，浸泡45° 白酒中半月后饮用。

6．补中益气，通治诸虚：人参末同曲、米酿酒。或袋盛浸酒煮饮。

7．治头风，明耳目，去痿痹，消百病：甘菊花浸酒服。

8．消食和中，下气，止心腹痛：砂仁炒研，袋盛浸酒，饮。

吸烟加饮酒 阎王拉着走

在生活中，无论是酒逢知己的老朋友，或是新结识的新朋友，经常是见面之后首先递一支烟给对方，以表示亲近，作为见面礼之后再叙旧或是谈论工作。须知这种礼仪并不好。

吸烟有百害而无一利，如果饮酒再加上吸烟，两者合起来所构成的危害比单纯吸烟或饮酒的危害要大得多。每吸一口烟，也就吸入了一些致癌物质，烟会在口腔、鼻腔、咽喉部分形成焦油，而酒作为一种溶剂，又将烟草形成的焦油溶解，使致

食疗方

1．乳头破裂：白酒、红糖适量，用文火炖开，以膏为度，敷乳头。

2．酒醉：将蜂蜜用水稀释，徐徐服下。蜂蜜水浓度要高一些。

3．食醋解酒：用食醋烧1碗酸汤，徐徐服下。或食醋与白糖浸渍过的萝卜丝吃下。或吃食醋浸渍过的松花蛋。

4．豆腐解酒：因豆腐中的半胱胺酸是一种主要的氨基酸，能解毒，可吃豆腐。

5．生蛋清、鲜牛奶、霜柿饼解酒：将三者煎汤服，可解酒。

治一切久近咳嗽：百部根袋盛浸酒，频频饮之。

6．诸风，顽痹瘫缓，挛急疼痛，恶疮疥癞：白花蛇肉1条，袋盛，浸酒，取酒饮。

7．阳虚痿弱，小便频数，劳损诸虚：鹿茸、山药浸酒服。

癌物质通过细胞膜而引发口腔癌、舌癌、食道癌、肺癌。

饮入的酒需要在肝脏进行代谢，若摄入过多，消耗肝脏的能量，会影响其解毒功能。饮酒还会使肝脏失去祛除血液内脂肪的功能，消耗体内的维生素B_{12}，也损害神经系统。长期吸烟者又长期饮酒，威胁神经系统，同时也更容易患高血压病、心肌梗死，所以“烟酒不分家，害了你我他”。

有人饮酒，非要将对方灌醉，认为才有气氛，其实这有点不道德，因饮酒导致死亡并不鲜见。如果某人想将对方灌醉以达到某种目的，又当别论，所以又有“醉翁之意不在酒”的说法。

少量饮酒是有益的，但要做到量到为止，仪到为止，意到为止，不可强求对方饮酒，否则伤了和气，伤了身体。

万一因为饮酒过多，或职场应酬非饮酒不可，可以事先预备解酒之品，中药中的枳椇子、葛花泡水服，效果很好，谚云“千杯不醉枳椇子，葛花能解万盅酒”。就是将葛花泡水饮服，或者边饮酒，边饮葛花泡的水。也可以食用枳椇子。

水果多可以解酒，如西红柿治酒后头晕，西红柿汁含有特殊的果糖，能帮助促进酒精分解，使酒后头晕逐渐消失。实验证明，喝西红柿汁比吃西红柿的解酒效果更好。新鲜葡萄治酒后反胃、恶心，葡萄中含有丰富的酒石酸，能与酒中乙醇相互作用形成酯类物质，达到解酒的目的，如果在饮酒前吃，还能有效预防醉酒。西瓜汁治酒后全身发热，能加速酒精从尿液中排出。柚子消除口中酒气，柚肉蘸白糖吃对消除酒后口腔中的酒气有很大帮助。香蕉治酒后心悸、胸闷，酒后吃香蕉，能增加血糖浓度，降低酒精在血液中的比例，达到解酒的目的，还能减轻心悸症状，消除胸口郁闷。橄榄自古以来就是醒酒、清胃热、促食欲的良药，既可直接食用，也可加冰糖炖服。甘蔗榨汁、鲜藕榨汁、梨子、橙子、橘子、苹果、香蕉、荸荠等均可食用。

蜂蜜水治酒后头痛，蜂蜜中含有一种特殊的果糖，可以促进酒精的分解吸收，减轻头痛症状，另外，蜂蜜还有催眠作用，能使人很快入睡，第二天起床后也不会头痛。芹菜汁治酒后胃肠不适，颜面发红。萝卜捣成汁饮服，或将萝卜切成丝，加适量米醋和白糖食用；绿豆熬成汤加白糖混合后饮，都可在酒后服用。

啤酒	专家提示	*1. 健胃、助消化：用于胃肠功能紊乱腹泻、便秘。能增进食欲。* *2. 利尿：用于水肿。*

米酒　啤酒
厨房好帮手

啤酒、米酒既可以饮用，又可以作为烹调佐料。

《本草纲目·卷25》所载米酒实乃白酒。而现在通常所云米酒多指的是为未放出酒的米酵，古人称“醴”，是以糯米为原料，加酒曲发酵而成的一种食用酒，又称糯米酒、甜酒、酒酿、酒糟，是我国的特产之一，也是祖先最早酿制的酒种，几千年来一直受到人们的青睐。米酒含酒精量多在10%～20%之间，属一种低度酒，口味香甜醇美，能刺激消化腺的分泌，增进食欲，有助消化，因此深受人们喜爱。

啤酒为营养食品，酒精含量一般不超过4%。低于黄酒和葡萄酒。啤酒被称为液体面包，含有丰富的维生素，同时又是好的料酒，能除去腥味、膻味、臊味。《本草纲目》未载啤酒。

啤酒在夏季饮用，可以起到消暑利尿的作用。平时适量饮用啤酒，能增进食欲，帮助消化，促进血液循环，解除肌肉疲劳。对于结核病、高血压病、贫血等疾病有一定的治疗效果。保管啤酒要注意：①啤酒怕冰冻：最佳温度10度，太低温度损害啤酒风味。②啤酒怕光照：胱氨酸光照发生光合作用，生成奇臭的硫醇，破坏酒质。酒中维生素B 族易与蛋白质发生氧化还原反应，发生混浊。

食疗方

1．祛鱼腥味：将海鱼用盐腌一下，再浸泡在啤酒中。

2．去掉油腻：烹调脂肪较多的肉或鱼时，加1杯啤酒。

3．增鲜：凉拌菜用啤酒代替开水，将蔬菜浸在啤酒中略煮，菜肴更加可口。清蒸海鲜可以略加啤酒或米酒。

4．妇女产后乳汁不通或乳汁缺少：甜酒1小碗，鸡蛋2个，共煮为汤，每日1～2次。

5．产后滋补：用米酒煮荷包蛋，加红糖后食用。6．肾虚腰疼，阳痿早泄：公鸡加入糯米酒，隔水蒸熟食用。

7．小儿麻疹透发不畅：糯米酒煮开后服食，服后盖被发汗。

8．急性扭、挫伤：酒酿渣、鲜生地适量共捣烂，炖熟敷患处。

③啤酒怕久贮：因大麦、酒花是很强的酚物质，易与蛋白质发生氧化还原反应发生浑浊、变味。在烹调肉食类菜肴时，加啤酒后会使菜肴更加可口耐吃。

米酒为未放出酒的米醇，能提神解乏、解渴消暑、润肤，对中老年人、身体虚弱者更加适合，产妇和妇女经期多饮，尤有益处，是老幼均宜的营养佳品。若面色不华、自汗，或平素体质虚弱、头晕眼眩、面色萎黄、少气乏力、畏寒、血瘀、腰酸背痛、手足麻木、风湿性关节炎、跌打损伤、消化不良、厌食烦躁、月经不调、贫血等病症，有补益作用。在通乳方面，用于乳汁不通、乳房胀痛、急性乳腺炎。

蜂蜜	专家提示	1. 补虚缓急：用于脾胃虚弱所致的倦怠食少，脘腹作痛，胃肠溃疡。 2. 润肺止咳：用于肺虚久咳、肺燥干咳、痰少而黏，甚至痰中带血、口干咽燥。许多中药用蜂蜜炙后可以加强润肺作用，如炙麻黄、炙紫菀等。 3. 润肠通便：用于体虚肠燥便秘。 4. 调和药性：用于缓和某些药物的猛烈之性，并能作药物的赋形剂、矫味剂、黏合剂。如制作蜜丸就用蜂蜜使药物成丸剂。 5. 解毒：能部分解除附子、乌头的毒。

常吃膏丹丸散不如蜂蜜一碗

通常所说膏丹丸散指的是由中药制成的药品剂型，多作为补益药的代名词，用于虚损病证。《本草纲目·卷39》载有蜂蜜。李时珍说蜂蜜“和营卫，润脏腑，通三焦，调脾胃。”蜂蜜的补虚作用很好，坚持服用蜂蜜，对于疾病既有治疗又有预防作用。蜂蜜可以提高人体免疫力，用来治疗多种疾病，如神经衰弱、贫血、高血压病、心脏病、多种咳嗽、肺结核、支气管哮喘、肝炎、肝硬化、胆囊炎、消化道溃疡、肠燥便秘以及烧伤、口疮、鼻炎、皮肤溃疡等疾都有很好的效果。久服蜂蜜还可以增强意志，轻松身体，保持青春，延年益寿。故有“常吃蜂蜜

食疗方

1．胃、十二指肠溃疡：陈皮、甘草、蜂蜜煎水服。

2．肺虚咳嗽：每日服蜂蜜30g左右。

3．小儿顿咳不止：蜂蜜、橘络煎水服。

4．大便不通：蜂蜜以开水冲服。

5．水火烫伤和疮疡：蜂蜜搽患处，或加生葱白共捣烂外敷患处。

6．产后口渴：蜂蜜熟水调服，即止。

7．痘疹作痒难忍，抓成疮及疱，欲落不落：用上等石蜜，不拘多少，汤和，时时以翎刷之。

8．瘾疹瘙痒：白蜜不以多少，好酒调下，有效。

9．丹毒：蜜和干姜末敷。

10. 口中生疮：蜜浸大青叶含之。

11. 阴头生疮：以蜜煎甘草涂之瘥。

12. 热油烧痛：以白蜜涂之。

13. 疔肿恶毒：用生蜜与隔年葱研膏，先刺破涂之。

14. 面上䵟：白蜜和茯苓末涂之。

15. 诸鱼骨鲠：以好蜜稍稍服之令下。

16. 年少发白：以白蜜涂毛孔中，即生黑发。

生命旺”；“早晚两勺蜜，润肠舒胃气”的说法。

在润肺方面，蜂蜜有独到之处，可以治疗肺燥咳嗽，咳血，声音嘶哑，尤其是在用中药治疗咳嗽、气喘时，常用蜂蜜进行炮制，如蜜炙甘草、蜜炙紫菀等等。蜂蜜有绝妙的美容功效，能加快皮肤的再生，且可以软化皮肤。外用蜂蜜可使皮肤细腻、光滑，消除面部皱纹、松弛，恢复皮肤弹性。

蜂蜜的杀菌作用很好，将蜂蜜外敷伤口，能促进伤口愈合，如皮肤创伤、溃疡、炎症、烧烫伤、冻伤等均可使用蜂蜜治疗。还能治疗脚癣，外涂即有效。现有用蜂蜜治疗疟疾者，用的方法是将蜂蜜兑入白酒中，于疟疾发作前1小时饮用。

蜜蜂含有的毒素被认为是治疗风湿病的良药，当工蜂尾部毒腺刺入人体后，会使人出现一些毒性反应，而蜂毒具有抗菌、消炎、镇痛作用，可刺激血液循环。所以现在许多地方尝试用活蜜蜂治风湿，方法是将活蜜蜂放在患者身上，让蜜蜂叮咬，使蜜蜂所含有的毒素进入人体，达到治疗的目的。

食用蜂蜜应当注意：一是过敏体质者食蜂蜜可能出现荨麻疹、浮肿、气喘、呕吐和腹泻等过敏反应；二是蜂蜜是高热量食品，成人多吃不利于保持苗条；三是蜂蜜很容易吸收周围的气味，在贮存时最好用玻璃罐或者陶罐；四是蜂蜜被加热到37℃～40℃时，会丧失其治疗功效。

蜂蜜不要与茶水混饮，因容易使水变成黑色，不利于健康。肠炎患者不宜食用，主要是因为蜂蜜能通便之故。

醋	专家提示	1. 活血化瘀：用于瘀血阻滞之癥瘕积聚。 2. 止血：用于吐血，衄血，便血。 3. 解毒杀虫：用于疮疡肿毒，阴部瘙痒，痈疽疮肿，虫积腹痛，又能解鱼蟹肉菜毒。尤其在烹调鱼蟹时，醋必不可少。 4. 安蛔止痛：用于蛔虫腹痛等，因蛔虫遇酸则安的缘故。 5. 开胃消食：用于食欲不振，其所含醋酸能刺激胃神经，使胃分泌增强，制止胃内食物过度发酵，故有开胃消滞作用。

醋是陈的酸 姜是老的辣

醋又称苦酒。据传说，杜康造酒成功后，其儿子在酿造酒时用了二十一天而失败，故去掉酒字的左边三点水，在右边加上昔（即二十一日），就是醋，酸而带苦，故称苦酒。《本草纲目·卷25》载醋。李时珍说："按孙光宪《北梦琐言》云：一婢抱儿落炭火上烧灼，以醋泥傅之，旋愈无痕。又一少年，眼中常见一镜。赵卿谓之曰：来晨以鱼鲙奉候。及期延至，从容久之。少年饥甚，见台上一瓯芥醋，旋旋啜之，遂觉胸中豁然，眼花不见。卿云：君吃鱼太多，鱼畏芥醋，故权诳而愈其疾也。观此二事，可证《别录》治痈肿、杀邪毒之验也。大抵醋治诸疮肿积块，心腹疼痛，痰水血病，杀鱼、肉、菜及诸虫毒气，无非取其酸收之义，而又有散瘀解毒之功。"

醋味酸，酸能补肝，既是常用的烹调用料，又是一味常用的中药。近些年来，有关食醋的医疗保健作用，日益受到人们的重视。米醋中有多种氨基酸和有机酸。一般认为醋陈的更酸，故有陈醋的说法。

1. 醋能调味：醋被列为家庭中不可缺少的调味品。食醋有较好的健脾胃和助消化作用，改善胃里的酸环境，适量地食醋能调节胃液的酸度，帮助消化。醋能降低辣味、保护原料中维生素C 少受损失等功效。过咸、过辣、过油腻的食物加点醋，可以减轻咸、辣味，减少油腻感，吃起来更加爽口。故中医认为食醋能"开胃养肝"。

2. 醋能解乏：人体在日常生活中常会有疲劳乏力的感觉，表现为肌肉变硬、倦怠、腰酸背痛，可在食物中加点醋，以消除疲劳。

3. 醋能防病：杀菌是醋的看家本领，腌制鱼肉、蔬菜，醋与盐就是很好的防腐剂，夏天在凉拌菜中加点醋，有杀灭致病微生物的作用。冬春季呼吸道传染

食疗方

1．高血压病、高脂血症、肥胖症：将花生米浸入醋中24小时，每晨空腹食10粒左右。

2．烫火伤：醋淋洗。

3．预防感冒：取适量醋，关好门窗，将烧红的铁器投入醋中，醋即挥发。

4．头皮痒，头皮屑多：热水中滴入食醋洗头。

5．香港脚（癣）：鲜桑叶浸醋中2天，棉花沾醋涂患处。亦可单用醋浸泡患处。

6．木舌肿强：糖醋时时含漱。

7．牙齿疼痛：米醋，煮枸杞白皮含漱。

8．鼻中出血：用醋和土，涂阴囊，干即易之。

9．塞耳治聋：以醇醋微火炙附子，削尖塞。

10．食鸡子毒：饮醋少许即消。

11．毒蜂伤螫：清醋急饮。

12．蝎刺螫人：醋磨附子汁敷。

13．蜈蚣咬毒：醋敷。

14．足上冻疮：以醋洗足，研藕敷。

病较多，用醋熏屋，使醋弥散在室内，有预防流感的效果。

4．醋能治病：以醋治疗疾病最有名的是治胆道蛔虫病，当蛔虫钻入胆道时，会引起剧烈的腹痛，此时饮热醋1小杯，即可缓解腹痛。高血压病患者常吃醋，可使血压逐渐降低，并能防止血管硬化。萎缩性胃炎、胃酸分泌过少，吃点醋，既可增加消化能力，又能使疾病得到治疗。体癣、足癣，可用醋涂擦患处。轻度的烧烫伤，用醋擦洗患处，能止痛防止起泡，如果误食碱性食物过多，立即大量饮用稀释的醋，可以起到急救的作用。

5．醋能美容：可促进皮肤血液循环，延缓皮肤老化、衰老，并逐渐消除皮肤上的黑斑。将头发洗净后，用醋擦发根，既能洗去发内油垢，又能使头发乌黑发亮，还能防止掉发和去掉头皮屑。洗澡时在水中加点醋，浴后会使肌肉放松，疲劳消除，皮肤光滑。

6．增强药效：醋历来作为炮制中药的辅料。止痛作用或治肝病作用的药材经过醋制以后，能明显增强作用，一些有毒的中药经过醋制后可减轻毒副作用。

7．醋能抑菌：在夏秋季节肠道疾病流行时，适当多吃点醋，可增强肠胃杀菌的能力。在凉拌菜中放些醋，不但味道鲜美，促进食欲，而且能起到杀菌消毒的作用。

8．醋能去腥：烧炒鱼虾菜肴时，能解腥提鲜，并能使鱼刺软化，有利于人体对钙质的吸收；炖牛肉、羊肉放少许醋，可去腥膻味，使肉质柔软易烂；油腻重的食物加点醋或蘸醋吃，可以解油腻、助消化。

9．醋能抗衰：抑制和降低人体衰老过程中过氧化物的形成，促进新陈代谢。

根据现在的认识，醋能调节血液的酸碱平衡，维持人体内环境的相对稳定，补充胃酸的不足，帮助消化，有利于食物中营养成分的吸收。扩张血管，降低血压，防止心血管疾病的发生，如动脉硬化、高血压病。降低尿糖含量，使体内过多的脂肪转变为体能消耗掉，可防治肥胖。食醋有利于机体对钙的吸收，进餐时加些食醋，对预防骨质疏松症的发生有益。

食醋后要随时漱口，以免损坏牙齿，多食会伤筋损齿，胃酸过多者亦不宜食。烹调醋不能用铜器具，因为醋能溶解铜，会引起铜中毒。

至于老姜，因所含姜辣素更多，味道也更带刺激性。